Katja Makowsky

Adipositas –
kein Thema rund um die Geburt?

Gesundheit und Wohlbefinden in peripartalen Phasen

Mit 15 Abbildungen

V&R unipress

Universitätsverlag Osnabrück

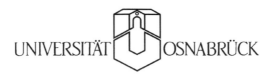

FSC

Mix
Produktgruppe aus vorbildlich
bewirtschafteten Wäldern,
kontrollierten Herkünften und
Recycl nghulz oder -fasern

Zert.-Nr. GFA-COC-1289
www.fsc.org
© 1996 Forest Stewardship Council

„Dieses Softcover wurde
auf FSC-zertifiziertem
Papier gedruckt. FSC (Forest
Stewardship Council)
ist eine nichtstaatliche,
gemeinnützige
Organisation, die sich
für eine ökologische und
sozialverantwortliche
Nutzung der Wälder
unserer Erde einsetzt."

Bibliografische Information der Deutschen Nationalbibliothek

Die Deutsche Nationalbibliothek verzeichnet diese Publikation in der
Deutschen Nationalbibliografie; detaillierte bibliografische Daten sind
im Internet über http://dnb.d-nb.de abrufbar.

ISBN 978-3-89971-539-2

Veröffentlichungen des Universitätsverlags Osnabrück
erscheinen im Verlag V&R unipress GmbH.

© 2009, V&R unipress in Göttingen / www.vr-unipress.de

Gedruckt auf alterungsbeständigem Papier

Inhalt

Abbildungen und Tabellen

Abbildungen

Tabellen

Anhänge A und B

Erläuterungen: Anhänge A

Anhang A-1	Zitierte Memos
Anhang A-2	Flyer zur Studie
Anhang A-3	Interviewleitfaden Frauen (Beispiel: Wöchnerinnen)
Anhang A-4	Interviewleitfaden Professionelle
Anhang A-5	Anonymer Kurzfragebogen Professionelle (Beispiel: Ärzte)
Anhang A-6	Verwendete Begriffe im Kodierprozess (Strauss & Corbin 1996, S. 43, 75)
Anhang A-7	Fragebogen Frauen (Beispiel: Wöchnerinnen)

Erläuterungen: Anhänge B Anlagenband

Anhang B-1	Alle Falldarstellungen (25)
Anhang B-2	Beschreibende Geschichten zu folgenden Achsenkategorien:
	B-2-1 Lebensstilmodifikation
	B-2-2 Sonderrolle
	B-2-3 Dirigieren
	B-2-4 Berufsidentität
	B-2-5 Beeinträchtigungen
	B-2-6 Orientierung an Normalgewichtigen

Informationen zu den Anhängen A und B sind erhältlich über:
kmakowsk@uos.de

Hinweise zur Zitierart der Interviews:

Beispiel:

HF1, 100–105 → Hauptuntersuchung (H) Frauen (F= übergewichtige/ adipöse Schwangere oder Wöchnerin), Interviewnummer 1, Zeilen 100–105
HF1 / 12/05/06 → Das erste Interview der Hauptuntersuchung mit einer übergewichtigen/adipösen Schwangeren oder Wöchnerin wurde am 12.05.2006 geführt.
Heb → Hebamme
Med → Mediziner/in
Pre → Interview im Rahmen des Pretests

Vorwort von Beate Schücking

Wie geht es Schwangeren und jungen Müttern, wenn sie übergewichtig sind? Wie werden sie betreut? Leistet die intensive ambulante und stationäre Versorgung, die sie in unserem Gesundheitssystem erfahren, Unterstützung zur Gesundheitsförderung dieser Frauen? Mit welchen Konzepten arbeiten die Professionellen der in diesem Bereich tätigen Berufsgruppen?

Das hier vorliegende Werk leuchtet ein gesundheitswissenschaftlich wie gesellschaftlich hoch aktuelles und bisher wenig bearbeitetes Thema zunächst theoretisch aus, um es dann in einer eigenen Empirie mit höchst bemerkenswerten Ergebnissen sorgfältig zu bearbeiten. Für diese Untersuchungen wurden übergewichtige und adipöse Schwangere und junge Mütter in verschiedenen Settings in unterschiedlichen Städten Deutschlands aufgesucht und ausführlich befragt. Zusätzlich wurden auch die sie versorgenden Professionellen des Gesundheitswesens – Ärztinnen und Ärzte, Hebammen und Pflegekräfte – interviewt. Auf diese Weise gelingt es, einen facettenreichen Überblick über die äußerst komplexe Problematik von Adipositas und Übergewicht im Themenfeld der Reproduktion zu vermitteln. Die Basis hierzu bildet ein grundlegendes Verständnis von Gesundheit und Wohlbefinden, das auf dem Salutogenesemodell von Antonowsky und dem Sozialisationsmodell von Hurrelmann basiert. In großer methodischer Sorgfalt ist es gelungen, die Sonderrolle der betroffenen Frauen genau zu erfassen. Die sehr sensible Darstellung geht auf Ressourcen wie Probleme der Zielgruppe ein und macht deutlich, dass die Strategien der versorgenden Berufsgruppen klare Schwachstellen aufweisen. Bemerkenswert ist auch die klare, präzise und dennoch in ihren Festschreibungen vorsichtige Sprache, mit der die Autorin ihr im Grenzbereich zwischen Gesundheit und Krankheit liegendes Forschungsfeld darstellt. Durch die Lektüre wird deutlich, wie sehr es sich lohnt, »genau hinzusehen«; und dies gilt sicherlich nicht nur für die hier focussierten übergewichtigen jungen Mütter, sondern auch für andere Frauen in der reproduktiven Phase: Schwangere in besonderen Lebenssituationen, mit psychischen oder physischen Problemlagen, die im heutigen System der Schwangerenvorsorge oft nur unzureichend erfasst, geschweige denn angesprochen werden. Insofern ist diese Arbeit auch als ein erster Baustein zu sehen; ähnliche Aufmerksamkeit – und die im Sinne eines Forschungstransfers natürlich daraus zu erfolgende Veränderung der Betreuung – ist auch anderen Gruppen von Frauen zu wünschen. Insbesondere denjenigen, die Schwangere und junge Mütter betreuen, bietet die Lektüre hoffentlich vielfältige Anregung für die eigene Praxis.

Osnabrück, 21.10.2008   Prof. Dr. med. Beate Schücking

Danksagungen

Viele Menschen haben mich bei der Erstellung dieser Arbeit begleitet. Bedanken möchte ich mich dafür insbesondere bei Frau Prof. Dr. Beate Schücking. Ohne die vielfachen Diskussionen, ihre Hilfestellungen und Ermutigungen wäre diese Arbeit so nicht möglich gewesen. Bedanken möchte ich mich auch bei Herrn Prof. Dr. Wilfried Schnepp für seine hilfreichen Anregungen und sein Verständnis und bei Herrn Prof. Dr. Jürgen Kriz für seine Aufgeschlossenheit gegenüber meiner Arbeit. Als sehr positiv habe ich die Rahmenbedingungen erlebt, in denen diese Studie entstanden ist. So war es mir durch ein Stipendium der Deutschen Forschungsgemeinschaft möglich, mich intensiv über einen längeren Zeitraum hinweg sowohl mit dem Thema der Studie, als auch mit unterschiedlichen Forschungsstrategien und Vorgehensweisen auseinander zu setzen. Hilfreich waren in diesem Zusammenhang auch die Gruppen, in die ich eingebunden war. Zu nennen sind hier die KollegInnen des Graduiertenkollegs *Integrative Kompetenzen und Wohlbefinden* und die Kolleginnen der Arbeitsgruppe *Maternal Health*. Darüber hinaus habe ich den Austausch mit den TeilnehmerInnen der Forschungswerkstätten der Universität Osnabrück und der Universität Bremen als sehr förderlich empfunden. Ich bin ihnen dankbar, dass sie sich auf ein für einige doch eher ungewöhnliches Thema eingelassen haben und ich in diesem Rahmen meine Überlegungen zur Umsetzung der Studie immer wieder reflektieren konnte. Mein besonderer Dank gilt im Weiteren den im Rahmen der Studie befragten Schwangeren, Wöchnerinnen, Hebammen und ÄrztInnen, die bereit waren, mich an ihren Einstellungen, Sichtweisen und Erfahrungen teilhaben zu lassen. In diesem Zusammenhang möchte ich mich auch bei den leitenden ÄrztInnen und Pflegedienstleitungen der kooperierenden Kliniken bedanken. Insbesondere von Herrn Chefarzt Dr. med. Wolf Lütje, Klinik für Geburtshilfe und Gynäkologie am Allgemeinen Krankenhaus Viersen, erhielt ich neben der Unterstützung bei der Datenerhebung zahlreiche nützliche Hinweise.

Deutlich schwerer wäre mir diese Arbeit gefallen, hätten mich nicht mein Mann Lutz, meine Familie, Freunde und Bekannten während dieser Zeit begleitet. Euch allen danke ich für eure Hilfsbereitschaft, Geduld und für's Zuhören. Bei Esther Kallinich, Claudia Mischke und Ruth Stockmann bedanke ich mich darüber hinaus für die weiterführenden Verständnisfragen und die schnelle Rechtschreib- und Grammatikprüfung.

Euch und Ihnen allen herzlichen Dank!

1 Einleitung

1.1 Übergewicht und Adipositas in peripartalen Phasen

Diese empirische Studie geht der Frage nach, wie übergewichtige und adipöse Frauen peripartale Phasen einschließlich der professionellen geburtshilflichen Versorgung erleben und bewältigen und wie sie ihre Gesundheit und ihr Wohlbefinden in diesen Phasen einschätzen. Ergänzend wird die Sichtweise betreuender Hebammen und Ärzte[1] im Hinblick auf zentrale Versorgungsaspekte in der Geburtshilfe sowie bezogen auf Vorstellungen zu Gesundheit und Wohlbefinden adipöser Frauen erfasst. Zur Beantwortung der Forschungsfragen wird eine theoretische Einbettung in das Erleben peripartaler Phasen, das Leben mit Adipositas sowie die derzeitige Gestaltung geburtshilflicher Versorgungssysteme gewählt.

Schwangerschaft, Geburt und Wochenbett werden als Phasen der Entwicklung betrachtet, die auch die mütterliche gesundheitliche Verfassung und das Gesundheitsverhalten der Frau maßgeblich beeinflussen können (Sayn-Wittgenstein 2007). Bei übergewichtigen/adipösen Schwangeren erfolgen die mit dieser Entwicklung verbundenen Auseinandersetzungen auf Grundlage bisheriger Erfahrungen als übergewichtige oder adipöse Frau im gesellschaftlichen Zusammenleben und im Kontakt mit Professionellen des Gesundheitswesens. Feststellen lässt sich, dass die Adipositas u. a. wegen des in westlich orientierten Gesellschaften vorherrschenden Schlankheitsideals mit einer Vielzahl an Stigmatisierungen und negativen Vorurteilen einhergeht (Pudel 2003, Barnstorf & Jäger 2005). Betrachtet man den Umgang Professioneller mit adipösen Personen im Rahmen der gesundheitlichen Versorgung generell, lässt sich eine Orientierung an veralteten Vorstellungen zur Entstehung und Aufrechterhaltung von Adipositas erkennen, nach denen die Adipositas ausschließlich auf ein ungünstiges Ernährungs- und Bewegungsverhalten zurückzuführen ist und im alleinigen Verantwortungsbereich betroffener Personen liegt (Bruch 2003, Pudel & Ellroth 2005, Munsch 2002). Aus gesundheitswissenschaftlicher Perspektive wird davon ausgegangen, dass im Laufe des Lebens gesammelte Erfahrungen die grundsätzliche psychische Orientierung einer Person zu sich selbst und gegenüber ihrer Umwelt, d.h. das Kohärenzgefühl, prägen (Antonovsky 1987). Aus diesem An-

---

1 Im Rahmen dieser Arbeit wird zur Bezeichnung von Personen, wenn nicht explizit zwischen Männern und Frauen unterschieden wird, entweder eine geschlechtsneutrale oder die männliche Form verwendet. Dies dient lediglich der besseren Lesbarkeit, gemeint sind immer beide Geschlechter.

satz leitet sich für die vorliegende Studie die Annahme ab, dass Frauen, die trotz oder aufgrund ihrer Adipositas positive und negative Erfahrungen in einem ausgewogenen Verhältnis gesammelt haben, über ein gut ausgeprägtes Kohärenzgefühl verfügen müssten und daher gute Voraussetzungen mitbringen, sodass sich das Erleben von Schwangerschaft, Geburt und Wochenbett tendenziell positiv auf ihre gesundheitliche Verfassung und ihr Gesundheitsverhalten auswirkt. Aus medizinischer Perspektive wird die Adipositas in den Phasen Schwangerschaft, Geburt und Wochenbett bislang jedoch vorrangig im Hinblick auf das vermehrte Vorkommen körperlicher Komplikationen betrachtet. So stellt die Adipositas u. a. einen Risikofaktor für das erhöhte Auftreten von Gestationsdiabetes, Hypertonus, Sectio Cesarea und Makrosomie des Kindes dar (vgl. z.B. Wirth 1997, Andrearsen et al. 2004, Becker et al. 2004, Stephanson et al 2001)[2]

Generell gilt die Adipositas breiter Bevölkerungsgruppen in den westlichen Industriestaaten lange Zeit nicht als relevantes Problem. In den letzten Jahrzehnten ist ihre Prävalenz jedoch so stark angestiegen, dass sie mittlerweile auch aufgrund der erheblichen Kosten für das Gesundheitssystem, die auf die Folgen von Adipositas zurückgeführt werden, mehr Beachtung findet (Barnstorf & Jäger 2005). Hinterfragt man die Adipositas im Hinblick auf ihre Ursachen, Verlaufsformen, Konsequenzen und therapeutischen Erfolge, fallen zahlreiche Parallelen auf, die chronische Erkrankungen charakterisieren. So sind die Ursachen oft nicht klar abgrenzbar und bedingt durch ein Wechselspiel endogener und exogener Faktoren. Der Verlauf ist meist lang andauernd und vielfach gekennzeichnet durch zunehmende Multimorbidität. Die sich ergebenden Konsequenzen bleiben selten auf körperliche Bereiche begrenzt sondern bringen psychische, soziale und gelegentlich auch ökonomische Nachteile mit sich, die häufig den gesamten Lebenslauf betroffener Personen strukturieren. Typisch für chronische Erkrankungen ist zudem, dass sie mit den Mitteln der kurativen Medizin nur bedingt beeinflussbar sind (Schaeffer & Moers 2003, S. 447–450). Insbesondere aufgrund der schlechten therapeutischen Beeinflussbarkeit durch vorliegende Therapieangebote besteht mittlerweile ein großes öffentliches und politisches Interesse an Möglichkeiten der Prävention von Adipositas (Müller 2005, S. 36).

In Deutschland sind derzeit ca. 35% der erwachsenen Frauen und 50% der erwachsenen Männer übergewichtig, adipös sind hierzulande ca. 20% der

---

2 Aufgrund unterschiedlicher Vorgehensweisen und teilweise nach verschiedenen Kriterien zusammengestellter Stichproben finden sich in der Literatur nicht immer einheitliche Befunde. Über die hier beispielhaft aufgeführten Auswirkungen scheint jedoch weitgehend Konsens zu bestehen (vgl. hierzu die Ausführungen von Hänseroth 2003, S. 8–9).

Frauen und 18% der Männer (Deutsche Adipositasgesellschaft et al. 2007[3]). Auch bei Kindern und Jugendlichen ist ein deutlicher Anstieg festzustellen. Einer für Deutschland repräsentativen Studie zufolge, die in den Jahren 2003–2006 an N=14.747 Personen zwischen 3 und 17 Jahren durchgeführt wurde, beträgt der Anteil an übergewichtigen Kindern und Jugendlichen 15% und an adipösen 6,3% (Kurth & Schaffrath Rosario 2007[4]). Allein schon aufgrund der Tatsache, dass viele dieser Kinder und Jugendlichen voraussichtlich zu übergewichtigen und adipösen Erwachsenen heranwachsen werden (Pudel 2003, S. 5), wird der Anteil übergewichtiger und adipöser Frauen auch unter den Schwangeren, Gebärenden und Wöchnerinnen zukünftig weiter steigen, weshalb die Betreuung und Versorgung adipöser Frauen auch im Bereich der Geburtshilfe zunehmend an Bedeutung gewinnt. Bereits jetzt zeigt sich in Niedersachsen unter den N=61.160 Gebärenden von 2006 ein Anteil von 6,7% präkonzeptionell adipösen Frauen (Zentrum für Qualität und Management im Gesundheitswesen 2007). Verglichen mit den Daten von 1986, die bei N=55.518 Frauen eine Adipositasrate vor der Schwangerschaft von 5,6% zeigen (Schwarz 2008), ist die Adipositasprävalenz um 1,1 Prozentpunkte angestiegen.

Geburtshilfliche Versorgungsprozesse werden in Deutschland sowohl im ambulanten als auch im stationären Rahmen maßgeblich durch Hebammen und Ärzte gesteuert, da diese für die Planung und Umsetzung von Versorgungs- und Betreuungsaufträgen zuständig sind. Somit beeinflussen deren Konzepte[5] von Schwangerschaft, Geburt und Wochenbett und deren Vorstellungen von Auswirkungen der Adipositas auf diese Phasen die Art und Weise, wie die Betreuung und Versorgung gestaltet wird. Soll den Forderungen der WHO (2002) nachgekommen, und Versorgungskonzepte entwickelt werden, in denen biologische, psychologische und soziale Aspekte sowie personenbezogene- und Umweltfaktoren gleichermaßen Berücksichtigung finden, ist sowohl an Besonderheiten adipöser Schwangerer, Gebärender und Wöchnerinnen als auch an subjektiven Einstellungen versorgender Professioneller anzusetzen, um eine effiziente und qualitativ hochwertige geburtshilfliche

---

3 Verlässliche Aussagen zur Verbreitung von Adipositas sind nur auf Basis repräsentativ erhobener und mittels vergleichbarer Verfahren erfasster Daten möglich. Diese liegen jedoch nicht immer vor, weshalb unterschiedliche Quellen unterschiedliche Prävalenzzahlen veröffentlichen (vgl. Bergmann et al. S. 14–20).

4 Verglichen mit aus den 1990er Jahren vorliegenden Befunden hat sich damit, den Autoren zufolge, der Anteil an übergewichtigen (inkl. adipösen) Kindern und Jugendlichen in Deutschland in etwa verdoppelt (Kurth & Schaffrath Rosario 2007).

5 Der Begriff »Konzept« orientiert sich an den Ausführungen von Schröck (1996), die ein Konzept als Mittel zur gedanklichen Strukturierung der Wirklichkeit bezeichnet, das sich aus individuellen Erfahrungen ableitet und ein vorstellbares Bild über wesentliche Merkmale eines Phänomens darstellt.

Versorgung und Betreuung betroffener Frauen zu gewährleisten (vgl. Deutsche Gesellschaft für Public Health 2000).

Auch reicht eine Orientierung am für den Umgang mit akuten Erkrankungen typischen sequentiellen Modell mit den Stadien »Gesundheit – Eintreten von ersten Symptomen der Gesundheitsstörung – Eintreten manifester Symptome der Gesundheitsstörung – Beseitigung der manifesten Symptome – Abbau der Symptomfolgen – Wiederherstellung von Gesundheit« (Hurrelmann 2003, S. 592) für die Versorgung von Menschen mit Adipositas nicht aus. Dies gilt gleichermaßen für die Betreuung adipöser Frauen in den Phasen Schwangerschaft, Geburt und Wochenbett. So kann dieses Modell im Bereich der Geburtshilfe lediglich eine Hilfestellung für den Umgang mit akuten Krisen und Komplikationen bieten. Da die Adipositas jedoch – wie beschrieben – zahlreiche Merkmale chronischer Erkrankungen aufweist, scheint es für die Versorgung und Betreuung adipöser Frauen in der Geburtshilfe hilfreich, sich außer an Konzepten für den Umgang mit akuten Komplikationen ergänzend an Versorgungskonzepten zu orientieren, die auf chronische Erkrankungen und die hiermit einhergehenden Krankheitsprozesse abgestimmt sind (Delbrück & Haupt 1996) und eine entsprechende Hilfestellung und Unterstützung bei der Bewältigung der Folgen bieten (vgl. Bengel & Koch 2000). Für die Gestaltung geburtshilflicher Versorgungssysteme würde dies bedeuten, dass die Betreuung und Versorgung für Frauen mit Adipositas neben der Unterstützung beim Übergang zum Mutterwerden auch diejenige Form der Hilfestellung bieten müsste, die den Frauen das Mutterwerden trotz ggf. vorliegender Einschränkungen der Funktionsfähigkeit und möglicher Weise negativer Konsequenzen ihrer Adipositas im psycho-sozialen Bereich erleichtern würde.

1.2   Zielsetzung der Arbeit

Die vorliegende Studie zielt darauf ab, neues Wissen über das Erleben übergewichtiger und adipöser Schwangerer und Wöchnerinnen inklusive deren subjektive Einschätzung ihrer Gesundheit bzw. ihres Wohlbefindens zu generieren und ausgewählte Aspekte der geburtshilflichen Versorgung dieser Frauen auch aus der Perspektive geburtshilflich tätiger Professioneller zu erfassen. Ergänzend werden darüber hinaus ausgewählte Teilaspekte erhoben, die sich als bedeutsam für Gesundheit und Wohlbefinden in peripartalen Phasen bzw. als relevant für das Leben mit Adipositas gezeigt haben und an der Gruppe übergewichtiger und adipöser Schwangerer und Wöchnerinnen überprüft. Die Ergebnisse dieser Studie sollen ggf. bestehende Besonderheiten adipöser Schwangerer, Gebärender und Wöchnerinnen hinsichtlich bio-psycho-sozialer Aspekte von Gesundheit und deren Auswirkungen auf das subjektive Befinden aufdecken und hierdurch einen Beitrag zur grundlagenwissenschaftlichen Forschung leisten. Zudem sollen Ansatzpunkte für die

Entwicklung von Konzepten zur geburtshilflichen Versorgungsgestaltung adipöser Frauen aufgezeigt werden, die an der Lebenssituation betroffener Frauen und der derzeitigen Versorgungsgestaltung ansetzen.

Die wenigen vorliegenden Quellen weisen darauf hin, dass adipöse Frauen aufgrund bisheriger Erfahrungen mit ihrer Adipositas im Alltag (Pudel 2003a) die Phasen Schwangerschaft, Geburt und Wochenbett möglicher Weise anders erleben als normalgewichtige Frauen. Zwar heben Experten hervor, dass adipöse Personen in ihren psychischen Befunden genauso unterschiedlich sind wie normalgewichtige Personen (Pudel 2003a, S. 16), unklar ist jedoch, ob sich diese Annahme auch für die Gruppe adipöser Schwangerer und Wöchnerinnen empirisch bestätigen lässt oder ob sich beispielsweise das Kohärenzgefühl hiervon unterscheidet. Auch finden sich Anzeichen dafür, dass die derzeitige Versorgung adipöser Schwangerer, Gebärender und Wöchnerinnen vorrangig auf die Beherrschung möglicher Risiken und Komplikationen abzielt, d.h. an akuten Krankheitsverläufen ausgerichtet ist, und folglich eine ergänzende Berücksichtigung charakteristischer Merkmale chronischer Erkrankungen (s.o.) fehlt. Bislang nicht erforscht ist zudem, ob die professionelle geburtshilfliche Versorgung und Betreuung adipöser Frauen möglicher Weise ebenfalls – wie dies für andere Bereichen gesundheitlicher Versorgung beschrieben wird – durch als veraltet geltende Konzepte zur Entstehung und Aufrechterhaltung von Adipositas geprägt ist.

Abgeleitet aus dem übergeordneten Erkenntnisinteresse, Gesundheit und Wohlbefinden in peripartalen Phasen am Beispiel übergewichtiger und adipöser Frauen zu hinterfragen, lassen sich drei Themenbereiche formulieren, die aus der Perspektive betroffener Frauen und aus der Sichtweise betreuender Hebammen und Ärzte beleuchtet werden:

– Bedeutung von Schwangerschaft, Geburt und Wochenbett
– Vorstellungen zu Übergewicht und Adipositas im geburtshilflichen Kontext
– Geburtshilfliche Versorgung durch Hebammen und Ärzte.

Zur Gestaltung der geburtshilflichen Versorgung und Betreuung scheint es sinnvoll, subjektive Qualitätskonzepte von Hebammen und Ärzten zu erfassen, die nach Ansicht der Befragten ihr eigenes Handeln steuern sollten. Dabei orientiert sich der dieser Arbeit zugrunde liegende Qualitätsbegriff an dem von Donabedian (1966 und 1982) entwickelten Konzept, das zwischen Struktur- Prozess und Ergebnisqualität sowie technischen und interpersonellen Aspekten unterscheidet und als zuverlässig gilt, um im Bereich sozialer Dienstleistungen verlässliche Aussagen über die Qualität treffen zu können (vgl. Schaeffer & Ewers 1999).

Im Rahmen dieser Studie werden neben adipösen auch übergewichtige Schwangere und Wöchnerinnen befragt. Somit sind Einblicke sowohl in das Erleben übergewichtiger, als auch adipöser Frauen möglich. Das in der vorliegenden Studie angenommene Verständnis von Wochenbett bezieht sich auf einen Zeitraum von bis zu 6 Monaten post partum, da davon ausgegangen wird, dass mehrere Wochen und Monate erforderlich sind, um sich von den Auswirkungen der Schwangerschaft und Geburt physisch und psychisch zu erholen und sich an die neue Situation mit dem Kind zu gewöhnen (vgl. Hasseler 2002, S. 20–23). Das Verständnis von Gesundheit und Wohlbefinden baut zu einem wesentlichen Anteil auf die Gesundheitsdefinition der WHO von 1946 sowie den Ausführungen von Hurrelmann (2006) und Franke (2006) auf. Demzufolge wird Wohlbefinden als Kriterium oder Bestandteil von Gesundheit betrachtet und betont die subjektive Sichtweise der Betroffenen. Ausgegangen wird zudem davon, dass Gesundheit biologische, psychologische und soziale Bereiche beinhaltet.

Für die vorliegende Studie leitet sich aus diesem umfassenden Verständnis von Gesundheit und Wohlbefinden übergewichtiger und adipöser Frauen in peripartalen Phasen ein Forschungsansatz ab, nach dem subjektive Einstellungen, Sichtweisen und Erfahrungen betroffener Frauen und betreuender Professioneller im Vordergrund stehen. Außerdem sollen ausgewählte, bereits bekannte Aspekte von Gesundheit und Wohlbefinden in peripartalen Phasen einbezogen werden, um die Gruppe adipöser Schwangerer, Gebärender und Wöchnerinnen umfassend zu beschreiben und mit anderen Frauen in diesen Lebensphasen vergleichen zu können. Da folglich unterschiedliche Aspekte desselben Gegenstandsbereichs erfasst werden sollen, wird eine Kombination aus qualitativen und quantitativen Vorgehensweisen gewählt (Kelle & Erzberger 2005). Dabei werden die auf unterschiedliche Weise erhobenen Daten als gleichrangig betrachtet. Mit Gleichrangigkeit ist in diesem Zusammenhang gemeint, dass nicht das Ziel verfolgt wird, beispielsweise die mittels qualitativer Verfahren erfassten Befunde durch quantitatives Datenmaterial zu validieren oder zu widerlegen (vgl. Kelle & Erzberger 2005). Vielmehr werden unterschiedliche Verfahren eingesetzt, um sowohl Phänomene erfassen zu können, die besser mit Hilfe offener Vorgehensweisen aufgedeckt werden können (wie z.B. umfassende Erfahrungen adipöser Schwangerer und Wöchnerinnen zum Umgang mit betreuenden Professionellen) als auch Aspekte zu erforschen, die sich für eine standardisierte Befragung anbieten u. a. weil hierfür bereits validierte Instrumente vorliegen (z.B. das Kohärenzgefühl).

Die übergreifende Gestaltung der Studie orientiert sich am qualitativen Forschungsverständnis. Diesem Forschungsansatz folgend wird angestrebt, Lebenswelten aus der Sicht der handelnden Personen (d.h. in dieser Studie aus der Sicht von übergewichtigen/adipösen Schwangeren, Wöchnerinnen sowie betreuenden Hebammen und Ärzten) zu beschreiben und somit ein besseres Verständnis sozialer Wirklichkeit zu erreichen. Daher sollen bislang unentdeckte Abläufe, Deutungsmuster und Strukturmerkmale aufgedeckt werden (vgl. Flick, von Kardorff & Steinke 2005, S. 14, Kapitel 6.1.1–6.1.3).

Entsprechend der Orientierung im Rahmen qualitativer Studien gelten die ermittelten Befunde in erster Linie als repräsentativ für die hier vorliegende Studie. Sie decken darüber hinaus Phänomene und Aspekte auf, die auch in anderen Bereichen und für andere Personen relevant sein können. Inwiefern eine Übertragbarkeit der Ergebnisse auch auf andere Bereiche, Zeiten und Personen sinnvoll möglich erscheint, ist im Einzelfall jeweils unter Berücksichtigung des Kontextes zu entscheiden (Mayring 2002).

1.3   Aufbau der Arbeit

Die Arbeit gliedert sich in zwei Teile. Im ersten Teil der Arbeit wird das die Datenerhebung und -auswertung prägende Vorverständnis detailliert dargestellt, im zweiten Teil wird die konkrete Planung und Umsetzung der Studie sowie die Auswertung und Interpretation ermittelter Ergebnisse beschrieben.

Das der Einleitung folgende Kapitel greift zunächst unabhängig von Gewichtsklassen Auswirkungen des Mutterwerdens auf die bio-psycho-soziale Lebenssituation von Frauen im Hinblick auf Gesundheit und Wohlbefinden auf. Aufbauend erfolgt eine kritische Auseinandersetzung mit unterschiedlichen Modellen von Gesundheit (und Wohlbefinden). Aus diesen theoretischen Vorannahmen wird zum Schluss des Kapitels abgeleitet, was unter mütterlicher Gesundheit im Kontext der hier vorliegenden Studie verstanden wird. Im daran anschließenden Kapitel drei wird das Leben mit Adipositas in unserer Gesellschaft näher beleuchtet. Dabei werden unterschiedliche Ansätze zur Definition und Klassifikation, zur Ätiologie und zu Auswirkungen der Adipositas auf bio-psycho-soziale Bereiche von Gesundheit generell und in reproduktiven Lebensphasen aufgezeigt. Zur Orientierung für die hier vorliegende Studie scheint es abschließend sinnvoll, ein übergreifendes Verständnis von Adipositas in peripartalen Phasen zu formulieren.

Das vierte Kapitel beschäftigt sich mit der geburtshilflichen Betreuung und Versorgung durch Hebammen und Ärzte im Rahmen des deutschen Gesundheitssystems. Eingegangen wird dabei auf Strukturen und von Experten aufgezeigte Probleme generell und bezogen auf die Versorgung und Betreuung adipöser Frauen. Auch wird im Rahmen dieser Studie angeregt, ein zum Umgang mit chronischer Erkrankung eingesetztes Modell als Rahmenmodell und Orientierungshilfe auf den Bereich der Geburtshilfe zu übertragen. Dargestellt werden schließlich Konsequenzen, die sich aus diesem theoretischen Vorverständnis für die Evaluation von Teilaspekten der geburtshilflichen Versorgung und Betreuung adipöser Frauen im Rahmen dieser Studie ableiten.

Der zweite Teil der Arbeit beginnt mit der Präzisierung der auf Grundlage des theoretischen Vorverständnis' relevant erscheinenden Forschungsfragen. Darauf aufbauend werden im sechsten Kapitel die methodischen Vorgehensweisen dargestellt. Die Beschreibung dieser Vorgehensweisen schließt sowohl eine detaillierte Darstellung des Forschungsansatzes als auch der praktischen Gestaltung des Forschungsprozesse im Rahmen dieser Studie ein. Im daran anschließenden Kapitel sieben werden die mittels qualitativer und quantitativer Vorgehensweisen erhaltenen Ergebnisse orientiert am paradigmatischen Modell der Grounded Theory deskriptiv und teilweise an dieser Stelle bereits interpretierend dargestellt. Die Empfehlungen von Strauss & Corbin (1996) berücksichtigend, dass die Integration unterschiedlicher Datenarten eine gemeinsame, übergreifende Methodologie erfordere, werden im Rahmen der Ergebnisdarstellung den mittels unterschiedlicher qualitativer Auswertungsschritte definierten Kategorien ergänzend die Befunde aus dem quantitativen Datenmaterial dieser Studie zugeordnet. Im Anschluss daran wird das Diskussionskapitel mit einer kurzen Zusammenfassung und kritischen Reflexion eingeleitet, bevor die theoriegeleitete Diskussion der wichtigsten Ergebnisse anhand einer in Anlehnung an die Grounded Theory entwickelten theoretischen Skizze erfolgt. Aus der Diskussion ergeben sich schließlich Ansatzpunkte für weitere Forschung sowie Anknüpfungsmöglichkeiten für eine Entwicklung von Konzepten zur zukünftigen Gestaltung geburtshilflicher Versorgungssysteme für adipöse Frauen.

2 Mutterwerden

Schwangerschaft, Geburt und Wochenbett bringen für betroffene Frauen zahlreiche Veränderungen mit sich, die auch die Gesundheit und das Wohlbefinden der Frauen in diesen Phasen beeinflussen (können). Im Hinblick auf unterschiedliche Gewichtsklassen sind diese Veränderungen und deren Auswirkungen auf Gesundheit und Wohlbefinden bislang nicht systematisch untersucht, weshalb diese zunächst auf Basis der Literatur unabhängig vom Gewicht aus unterschiedlichen Perspektiven betrachtet werden (Kapitel 2.1). Im Anschluss daran wird, aufbauend auf aktuellen Ansätzen zur Definition von Gesundheit und Wohlbefinden dargestellt, was im Rahmen der vorliegenden Studie unter diesen Konstrukten verstanden wird (Kapitel 2.2), um hieraus ein Verständnis von mütterlicher Gesundheit abzuleiten, auf dessen Grundlage die Erfassung von Gesundheit und Wohlbefinden bei adipösen Frauen in dieser Studie erfolgt (Kapitel 2.3).

2.1 Mutterwerden als biographische Übergangssituation

Die Phasen rund um die Geburt sind für werdende Eltern, insbesondere die Mutter als »biographische Übergangssituation« zu betrachten, die die zukünftige gesundheitliche Verfassung sowie das Gesundheitsverhalten der Mutter entscheidend beeinflussen kann. So kann eine aus Sicht der Frau gelungene Bewältigung der Geburt die Entwicklung von Gesundheitsressourcen fördern (Sayn-Wittgenstein 2007, S. 18). Obwohl eine Schwangerschaft in vielen Fällen ein erwünschtes und oft lang geplantes Ereignis darstellt (Schücking 2003, S. 21), bedeutet der Eintritt in die Schwangerschaft auch eine seelische Ausnahmesituation und erfordert eine Vielzahl an Adaptionsleistungen im somatischen, psychischen und sozialen Bereich (Neises & Rauchfuß 2005). In der Literatur finden sich verschiedene Ansätze zur Beschreibung dieser Veränderungen, die an dieser Stelle unterteilt in vorrangig somatische, psychosomatische, psychische und soziale Aspekte aufgegriffen werden.

2.1.1 Physiologische Aspekte: Schwangerschaft und post partum

Somatische Veränderungen in der Schwangerschaft werden vorrangig aus medizinischer Perspektive geschildert. Übergreifend lässt sich feststellen, dass sich diese Beschreibungen an Veränderungen der Organe und Organ--

systeme, des Stoffwechsels und der hormonellen Steuerung orientieren. Diese Struktur findet sich auch bei der Schilderung möglicher typischer Probleme und Erkrankungen, die durch eine Gravidität entstehen (z. B. Bühling & Friedmann 2004, Goerke 2002, Biskas et al. 2006). Darüber hinaus wird die Schwangerschaft aus medizinischer Perspektive in drei Drittel (1.–3. Trimenon) untergliedert, die mit jeweils typischen Veränderungen und Befindlichkeiten in Verbindung gebracht werden. Das erste Trimenon wird dieser Untergliederung folgend auch als Anpassungs- und Umstellungsphase bezeichnet, das zweite als Phase des Wohlbefindens und das dritte als Phase der Belastung (Bühling & Friedmann 2004, Biskas et al. 2006, Goerke 2002, Huch & Bauer 2003).

Auch die postpartale Phase ist Gegenstand von Untersuchungen hinsichtlich somatischer (und teilweise auch psychosozialer) Auswirkungen auf Gesundheit und Wohlbefinden. Schytt et al. (2005) untersuchen in einer repräsentativen Befragung an N = 2413 Frauen in Schweden Beschwerden dieser Frauen zwei und zwölf Monate post partum. Als typische Probleme sowohl nach zwei, als auch nach zwölf Monaten werden vor allem Müdigkeit, Kopfschmerzen, Nacken- Schulter- und leichtere Rückenschmerzen sowie Stressinkontinenz genannt. Zum ersten Messzeitpunkt berichten die Befragten ergänzend über Schmerzen nach einem Kaiserschnitt, Orgasmusunfähigkeit und Hämorrhoiden. Trotz dieser postpartalen Veränderungen beschreiben 91% der Frauen zwei Monate post partum, und 86% zwölf Monate post partum ihren Gesundheitszustand als sehr gut oder gut. Schlechter wird der Gesundheitszustand eingeschätzt, wenn sich die Frauen durch diese und weitere körperliche Belastungen (wie z. B. Probleme im Dammbereich, Mastitis oder Übelkeit) in ihren alltäglichen körperlichen Funktionen eingeschränkt fühlen. Saurel-Cubizolles et al. (2001) vergleichen in ihrer Längsschnittstudie die postpartale Gesundheit von Frauen in Frankreich und Italien fünf und zwölf Monate post partum. In beiden Ländern lassen sich 15 typische Symptome[6] gleichermaßen feststellen, wobei die Prävalenz dieser Beschwerden zwölf Monate post partum höher ist als fünf Monate nach der Geburt. Frauen, die darüber hinaus finanzielle Probleme und Schwierigkeiten mit dem Partner äußern, berichten zudem über ein schlechteres psychisches Wohlbefinden (Saurel-Cubizolles et al. 2001). Eine australische Längsschnittstudie mit sechs Messzeitpunkten untersucht derzeit bei mehr als N = 1500 Frauen Veränderungen des physischen und psychischen Gesundheitszustandes mit Be-

---

6 Beispielsweise Rückenschmerzen, Kopfschmerzen, Hämorrhoiden und sexuelle Probleme (vgl. Saurel-Cubizolles et al. 2001, p. 1202).

ginn der 30.–32. SSW bis fünf Jahre post partum[7]. Im Anschluss an die Geburt werden die Frauen nach drei, sechs, zwölf und 18 Monaten sowie vier Jahren mittels schriftlicher und telefonischer Erhebungsmethoden befragt (Brown et al. 2006). Borrmann (2006) erfasst Auswirkungen des Stillens auf die Gesundheit und das Wohlbefinden von Müttern zu zwei Messzeitpunkten (1–5 Tage und 5–6 Monate post partum). Zum zweiten Befragungszeitpunkt findet sie bei den stillenden Frauen (n=98) eine signifikant höhere Anzahl subjektiver Beschwerden verglichen mit den nicht stillenden Frauen (n=32). Hinsichtlich des Kohärenzgefühls lassen ihre Ergebnisse jedoch eine gegenläufige Tendenz erkennen. So zeigt sich bei Frauen, die länger als fünf Monate ausschließlich stillen, eine signifikante Steigerung des Kohärenzgefühls.

2.1.2 Psychosomatische Auswirkungen

Psychosomatische Modelle berücksichtigen neben somatischen Aspekten psychische und soziale Bereiche gleichermaßen (Gerber & Stünzner 1999). Dieser Sichtweise folgend wird eine Schwangerschaft als »Entwicklungskrise« (Langer 2006, S. 984) oder »kritisches Lebensereignis« verstanden, das zu einem Stadium relativen Ungleichgewichts führt (Filipp 1995 zitiert in Neises & Rauchfuß, 2005, S. 3). In den drei Dritteln der Schwangerschaft stellen sich demzufolge typische zu lösende Aufgaben. Gloger-Trippelt (1988) beschreibt insgesamt vier nacheinander ablaufende Phasen und rückt dabei das Erleben der Frauen im sozialen und emotionalen Bereich in den Vordergrund. Sie spricht von der Phase der Verunsicherung im ersten Trimenon, in der sich die Frau mit den Konsequenzen der Schwangerschaft für ihr weiteres Leben auseinandersetzt. In dieser Zeit erlebe die Schwangere umfassende körperliche Veränderungen, die die Außenwelt häufig nicht wahrnimmt. Das zweite Trimenon unterteilt Glober-Trippelt (1988) in die Phase der Anpassung und die Phase der Konkretisierung. So werden im zweiten Trimenon physische und psychische Begleiterscheinungen der Schwangerschaft in das Selbstbild integriert und das Kind zunehmend als eigenständiges Wesen wahrgenommen. Das dritte Trimenon (Phase der Antizipation und Vorbereitung) ist Gloger-Trippelt (1988) zufolge mit vermehrten körperlichen Beschwerden, Angst vor der Geburt und dem häufigen Wunsch nach einem baldigen Ende der Schwangerschaft verbunden (Gloger-Trippelt zitiert in Langner 2006, S. 985[8]).

---

7 Die Forscher weisen auf bisherige Studienergebnisse hin, die darauf schließen lassen, dass 94% aller Frauen ein Jahr nach der Geburt ein oder mehrere schwerwiegende Gesundheitsprobleme aufweisen (Urin- und Stuhlinkontinenz, Schmerzen im Dammbereich sowie Rückenschmerzen) (vgl. Brown et al. 2006).

8 Vgl. hierzu auch die Ausführungen von Hellmers 2005, S. 9–11, 63–65.

2.1.3 Ausgewählte psychische Phänomene

Andere Autoren nähern sich dem Erleben von Schwangerschaft und Geburt durch eine Betrachtung ausgewählter *psychischer Phänomene* wie beispielsweise Angst, (Wohl)befinden und Depressivität. Den Zusammenhang zwischen *Angst* und dem Auftreten von Komplikationen in den Phasen Schwangerschaft, Geburt und Wochenbett betrachten beispielsweise Neises und Rauchfuß (2005). In ihrer Studie mit N = 508 Frauen finden sie unter anderem, dass Frauen mit einem hohen Maß an schwangerschaftsbezogenen Ängsten verglichen mit Frauen mit mittlerer oder geringer Schwangerschaftsangst eine etwa doppelt so hohe Frühgeburtenrate aufweisen (Neises & Rauchfuß 2005). Auch Oberndörfer (2005) untersucht den Zusammenhang zwischen Angst und dem Auftreten von Komplikationen und unterscheidet zusätzlich zwischen einer Klinik- und einer Hausgeburtsstichprobe (je 37 Frauen). Die Ergebnisse ihrer qualitativen Studie können einen Zusammenhang zwischen Angst und dem Auftreten von Komplikationen nicht bestätigen, auch findet sie keine Unterschiede zwischen Hausgeburts- und Klinikgeburtsfrauen hinsichtlich der Angst[9]. Geissbühler et al. (2005) zeigen in ihrer an N=13.362 Schwangeren in der Schweiz durchgeführten Fragebogenstudie, dass Angst generell zwar mit steigender Parität abnimmt, jedoch 6% der befragten Frauen unabhängig von der Parität angeben, sehr große Angst vor der Geburt zu haben. 59,7% sorgen sich hierbei um die Gesundheit des Kindes, 50,3% der Frauen geben Angst vor dem Geburtsschmerz an. Zudem werden Ängste vor medizinischen Eingriffen (17%) und dem Ausgeliefertsein (20%) deutlich. Reime (2005) und Tomaselli-Reime (2005) weisen in ihren Artikeln auf die Notwendigkeit hin, Geburtsängste im Rahmen der Schwangerenberatung ernst zu nehmen, die Ursachen dieser Ängste gemeinsam mit den Frauen zu eruieren und ggf. psychotherapeutische Hilfen hinzuzuziehen (Reime 2005, Tomaselli-Reime 2005).

Ayerle et al. (2005) untersuchen den Aspekt des subjektiven *Wohlbefindens* in der Schwangerschaft. In ihrer qualitativen Studie mit N=24 Schwangeren definieren sie folgende übergreifende Kategorien: »Körpererfahrung«, »Anpassung«, »Bedürfnis nach objektiver Bestätigung«, »Unterstützung« und »Das Unbekannte« und diskutieren ihre Ergebnisse im Hinblick auf die Theorie der Salutogenese (Antonovsky 1987, vgl. auch Kapitel 2.2.1) und Empfehlungen für die Versorgungspraxis. Auch Sjöström et al. (2004) beschäftigen sich mit dem Wohlbefinden und dem Kohärenzgefühl in der

---

9 Sowohl Neises und Rauchfuss als auch Oberdörfer weisen auf eine kontroverse Datenlage hin, in der ein Zusammenhang mit Ängsten in der Schwangerschaft und Komplikationen wie vorzeitige Wehen oder Frühgeburtlichkeit teilweise bestätigt, teilweise aber auch nicht gefunden werden könne (vgl. Neises & Rauchfuß 2005, S. 3–4, Oberndörfer 2005, S. 75).

Schwangerschaft und post partum[10]. Die Ergebnisse ihrer Befragung von N=120 Frauen lassen darauf schließen, dass das Wohlbefinden der Frauen in der 34.–36. SSW schlechter ist als in der 10.–12. SSW sowie acht Wochen post partum (Sjöström et al. 2004). Hellmers (2005) vergleicht u. a. mit Hilfe der SOC-Skala und dem WHO-5 Fragebogen Depressivität und Wohlbefinden an N=366 Schwangeren in der 28.–35. SSW und der gleichen Stichprobe 7–18 Wochen post partum. Ihre Ergebnisse weisen im Vergleich zur Studie von Sjöström et al. (2004) in eine andere Richtung: bei den N=342 in beide Messzeitpunkte einbezogenen Frauen verschlechtern sich sowohl Depressions- als auch Wohlbefindenswerte post partum (Hellmers 2005, S. 264[11]). Die Ergebnisse einer 2004 von der BzgA durchgeführten Befragung von N=559 Schwangeren deuten darauf hin, dass sich 79% aller Schwangeren in der Schwangerschaft wohl oder sehr wohl fühlen[12]. An typischen Schwangerschaftsbeschwerden, die jedoch nicht als belastend angegeben werden, äußern die Befragten u. a. Müdigkeit (95%), Erschöpfung und Rückenschmerzen (64%) sowie Schlafstörungen (64%). Einen negativen Einfluss auf das Wohlbefinden hätten dieser Befragung zufolge untypische Blutungen, vorzeitige Wehen und Erbrechen. Im emotionalen Bereich sei die Schwangerschaft mit überwiegend positiven Gefühlen verknüpft, geäußert wird von den Schwangeren zudem Besorgnis (35%), Stress (25%) und Niedergeschlagenheit (13%) (Renner 2005[13]).

Waterstone et al. (2003) untersuchen im Rahmen einer britischen Kohortenstudie den maternalen Gesundheitszustand sechs und zwölf Monate post partum. Sie vergleichen n=331 Frauen, die schwere Erkrankungen während der Schwangerschaft oder unter der Geburt haben, mit einem Sample von n=1339 Frauen ohne Komplikationen[14]. Dabei kommen sie zu dem Ergebnis, dass eine schwere Erkrankung im Zusammenhang mit Schwangerschaft und Geburt zu Einschränkungen im Bereich der sexuellen Gesundheit und des Wohlbefindens, sowie zu einer vermehrten Inanspruchnahme von Gesundheitsdiensten führt. Swallow et al. (2004) erfassen den Zusammenhang zwischen dem Auftreten von Übelkeit und Erbrechen und psychischer Gesund-

---

10 Hierbei verwenden sie u. a. den SOC-Fragebogen, der auch im Rahmen dieser Studie eingesetzt wird (vgl. Kapitel 2.2.1 und 6.1).

11 Eine mögliche Erklärung dieser unterschiedlichen Ergebnisse könnte darin begründet liegen, dass die jeweiligen Messzeitpunkte nicht ganz identisch sind.

12 Diese Werte bestätigen auch die Ergebnisse von Hellmers (2005), die in ihrer Studie mit 366 Schwangeren einen hohen Wohlbefindensscore bei 81,3% der Frauen feststellt (Hellmers 2005, S. 264).

13 Weitere Aspekte dieser Befragung beziehen sich auf Bedarf und Erleben von Unterstützung, Informationsquellen und -bedürfnisse sowie das Interesse der Schwangeren im Hinblick auf ihre Lebenssituation (Renner 2004, s. u.).

14 Verglichen werden das Depressionsrisiko, der generelle Gesundheitszustand, die sexuelle Aktivität und die Inanspruchnahme von Gesundheitsdiensten.

heit im Hinblick auf Wohlbefinden. In ihrem Sample von N=273 Schwangeren in Großbritannien finden sie bei 50,4 % der Frauen potentielle psychiatrische Probleme. Einen signifikanten Zusammenhang zwischen Übelkeit/-Erbrechen und der Neigung zu psychiatrischer Erkrankung können die Forscher nicht nachweisen.

Untersucht werden im Zusammenhang mit dem Übergang zur Mutterschaft zudem *Depressionen* in der Postpartalzeit. Riecher-Rössler (2006) weist auf eine unzureichende Datenlage hinsichtlich des Vorkommens dieser Erkrankung hin. Ein systematisches Review vorliegender Studie lasse auf eine Prävalenz der postpartalen Depression zwischen 6% und 22% schließen. Nach ihren Schlussfolgerungen ist die Rate krankheitswertiger Depressionen in der Postpartalzeit vermutlich nicht höher als bei gleichaltrigen Frauen ohne Geburt. Riecher-Rössler (2006) weist zudem auf eine Verschlechterung des psychischen Befindens bis ca. drei Monate post partum hin, das sich im Anschluss an diese Zeit wieder dem Befinden von Frauen ohne Geburt angleiche. Auf die unzureichende Datenlage zum Vorkommen prä- und postpartaler Depressionen macht Reime bereits 1999 aufmerksam. Orientiert an zu diesem Zeitpunkt vorliegenden empirischen Daten leitet sie Empfehlungen zur Verbesserung der postpartalen Betreuung und Beratung betroffener Frauen ab (Reime 1999). Nielson Forman et al. (2001) untersuchen in ihrer prospektiven Follow-up-Studie an N=5252 dänischen Frauen Risikofaktoren für das Auftreten postpartaler Depression und finden psychischen Stress zum Ende der Schwangerschaft, soziale Isolation, hohe Parität und psychische Erkrankungen vor der Schwangerschaft.

2.1.4 Soziale Veränderungen und Einflüsse

Unterschiedliche Professionen beschäftigen sich mit *sozialen* Aspekten von Schwangerschaft, Geburt und Wochenbett. Der Übergang zum Mutterwerden sei mit Veränderungen der sozialen Rolle verbunden. Übergreifend lassen sich erforderliche Anpassungsleistungen im Hinblick auf die Entwicklung einer Beziehung zum Fötus und Verantwortungsübernahme für das Kind, die Weiterentwicklung der Beziehung zum Partner sowie die Veränderung der bislang kindlich geprägten Beziehung zur eigenen Mutter feststellen (Erikson 1953 und Bribring 1962 zitiert nach Wimmer-Puchinger 1992, S. 25–26). Kadern (2005) beschäftigt sich ebenfalls mit Rollenveränderungen beim Übergang zur Elternschaft. Er weist auf die Notwendigkeit hin, sich die Elternrolle neu anzueignen, die aktuelle Paarbeziehung neu zu definieren sowie sich mit beruflichen Karrierevorstellung und neuen gesellschaftlichen Rollen auseinander zu setzen. In seinem Vergleich zwischen westlichen und traditionellen Kulturen findet er in westlichen Kulturen zunehmend weniger klare Rollendefinitionen, Aufgabenverteilungen und Rituale als in traditionellen Kulturen (Kadern 2005).

Salis (2004) hinterfragt Veränderungen beim Übergang zur Mutterschaft und Elternschaft im historischen Rückblick. Während bis Mitte des 20. Jahrhunderts das Wochenbett durch Rituale und Bräuche gekennzeichnet gewesen sei, die der Unterstützung und Entlastung der Wöchnerin durch nachbarschaftliche Hilfe dienten, sei das Wochenbett heutzutage u. a. mit der Erwartung verknüpft, Veränderungen selbständig und ohne die Annahme von Hilfe zu meistern. Kent (2003) beschreibt den gesellschaftlichen Umgang mit dem Übergang zur Mutterschaft. Exemplarisch geht sie den Aspekten Macht bzw. Stärke (power) in der professionellen Versorgung, Identität und Sexualität von Frauen und Müttern sowie dem Umgang mit reproduktionsmedizinischen Maßnahmen nach (Kent 2003, S. 7–12).

Richter (1988) weist darauf hin, dass Schwangerschaft, Geburt und Wochenbett wesentlich durch ein sicheres *soziales Umfeld* sowie förderliche biographische Gegebenheiten positiv beeinflusst werden (Richter 1988). Auf die hohe Bedeutung einer unterstützenden Paarbeziehung machen auch die bereits erwähnten Arbeiten von Neises und Rauchfuß (2005) und Ayerle et al. (2005) aufmerksam. Ray und Hodnett (2001) weisen auf Basis ihrer systematischen Literaturstudie auf einen positiven Einfluss sozialer Unterstützung in den Phasen rund um die Geburt bei der Behandlung postpartaler Depressionen hin. Waldenström (1997) betont die Rolle des Partners. So wirke sich eine aktivere Rolle während Schwangerschaft und Geburt positiv auf die postpartale Pflege und Betreuung des Kindes aus (Waldenström 1997). Studien zur Paarbeziehung in diesen Phasen beziehen sich zudem auf Veränderungen in der *Sexualität*. Matterne und Groß (2005) sowie Otto (2005) untersuchen diesbezüglich Veränderung beim Übergang zur Elternschaft mittels systematischer Literaturstudie. Bezüglich sexueller Aktivität, Interesse und Zufriedenheit lässt sich im Verlauf der Schwangerschaft ein kontinuierlicher Rückgang erkennen, der bis zu einem Jahr post partum wieder ansteige (Matterne & Groß 2005, Otto 2005).

Andere Arbeiten beschäftigen sich mit Auswirkungen *professioneller Versorgung* auf das Erleben von Schwangerschaft, Geburt und Wochenbett. Baumgärtner und Stahl (2005) erfassen, wie sich die Risikoorientierung in der ärztlichen Schwangerenvorsorge auf das Erleben der Frauen in der Schwangerschaft auswirkt. Die Ergebnisse ihrer qualitativen Studie an N=12 Schwangeren weisen u. a. auf eine hohe Bedeutung des Ultraschalls im Rahmen der Schwangerschaft, einen hohen Stellenwert der Beziehung zwischen Professionellen und Frauen sowie ein ausgeprägtes Sicherheitsbedürfnis auf Seiten der Frauen hin. Den Einstellungen und Erwartungen Schwangerer im Hinblick auf die Geburt geht von Rahden (2004) in ihrer qualitativen Untersuchung mit N=13 Erstgebärenden nach. Ihre Ergebnisse lassen auf einen hohen Bedarf an individueller Information, Aufklärung und Unterstützung durch Gespräche schließen. Auch sie findet einen hohen Stellenwert der Ultraschalldiagnostik im Hinblick auf Sicherheit und den Kontakt zum Kind.

Von Rahden (2004) zufolge wird der Einsatz von Medizintechnik während der Geburt von den Frauen im Vorfeld als sicherheitsfördernd oder auch störend eingeschätzt, maßgeblich beeinflusst werde das Sicherheitsgefühl auch durch die Kompetenz und Professionalität von Hebammen und Ärzten. Positive Auswirkungen einer unterstützenden Betreuung während der Geburt findet Waldenström (2004). In ihrer Kohortenstudie mit N = 2428 Frauen stellt sie fest, dass eine als positiv erlebte geburtshilfliche Betreuung auch ein als ursprünglich negativ bewertetes Geburtserlebnis ein Jahr post partum positiver erscheinen lässt als direkt im Anschluss an die Geburt.

Das Erleben von Schwangerschaft, Geburt und der Postpartalzeit wird zudem im Hinblick auf Frauen in *besonderen Lebenslagen* untersucht. Friedrich (2005) konnte in ihren qualitativen Studien zu Einblicken in die Lebenswelt jugendlicher Schwangerer und Mütter zeigen, dass junge Frauen unterschiedliche Fähigkeiten hinsichtlich der Bewältigung ihrer Entwicklungsaufgaben besitzen. Sie stellt eine hohe Verantwortung der Frauen für das Kind fest und weist auf die Notwendigkeit individueller Unterstützungsangebote hin. Schneider (2003) verweist darauf, dass einer Studie der BzgA (2000) zufolge, mehr als 1/3 aller Schwangerschaften in Deutschland nicht bewusst geplant sind, wovon jede zweite ausgetragen wird (Schneider 2003, S. 85). Grussu et al. (2005) vergleichen die Stimmung von Frauen mit geplanter (n=88) und ungeplanter (n=31) Schwangerschaft in der Schwangerschaft und post partum. In ihrer Längsschnittstudie zu vier Messzeitpunkten finden die Autoren eine schlechtere Stimmung bei Frauen mit ungeplanter Schwangerschaft in der Schwangerschaft und ein Jahr post partum, zwei Jahre post partum scheinen sich diese Tendenzen allerdings anzugleichen (Grussu et al. 2005)[15].

2.2 Verständnis von Gesundheit und Wohlbefinden

Diese exemplarisch aufgeführten Studien und Expertenmeinungen zeigen unterschiedliche Aspekte, die Gesundheit und Wohlbefinden von Schwangeren, Gebärenden und Wöchnerinnen beeinflussen. Ableiten lässt sich hieraus auch, dass die Forscher offensichtlich verschiedene Assoziationen mit den Konstrukten Gesundheit und Wohlbefinden verbinden. Das Verständnis von Gesundheit und Wohlbefinden, das sowohl die Datenerhebung als auch deren Interpretation in der vorliegenden Studie maßgeblich beeinflusst, soll daher detailliert beschrieben werden. Als richtungsweisend für die gesundheitswissenschaftliche Diskussion gilt die bereits 1946 von der WHO vorgelegte Definition, nach der Gesundheit ein

> »Zustand des völligen körperlichen, seelischen und sozialen Wohlbefindens und nicht nur das Freisein von Krankheit und Gebrechen«

---

15 Vgl. zu diesem Kapitel auch den Literaturüberblick von Ayerle et al. (2004), die das Erleben in der Schwangerschaft ebenfalls aus verschiedenen Perspektiven beleuchten (S. 22–48).

ist (zitiert z.b. in Hurrelmann 2006, S. 7). Wohlbefinden wird demzufolge als Bestandteil oder Kriterium von Gesundheit (Franke 2006, S. 32), und als Indikator für die Beschreibung des Gesundheitszustandes und seiner Veränderung (Kolip & Schmidt 1999, S. 78, vgl. hierzu auch Hurrelmann 2006, S.146) bezeichnet. Im Unterschied zu vorherigen Definitionen, in denen das Verständnis von Gesundheit nicht über das Freisein von Erkrankungen und Beeinträchtigungen hinausgeht, hebt diese Definition die subjektive Ebene von Gesundheit, das Sich-Befinden des einzelnen Menschen, hervor. Franke (2006) führt aus, dass das Verständnis von Gesundheit als Wohlbefinden vielfache Diskussionen ausgelöst habe. So werde dieses Verständnis aus medizinischer Perspektive auch deswegen kritisiert, da durch eine verstärkte Einbeziehung der subjektiven Sichtweise des Betroffenen die alleinige Definitionsmacht der Medizin für Gesundheit und Krankheit geschmälert werde (Franke 2006, S. 32–33).

Orientiert an einem Verständnis, nach dem Gesundheit und Wohlbefinden unmittelbar zusammengehören und einander bedingen, wird an dieser Stelle näher auf die für diese Studie relevanten Konzepte von Gesundheit eingegangen[16]. Der Aspekt des Wohlbefindens wird damit in die Auseinandersetzung um Gesundheit integriert. Aus aktuellen Ansätzen zur Annäherung an den Gesundheits- und Krankheitsbegriff werden für die Gestaltung der vorliegenden Studie Aspekte des Modells der Salutogenese (Antonovsky 1987), des Sozialisationsmodells (Hurrelmann 2000) und der konsensfähigen Definition von Gesundheit und Krankheit (Hurrelmann 2006) ausgewählt.

2.2.1 Das salutogenetische Modell

Im Zentrum des von Antonovsky (1987) entwickelten Modells stehen die Fragestellungen, warum Menschen trotz potentiell gesundheitsgefährdender Einflüsse gesund bleiben, wie sie es schaffen, sich von Erkrankungen wieder zu erholen und was das Besondere an Menschen ist, die trotz extremster Belastungen nicht krank werden. Der Begriff Salutogenese setzt sich aus Salus = Unverletztheit, Heil und Glück und dem Wort Genese = Entstehung zusammen (zitiert in Bengel et al 1998, S. 24 nach Franke 1997). Hurrelmann

---

16 Nicht ausgeführt werden damit die vielfältigen Auseinandersetzungen um den Begriff des Wohlbefindens. Kolip und Schmidt (1999) fassen bezüglich der Struktur und Operationalisierung des Begriffs die Unterscheidung zwischen aktuellem und habituellem Wohlbefinden, affektivem und kognitivem Wohlbefinden sowie verschiedene Wohlbefindensdimensionen zusammen (vgl. Kolip & Schmidt 1999, S. 78). In einem späteren Artikel gibt Kolip (2003) einen Überblick über Indikatoren objektiven und subjektiven körperlichen und psychischen Befindens mit dem Ziel, sich einer Operationalisisierung des Gesundheitspols (s. u.) anzunähern und betont hierdurch eine Zusammengehörigkeit von Gesundheit und Wohlbefinden (Kolip 2003, S. 157).

(2006) übersetzt den Begriff sinngemäß mit *Gesundheitsentstehung* oder *Gesundheitsdynamik,* und bezeichnet die Salutogenese mit Bezug auf Antonovsky (1987) als Gegenbegriff zur Pathogenese (Hurrelmann 2006, S. 119).

In der Gesundheitsforschung führt das Salutogenesemodell zu einem Perspektivenwechsel. Im Vordergrund der Betrachtungen steht nun nicht mehr die Frage nach negativen Einflussfaktoren auf die Gesundheit sondern vielmehr die Frage nach Risiken und Schutzfaktoren (Kolip 2003, S. 156). Franke (2006) betont, dass dieses Konzept zwar wesentliche Beschränkungen des biomedizinischen Modells überwinde, es jedoch nicht als Ersatz gelten könne, da hierdurch die teilweise erforderliche Diagnostizierbarkeit von Krankheiten nicht möglich ist (Franke 2006, S. 171). Das von Antonovsky (1997) entwickelte Konzept baut auf Grundgedanken der Stress- und Bewältigungstheorie auf, wobei Antonovsky (1997) Stress nicht als etwas Negatives ansieht, das reduziert werden muss sondern als allgegenwärtigen Aspekt betrachtet, der zum Leben dazugehört. Als entscheidend dafür, wie ein Stressor auf Gesundheit und Krankheit wirkt, gilt die Angemessenheit der Spannungsverarbeitung (Hurrelmann 2006, S. 120).

Als weiteres charakteristisches Merkmal des Salutogenesemodells lässt sich das Verständnis von Gesundheit und Krankheit als Pole auf einem Kontinuum beschreiben (Kolip 2003, S. 156). So werden Krankheiten (und auch der Tod) nicht als Abweichung von der Norm verstanden, sondern als zur Normalität des Lebens gehörend definiert und auf einem Kontinuum gesehen (Franke 2006, S. 158, 171–172), auf dem sich Individuen hin- und herbewegen (Kolip 2003, S. 156). Daran anknüpfend konzentriert sich die am salutogenetischen Verständnis orientierte Forschung auf die Personen, die es schaffen, sich möglichst nah am Gesundheitspol zu bewegen (Franke 2006, S. 159). Es wird nicht der Frage nachgegangen, ob ein Mensch gesund oder krank ist, sondern vielmehr hinterfragt, wie weit entfernt bzw. wie nahe sich eine Person am Pol von Gesundheit bzw. Krankheit befindet. Von der nach pathogenetischem Verständnis dichotomen Unterscheidung zwischen Gesundheit und Krankheit nimmt das salutogenetische Modell folglich Abstand. Hurrelmann (2006) stellt dieses Kontinuum graphisch dar:

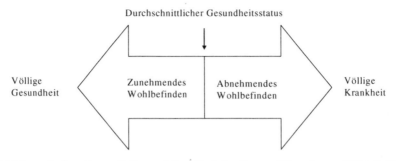

Abbildung. 1: Das Gesundheits- und Krankheitskontinuum (Hurrelmann 2006, S. 125)

Die Endpunkte des Kontinuums, die in dieser Abbildung von Hurrelmann mit völliger Gesundheit bzw. völliger Krankheit übersetzt sind, bezeichnet Antonovsky (1997) mit »health-ease« und »dis-ease«, weshalb das Kontinuum auch HEDE-Kontinuum genannt wird, was Franke (2006) mit »Gesundheit« und »End-Gesundung« übersetzt (Franke 2006, S. 159–160).

Als zentrale Voraussetzung für die Festlegung der Gesundheitsdynamik definiert Antonovsky (1997) das Kohärenzgefühl[17] eines Menschen (= Sense of Coherence, SOC). So habe ein Mensch mit einem starken Kohärenzgefühl die Eigenschaft, in Belastungssituationen diejenigen Ressourcen zu mobilisieren, die geeignet sind, um mit dem jeweiligen Stressor angemessen umgehen zu können (Hurrelmann 2006, S. 122). Unter Kohärenzgefühl versteht Antonovsky (1997)

> »eine globale Orientierung, die ausdrückt, in welchem Ausmaß man ein durchdringendes, andauerndes und dennoch dynamisches Gefühl des Vertrauens hat, dass1. die Stimuli, die sich im Verlauf des Lebens aus der inneren und äußeren Umgebung ergeben, strukturiert, vorhersehbar und erklärbar sind, 2. einem die Ressourcen zur Verfügung stehen, um den Anforderungen, die diese Stimuli stellen, zu begegnen und 3. die Anforderungen Herausforderungen sind, die Anstrengung und Engagement lohnen« (Antonovsky 1997, S. 36).

Als drei Komponenten des Sense of Coherence beschreibt Antonovsky (1997) die Verstehbarkeit (sense of comprehensibility), Handhabbarkeit/ Bewältigbarkeit (sense of manageability) und die Bedeutsamkeit/Sinnhaftigkeit (sense of meaningfulness) (vgl. Franke 2006, S. 162 f, Hurrelmann 2006, S. 123, Bengel et al. 1998, S. 29–30). Unter Verstehbarkeit wird das Ausmaß verstanden, in welchem eine Person die Erwartung bzw. Fähigkeit mitbringt, Stimuli als geordnete, konsistente und strukturierte Information zu verarbeiten. Handhabbarkeit bezeichnet die Überzeugung eines Menschen, geeignete Ressourcen zur Verfügung zu haben, um Schwierigkeiten und Anforderungen zu begegnen. Die Komponente der Bedeutsamkeit meint das Ausmaß, in dem das eigene Leben als sinnvoll empfunden wird sowie die Überzeugung, dass zumindest einige Anforderungen und Probleme es wert sind, sich mit ihnen auseinander zu setzen. Demzufolge werden Anforderungen tendenziell nicht als Belastung sondern eher als Herausforderung wahr-

---

17 Hurrelmann (2006) weist auf die Schwierigkeit hin, die Bezeichnung »Sense of Coherence« zu übersetzen. In seiner freieren Übersetzung spricht er von einem positiven Lebenskonzept. In der Fachdiskussion hätten sich die Begriffe Kohärenzempfinden und Kohärenzgefühl mittlerweile bewährt (Hurrelmann 2006, S. 123). Unterschiede finden sich darüber hinaus in den von Franke und Hurrelmann vorgeschlagenen Übersetzungen der drei Komponenten des Sense of Coherece, weshalb an dieser Stelle beide Übersetzungen inklusive des englischen Originalbegriffs wiedergeben werden.

genommen (vgl. Bengel et al. 1998, S. 29–31 und Franke 2006, S. 162–163).

Nach Antonovsky (1997) wirkt der Sense of Coherence auf unterschiedliche Weise. So könne er beispielsweise das Zentralnervensystem, das Immunsystem und das Hormonsystem direkt beeinflussen und Wahrnehmungen und Einschätzungen steuern. Darüber hinaus aktiviere und koordiniere das Kohärenzgefühl alle vorhandenen Ressourcen, was zu einer Verbesserung der Spannungsregulation führe (Bengel et al. 1998, S. 37). Die Ausbildung des Kohärenzgefühls erfolgt weitgehend im Laufe der Kindheit, Jugend und in etwa bis zum 30. Lebensjahr. Die Entwicklung des Kohärenzgefühls ist nach Antonovsky (1997) im Wesentlichen von der Verfügbarkeit an Widerstandsressourcen abhängig, für deren Ausbildung »ein ausgewogenes Verhältnis von Konsistenz und Überraschung, von lohnenden und frustrierenden Ereignissen erforderlich sei« (Bengel et al. 1998, S. 31). Als generalisierte Widerstandsressourcen bezeichnet Antonovsky (1997) »physische, biomedizinische, materielle, kognitive, emotionale, motivationale, soziale und makrostrukturelle Faktoren (…), die bewirken dass krankhafte Belastungsfaktoren (...) nicht auftreten oder erfolgreich bekämpft werden können« (zitiert in Hurrelmann 2006, S. 120). Faltermaier (2005) fasst auf Grundlage neuerer Forschungsergebnisse die von Antonovsky (1997) vorgeschlagenen Widerstandsressourcen zu körperlich-konstitutionellen, personal-psychischen und sozialen Widerstandsressourcen zusammen (Faltermaier 2005, S. 173). Eine Veränderung des SOC im Erwachsenenleben hält Antonovsky (1997) nur unter dem Einfluss radikaler Veränderungen z.B. der sozialen, kulturellen oder strukturellen Lebensbedingungen für möglich (Bengel et al. 1998, S. 31).

In der gesundheitswissenschaftlichen Diskussion überwiegt die positive Einschätzung des Salutogenesemodells. So hebt Franke (2006) beispielsweise die Betrachtung des Todes als Bestandteil des Lebens positiv hervor und weist auf die praktische Relevanz dieser Sichtweise insbesondere für den Umgang mit Sterbenden hin (Franke 2006, S. 172). Hurrelmann (2006) befürwortet u. a. die Aufbrechung der Dichotomisierung zwischen Gesundheit und Krankheit, durch die Herausforderungen, Bewältigungsmuster und die Gesundheits- und Krankheitsdynamik als dynamische Prozesse verstanden werden (Hurrelmann 2006, S. 127). Kritisch merkt Franke (2006) allerdings die einseitige Fokussierung die Bewältigung von stresshaften Anforderungen an, die einen Zusammenhang mit die Gesundheit an sich förderlichen Faktoren wie beispielsweise Fantasie, Liebe oder Spiel vernachlässige. Sie entwickelt eine Erweiterung des Salutogenese-Modells, in die sie diese Faktoren explizit mit aufnimmt (Franke 2006, S. 168–171). Kolip (2003) weist insbesondere auf konzeptionelle und methodische Probleme hin. So sei der Gesundheitspol nicht ausreichend operationalisiert, die Trennung zwischen Einflussfaktoren und Indikatoren von Gesundheit unklar und das Verhältnis zwischen Risiken und Ressourcen bzw. Schutzfaktoren uneinheitlich definiert (Kolip 2003, S. 156–158).

Um den Sense of Coherence messen zu können, entwickelt Antonvsky (1997) den Fragebogen zur Lebensorientierung, der im Original aus 29 Items besteht (Antonovsky 1997, S. 71) und in der hier vorliegenden Studie in einer Kurzversion eingesetzt wird (vgl. Kapitel 6.1).

2.2.2 Das Sozialisationsmodell

Das zweite für diese Studie ausgewählte Modell ist erstmals 1989 von Hurrelmann als Sozialisationsmodell veröffentlicht. Es weist zahlreiche Parallelen zum Salutogenesemodell auf. Ein Unterschied besteht jedoch darin, dass hier stärker sozialstrukturelle und auf den Lebenslauf bezogene Zusammenhänge berücksichtigt werden. Im Zentrum dieses Modells steht die Annahme, dass sich Menschen im gesamten Verlauf ihres Lebens in einer inneren Auseinandersetzung mit der inneren und äußeren Realität befinden. Ausgangspunkt ist ein dynamisches Menschenbild, nach dem Menschen bemüht sind, durch aktiven Austausch zwischen innerer und äußerer Realität die Entwicklung der eigenen Persönlichkeit und der Umwelt zum eigenen Vorteil zu beeinflussen. Persönlichkeitsentwicklung und Gesundheitsentwicklung werden als Ergebnis der Abstimmung zwischen eigenen Bedürfnissen und Möglichkeiten sowie Vorgaben und Aufgaben der Umwelt verstanden. Hurrelmann (2006) unterscheidet vier Systeme, die die Persönlichkeits- und Gesundheitsentwicklung wechselseitig beeinflussen: Körper, Psyche, soziale Umwelt und physische Umwelt. Diese vier Systeme müssen durch produktive (d.h. prozesshafte und nicht passive) Verarbeitung stets in ein Gleichgewicht gebracht werden. Gelingt die dynamische Herstellung eines solchen Gleichgewichts, wirkt sich dies positiv in Richtung Gesundheitsdynamik aus (Hurrelmann 2006, S. 128–129).

Als weitere zentrale Annahme des Sozialisationsmodells beschreibt Hurrelmann (2006) das Konzept der Entwicklungsaufgaben. Demnach folgt die Auseinandersetzung mit der inneren und äußeren Realität während des gesamten Lebenslaufs orientiert am jeweiligen Lebensabschnitt (Kindheit, Jugend, Erwachsenenalter, hohes Alter). Die sich stellenden Entwicklungsaufgaben beziehen sich ebenfalls auf den Körper, die Psyche, die soziale und die physische Umwelt. Neuartige Situationen stellen dabei »Stadien einer intensiven, neuartigen Veränderung der an das Individuum gestellten Entwicklungsaufgaben dar« (Hurrelmann 2006, S. 131). Diesem Ansatz folgend sind die Aufgaben dann bewältigbar, wenn sie zur Umprogrammierung und Weiterentwicklung genutzt werden können, was wiederum zu positiven Auswirkungen auf die Gesundheitsdynamik führt. Eine Schlüsselfunktion zur Lösung der Entwicklungsaufgaben nehmen nach Hurrelmann (2006) personale und soziale Ressourcen ein, wobei sich soziale Ressourcen aus der sozialen und strukturellen Einbettung in die Lebenslage ergeben und personale Ressourcen aus der Gestaltung der subjektiv wahrgenommenen Lebenslage im jeweiligen Lebensabschnitt resultieren. Gelingt eine produktive Realitätsverarbeitung, führt dies zum Erleben des »Sich-Selbst-Gleich-Seins« (Hurrelmann 2006, S. 133), was Hurrelmann als Identität bezeichnet. Die Aufrechterhaltung dieser Identität sieht er als Basis für die gelingende Gesundheitsdynamik an (Hurrelmann 2006, S. 133).

Eine fachliche Diskussion hinsichtlich möglicher Vor- und Nachteile des Sozialisationsmodells findet sich in der Literatur bislang nicht. Klotter (2007) greift den Ansatz des von Hurrelmann geschilderten Verständnisses der lebenslangen aktiven Auseinandersetzung mit inneren und äußeren Anforderungen auf und stellt diesem die im Rahmen der Sozialisation prägenden und damit eher passiven Anteile gegenüber. Mit Bezug auf Siegrist (2003) weist er darauf hin, dass sich Kinder zu gesünderen Menschen entwickeln, wenn sie unter förderlichen Bedingungen aufwachsen, der sozioökonomische Status der Eltern relativ hoch ist und sie hinreichend emotionale Zuwendung erhalten (Siegrist 2003, zitiert in Klotter 2007, S. 26). Im Hinblick auf das Verständnis zum Umgang mit Adipositas weist Klotter (2007) zudem auf biographische Ansätze hin, in denen berücksichtig werde, dass z. B. kritische Lebensereignisse den Gewichtsverlauf beeinflussen können (Klotter 2007, S. 28, 95).

2.2.3 Eine konsensfähige Definition von Gesundheit

Abgeleitet aus dem Salutogenesemodell und dem Sozialisationsmodell formuliert Hurrelmann (2006) acht übergreifende Leitmaximen zur Annäherung an den Gesundheitsbegriff (vgl. Hurrelmann 2006, S. 137–145). Einige dieser Leitvorstellungen sind bereits dargestellt (vgl. Kapitel 2.2.1 und 2.2.2), andere scheinen im Rahmen dieser Studien nicht bedeutsam. drei noch fehlende und für diese Studie relevant erscheinende Leitgedanken sollen an dieser Stelle ergänzend vorgestellt werden:

> »Persönliche Voraussetzung für Gesundheit ist eine körperbewusste, psychisch sensible und umweltorientierte Lebensführung« (Hurrelmann 2006, S. 143).

Dieser Leitgedanke hebt hervor, dass die gelungene Bewältigung der inneren und äußeren Anforderungen zu zufrieden stellendem Wohlbefinden und gestiegener Lebensfreude führt. Leistungsbereitschaft und Genussfähigkeit können verbunden werden, was sich in gesundheitsförderlichem Verhalten in den Bereichen Ernährung, Bewegung, Bindung, Liebe und Sexualität ausdrückt (Hurrelmann 2006, S. 143).

> »Die Bestimmung der Ausprägungen und Stadien für Gesundheit und Krankheit unterliegt einer subjektiven Bedeutung« (Hurrelmann 2006, S. 143).

Hurrelmann (2006) weist darauf hin, dass die Bestimmung dessen, was gesund und was krank ist, von der subjektiven Wahrnehmung des Betrachters abhängt. So könne die Definition von Gesundheit nicht nur auf Grundlage objektiver Kriterien durch Fachleute erfolgen sondern müsse die Perspektive des Betroffenen gleichermaßen berücksichtigen.

>Fremd- und Selbsteinschätzung von Gesundheits- und Krankheitsstadien können sich auf allen drei Dimensionen – der körperlichen, der psychischen und der sozialen – voneinander unterscheiden« (Hurrelmann 2006, S. 144).

Mit dieser Maxime macht Hurrelmann (2006) darauf aufmerksam, dass sich eine Person beispielsweise im körperlichen Bereich eher in Richtung Krankheit bewegen kann, wohingegen sie sich z. B. im sozialen und psychischen gleichzeitig eher in Richtung Gesundheit bewegt. Darüber hinaus hebt Hurrelmann (2006) mögliche Unterschiede zwischen der Selbsteinschätzung des Gesundheitszustandes durch Betroffene und der diesbezüglichen Fremdeinschätzung durch Professionelle hervor. So kann eine Person von Professionellen auf Grundlage von Befunden beispielsweise im körperlichen Bereich als eher krank eingeschätzt werden, wohingegen sich diese Person subjektiv eher gesund fühlt.

Ausgehend von den beiden vorgestellten Modellen und aufbauend auf den Leitmaximen formuliert Hurrelmann (2006) folgende Definition von Gesundheit[18]:

>Gesundheit ist das Stadium des Gleichgewichtes von Risikofaktoren und Schutzfaktoren das eintritt, wenn einem Menschen eine Bewältigung sowohl der inneren (körperlichen und psychischen) als auch äußeren (sozialen und materiellen) Anforderungen gelingt. Gesundheit ist ein Stadium, das einem Menschen Wohlbefinden und Lebensfreude vermittelt« (Hurrelmann 2006, S. 146).

Für die vorliegende Studie ist diese Definition als Teil des Vorverständnisses anzusehen, das die Datenerhebung und –auswertung beeinflusst.

2.3 Mütterliche Gesundheit im Rahmen dieser Studie

Die Betrachtung von Veränderungen, die der Übergang zur Mutterschaft bedeutet, gibt einen Einblick in die Komplexität von Anforderungen, mit denen sich insbesondere die Mutter im Rahmen einer Schwangerschaft auf unterschiedliche Weise konfrontiert sieht. Deutlich wird aus den dargestellten Studien und Expertenmeinungen aber auch, dass beschriebene Konsequenzen im Hinblick auf Gesundheit und Wohlbefinden von dem jeweils zugrunde liegenden Verständnis dieser Konstrukte abhängen. So wird beispielsweise

---

18 Analog zu dieser Definition formuliert Hurrelmann (2006, S. 146) eine Definition für »Krankheit« und für »relative Gesundheit«, auch ist an dieser Stelle nur die knappe Definition dargestellt, die er aus einer ausführlicheren Definition ableitet.

aus medizinischer Perspektive ein eher organbezogenes Verständnis sichtbar, die Betrachtung ausgewählter psychischer Konsequenzen lässt auf ein Gesundheitsverständnis schließen, das den subjektiven Aspekt des Befindens in den Vordergrund rückt. Soziologische und soziale Betrachtungsweisen hinterfragen das Erfüllen sozialer Rollen bzw. Auswirkungen von Umgebungsfaktoren auf die Gesundheit. In bereits vorliegenden Studien beziehen sich diese Aspekte generell auf Frauen rund um die Geburt, unklar bleibt dabei, wie die Gruppe übergewichtiger und adipöser Frauen diese Phasen erlebt. Eine explizite Erfassung der Sichtweise übergewichtiger/adipöser Frauen scheint sinnvoll, da nach dem beschriebenen Verständnis von Gesundheit davon auszugehen ist, dass die Anforderungen, die sich aus einem Leben mit Adipositas ergeben (vgl. Kapitel 3), die Bildung generalisierter Widerstandsressourcen und damit eines hohen Sense of Coherence begünstigt haben könnten. Auf der anderen Seite könnte die Adipositas jedoch auch als Zeichen einer nicht gelungenen Bewältigung von Entwicklungsaufgaben gelten, was sich in einem eher niedrigen SOC ausdrücken könnte. Somit kann bei der Betrachtung von Gesundheit und Wohlbefinden beim Übergang zur Mutterschaft sowohl durch die in diesen Phasen vielfältigen Entwicklungsaufgaben, als auch durch die Herausforderung, diese Aufgaben mit Adipositas zu bewältigen, die Gesundheitsdynamik positiv oder in Richtung Krankheit negativ beeinflusst werden. Die Leitgedanken (Hurrelmann 2006) heben zudem hervor, dass sich eine gelungene Bewältigung innerer und äußerer Anforderungen auch in gesundheitsförderlichem Verhalten ausdrückt, außerdem wird auf eine mögliche Diskrepanz der Einschätzung des Gesundheitszustandes im bio-psycho-sozialen Bereich sowie zwischen betroffenen Personen und betreuenden Professionellen Bezug genommen.

Zusammenfassend leiten sich für die vorliegende Studie aus der hier dargestellten Literatur im Wesentlichen folgende übergreifende Ziele ab:

– Das Erleben und die Bewältigung der Phasen Schwangerschaft, Geburt und Wochenbett unter Berücksichtigung der Adipositas zu erfassen;
– Das bio-psycho-soziale Befinden von adipösen Frauen in diesen Phasen sowohl in der Selbst- als auch in der Fremdeinschätzung zu erfragen;
– Das Kohärenzgefühls bei übergewichtigen/adipösen Frauen rund um die Geburt festzustellen.

3   Leben mit Adipositas

Übergewicht und Adipositas in den Phasen Schwangerschaft, Geburt und Wochenbett werden, den Ausführungen des letzten Kapitels folgend, im Rahmen dieser Studie als Herausforderung betrachtet, die die Gesundheitsdynamik sowohl positiv als auch negativ beeinflussen können. Nachdem im letzten Kapitel auf Veränderungen beim Übergang zur Mutterschaft und hiermit einhergehende Entwicklungsaufgaben eingegangen, und das dieser Studie zugrunde liegende Verständnis von Gesundheit und Wohlbefinden verdeutlicht wurde, werden in diesem Kapitel detaillierte Einblicke in das Leben mit Adipositas aus unterschiedlichen Perspektiven gegeben. Hierfür scheint es hilfreich zunächst exemplarisch darzustellen, wie die Einschätzung der Adipositas im Hinblick auf Gesundheit und Krankheit durch gesellschaftliche Strömungen beeinflusst wird (3.1) und was definitionsgemäß unter Übergewicht und Adipositas verstanden wird (3.2). Im Anschluss daran werden unterschiedliche Ansätze zur Ätiologie von Adipositas aufgegriffen (Kapitel 3.3). Bevor die Konsequenzen für diese Studie zusammenfassend dargestellt werden (Kapitel 3.5) wird auf mögliche Auswirkungen der Adipositas im Hinblick auf personenbezogene Aspekte und Umweltfaktoren allgemein und insbesondere im Rahmen reproduktiver Lebensphasen eingegangen (Kapitel 3.4).

3.1   Historische und gesellschaftliche Betrachtungsweisen

Historisch und gesellschaftlich betrachtet wird die Adipositas lange Zeit nicht als ernstzunehmendes Gesundheitsproblem betrachtet, stattdessen signalisiert erhöhtes Körpergewicht in früheren Zeiten Wohlstand und gehaltvolles, genussvolles Essen (Barnstorf & Jäger 2005, S. 1). Auch in Deutschland gilt in der Nachkriegszeit ein »Wohlstandsbauch« als positives Zeichen einer gelungenen Bewältigung der Kriegsfolgen (Barnstorf & Jäger 2005, S. 33). Erst in den 1960er Jahren entwickelt sich zunehmend ein anderes Schönheitsideal. Dieses findet Ausdruck in dem 1965 bekannt gewordenen Modell »Twiggy«, das insbesondere bei Frauen, unterstützt durch entsprechende Medien, zum verstärkten Streben nach Schlankheit führt (Pudel 2003b, S. 229). Nach Klotter (2007) wird die Adipositas daher auf der einen Seite mit Macht und Stärke assoziiert, auf der anderen Seite als Zeichen der Unfähigkeit verstanden, die inneren Impulse zu bändigen.

In aktuellen wissenschaftlichen Publikationen wird die Konzeptualisierung der Adipositas als Krankheit kontrovers diskutiert. Einige Autoren sprechen aufgrund von Einschränkungen der Lebensqualität und einem hohen

Morbiditäts- und Mortalitätsrisiko bereits eindeutig von Krankheit (vgl. WHO 2000, Wechsler 2003, Wirth 1997), andere fordern ihre Anerkennung als Krankheit noch ein (Pudel 2003a, S. 63), wieder andere betrachten die Adipositas primär unter dem Risikoaspekt im Hinblick auf das Auftreten von Folgeerkrankungen (Hebebrand et al. 2004). Eine eigenständige Diagnose für Übergewicht und Adipositas existiert weder in der ICD-10[19] noch im DSM-IV[20] (Jacobi et al. 2004). Auch wird nicht jede Adipositas als Essstörung klassifiziert, da nach dem DSM-IV lediglich die 10% der Adipösen als essgestört gelten, bei denen eine Binge Eating Disorder (BED[21]) diagnostiziert ist (vgl. Pudel 2003a, S. 16[22]). Dennoch findet Beyer (2000) in ihrer Analyse wissenschaftlicher Publikationen überwiegend die Definition der Adipositas als Krankheitsbild essgestörten Verhaltens. Essstörungen würden, ihren Ausführungen folgend, im Grenzgebiet zwischen Sucht und psychosomatischer Erkrankung[23] angesiedelt (Beyer 2000, S. 14–15, vgl. hierzu auch Hauenstein 2006) und demnach als psychische Störung oder psychische Erkrankung eingestuft.

Pudel (2003a) stellt sich gegen eine Klassifikation der Adipositas als psychische Erkrankung und weist auf das Fehlen charakteristischer psychologischer Befunde bei adipösen Personen hin (Pudel 2003a). Er befürwortet jedoch die Anerkennung der Adipositas als Krankheit (s.o.), der wiederum Hebebrandt et al. (2004) skeptisch gegenüberstehen. Hebebrandt et al. (2004) weisen darauf hin, dass auf diese Weise die Pathologisierung in einen weiteren Lebensbereich ausgedehnt werde, wodurch pädagogische, soziale und gesundheitsförderliche Therapieansätze zunehmend in den Hintergrund gedrängt würden. Auch könne eine Festschreibung eines gesellschaftlich standardisierten Körperbildes als »schlank, healthy, jugendlich, dynamisch, sportlich« (S. 2471) zu erneuter Stigmatisierung hiervon abweichender Personen führen. Die individuelle und gesellschaftliche Verantwortung und die damit verbundene Initiative für die Bearbeitung des Problems würden auf diese Weise vermindert. Für betroffene Personen könne eine Pathologisie-

---

19 International Classification of Diseases: vgl. Franke 2006, S. 56.

20 Diagnostic and Statistical Manual of Mental Disoders: vgl. Franke 2006, S. 70.

21 Hauptmerkmal der BED sind wiederkehrende Essanfälle, wobei jedoch nicht wie bei Patienten mit Bulimia Nervosa im Anschluss daran ein Kompensationsverhalten (z.B. Erbrechen) eingesetzt wird, weshalb betroffene Personen zunehmen. Die BED ist häufig mit weiteren psychischen Störungen wie z.B. Depressionen, Angststörungen oder Persönlichkeitsstörungen verbunden (vgl. Pudel 2003a, S. 16).

22 Hebebrand et al. (2004) sprechen von 5–10% der Adipösen, Beyer (2000) spricht von 5%.

23 Vgl. zur Eingrenzung der Begriffe Sucht und Psychosomatik auch die Ausführungen von Beyer (2000), S. 33.

rung jedoch auch eine Entlastung vor rein sozialen Wertungen bedeuten (He-bebrand et al. 2004, S. 2471[24]).

3.2 Definition und Klassifikation

Die WHO (2000) definiert Adipositas als chronische Krankheit, die zu eingeschränkter Lebensqualität führt und mit einem hohen Morbiditäts- und Mortalitätsrisiko einhergeht (zitiert nach: Deutsche Adipositas-Gesellschaft et al. 2007, S. 4). Unter Adipositas ist eine »über das Normalmaß hinausge-hende Vermehrung des Körperfetts« (Deutsche Adipositasgesellschaft et al. 2007, S. 6) zu verstehen. Als Berechnungsgrundlage der Gewichtsklassifika-tion hat sich in wissenschaftlichen Publikationen weitgehend der BMI (Body Mass Index) durchgesetzt, der definiert ist als der Quotient aus Gewicht und Körperlänge in Metern zum Quadrat (kg/m²). Den Empfehlungen der WHO zufolge, denen sich die Deutsche Adipositas-Gesellschaft et al. (2007) an-schließen, werden für Erwachsene folgende Gewichtsklassifikationen festge-legt:

Tabelle 1: Gewichtsklassifikation bei Erwachsenen anhand des BMI (kg/m²) (nach WHO 2000)

Kategorie	BMI
Untergewicht	> 18,5
Normalgewicht	18,5–24,9
Übergewicht (oder Präadipositas)	25,0–29.9
Adipositas Grad I	30–34,9
Adipositas Grad II	35–39,9
Adipositas Grad III	≤ 40

In früheren Studien werden andere Gewichtseinteilungen verwendet. Frauen gelten beispielsweise erst ab einem BMI von >27,3, Männer ab einem BMI von >27,8 als übergewichtig. Zudem wird gelegentlich der Broca-Index verwendet, der Normalgewicht definiert als Körperlänge in cm minus 100 (Wenzel 2003, Wirth 1997). Auch das Institute of Medicine (IOM) verwen-det bei Empfehlungen zur Gewichtszunahme in der Schwangerschaft andere Einteilungen (vgl. von Moeller 2007). Da sich viele nationale und internatio-nale Studien jedoch an den von der WHO (2000) definierten Einteilungen orientieren, erfolgt auch im Rahmen dieser Studie eine Anlehnung an diese Klassifikation.

---

24 Zum hier zitierten Aufsatz von Hebebrand et al. (2004) finden sich Stellungnah-men aus unterschiedlichen Perspektiven von Hoffmann (2005), Hakimi (2005), Ulmer (2005), Hebebrand (2005).

Bis zur Festlegung definierter Gewichtsklassen durch die WHO (2000) und andere richtungsweisende Experten unterliegen definierte Werte zu Normalgewicht, Idealgewicht, Untergewicht und Übergewicht zeitlichen Schwankungen. Als Normalgewicht ist ursprünglich das durchschnittliche Körpergewicht innerhalb einer Bevölkerungsgruppe in einem bestimmten Zeitraum definiert, als Idealgewicht[25] gilt in früheren Zeiten das Gewicht, bei dem die geringste Mortalität und die höchste Lebenserwartung besteht. Als Übergewicht wird das Gewicht bezeichnet, bei dem ein deutlicher Anstieg der Morbidität festzustellen ist (Wirth 1997, S. 4–10). Als ausschlaggebend für bestehende Morbiditätsrisiken wird der Anteil an Fettmasse im Verhältnis zum Körpergewicht eingeschätzt. Hierzu zeigt der BMI deutliche Korrelationen. Um Aussagen über bestehende Erkrankungsrisiken insbesondere in Bezug auf metabolische und kardiovaskuläre Erkrankungen treffen zu können, scheint zusätzlich die Fettverteilung bedeutsam. Die Deutsche Adipositas-Gesellschaft et al. (2007) nennen als einfaches Maß die Messung des Taillenumfangs. Bei einem Taillenumfang von ≥ 88 cm bei Frauen und ≥ 102 cm bei Männern[26] sei von einer abdominalen (»Apfelform«) Adipositas auszugehen, die im Vergleich zur peripheren Form (»Birnenform«) eher zu kardiovaskulären Komplikationen führe (Deutsche Adipositas-Gesellschaft et al. 2007, S. 6, Barnstorf & Jäger 2007, S. 5, Wirth 1997, S. 11–13[27]).

3.3 Erklärungsansätze zur Entstehung von Adipositas

Die Ätiologie der Adipositas wird ähnlich kontrovers diskutiert wie ihre Klassifikation. Pudel (2003a) sieht sie in einer Wechselwirkung zwischen evulotionsbiologischen, genetischen Dispositionen und ungünstigen Umweltbedingungen begründet. Zu ungünstigen Bedingungen zählt er einen eingeschränkten Bewegungsumsatz und den Verzehr fettreicher, kohlenhydratarmer Kost (Pudel 2003a, S. 23). Übergreifend stellt Adipositas das Ergebnis einer gestörten Fettbalance dar, die entsteht, wenn über einen längeren Zeitraum das aufgenommene Fett nicht adäquat verwertet wird, wie z. B. bei

---

25 Das Idealgewicht liegt, Studienergebnissen zufolge bei einem BMI zwischen <19 und ~25 und findet sich mittlerweile in den WHO-Definitionen für Normalgewicht wider (vgl. Wirth 1997).

26 Klotter (2007) beruft sich auf deutlich niedrigere Werte, ab denen bereits das Auftreten von Komplikationen verstärkt sei (vgl. Klotter 2007, S. 102). Pudel (2003a) beschreibt den Taillen-Hüft-Quotient (WHR), bei dem der Taillenumfang durch den Hüftumfang zu dividieren ist. Seinen Aussagen zufolge liegen ab einem WHR von >0.85 bei Frauen und >1.0 bei Männern erhöhte kardiovaskuläre Risiken vor (Pudel 2003a, S. 4). Die diesbezüglichen Angaben sind also nicht ganz einheitlich.

27 Darüber hinaus werden weitere Messverfahren zur Abschätzung des Körperfettanteils beschrieben (Hautfalten-Dicken-Messung, Dichtemessung, Bioelektronische Impedanzanalyse u. a.). Vgl. z.B. Barnstorf & Jäger 2005, S. 6–10.

überdurchschnittlicher Fettzufuhr, verzögerter Fettoxidation, geringem Grundumsatz und/oder verringerter körperlicher Aktivität (Absenger 2005, S. 128).

Grundsätzlich stellt die biologische Fähigkeit, bei erhöhter Energiezufuhr Fett als Energie zu speichern, auf die bei knappen Energieressourcen zurückgegriffen werden kann, einen physiologischen Vorgang dar, der bei Nahrungsmangel als wichtigste Sicherung des Überlebens zu betrachten ist (Pudel 2003a, S. 13, Barnstorf & Jäger 2005, S. 18). Fett wird in Form von Triglyceriden, die sich hauptsächlich im Zytoplasma der Fettzellen (Adipozyten) befinden, gespeichert. Unter andauernden Überflussbedingungen (d. h. unter unphysiologischen Bedingungen) werden diese Fettreserven nicht mehr abgerufen (Pudel 2003a, S. 13). In diesen Zeiten wird das Fett vermehrt gespeichert, was zur Fettzellhypertrophie und –hyperplasie führt und sich schließlich in Form von Adipositas äußert (Barnstorf & Jäger 2005, S. 197).

Zusammenfassend wird Adipositas in wissenschaftlichen Publikationen mittlerweile weitgehend einheitlich als multifaktorielles Geschehen betrachtet (vgl. z.B. Hauner 2005a). Die Forschung zur Ätiologie konzentriert sich sowohl auf personenbezogene Aspekte wie beispielsweise die Genetik, verschiedene Stoffwechselvorgänge oder psychische Einflussfaktoren als auch auf Umweltfaktoren. Obwohl davon ausgegangen wird, dass diese Vorgänge in ständiger Wechselwirkung miteinander stehen, werden sie an dieser Stelle getrennt exemplarisch vorgestellt.

3.3.1 Physiologische Faktoren

Die Erforschung *physiologischer Einflussfaktoren* zur Entstehung und Aufrechterhaltung von Adipositas hat in den letzten Jahren deutlich zugenommen. Pudel & Ellrott (2005) sprechen sogar von einem Paradigmenwechsel in der Adipositasforschung. Barnstorf und Jäger (2005) fassen Studienergebnisse zum Einfluss genetischer Aspekte zusammen. Ihren Ausführungen folgend werde die Ausbildung von Adipositas durch eine spezifische *genetische* Ausstattung begünstigt. Durch einen Überschuss an Nahrung und Bewegungsmangel würden hiervon betroffene Personen schneller zunehmen als Personen mit anderer genetischer Ausstattung. Weiter weisen die Autoren auf das Zusammenwirken genetischer Dispositionen und entsprechender Umweltfaktoren hin. Die hierfür als verantwortlich geltenden Gene oder Genmanipulationen, die bislang vorrangig im Tierversuch nachgewiesen sind, verursachen eine Adipositas nicht direkt, sondern beeinflussen Botenstoffe und Enzyme, die wiederum auf die Effektivität des Stoffwechsels, die Energieaufnahme, den Energieverbrauch, die Sättigung, den Appetit, den Fettmetabolismus und die Verteilung von Kalorien zwischen magerem Gewebe und Fettgewebe wirken[28]. Das Vorkommen dieser Gene begünstige demnach die Empfänglichkeit, unter entsprechenden Lebensbedingungen eine Adipositas auszuprägen (vgl. Barnstorf & Jäger 2005, S. 60).

Beim Menschen sind genetische Einflüsse vorrangig im Hinblick auf familiäre Häufungen und Einflüsse in der Perinatalzeit untersucht worden. In den Studien von Stunkard et al. (1986) mit inzwischen erwachsenen Adoptivkindern (N=540) finden sich hohe Korrelationen zwischen dem Gewicht der leiblichen Eltern und dem der Kinder. Auch in ihren Studien zu getrennt aufgewachsenen eineiigen Zwillingen (N=154 Paare) lassen sich bei den Zwillingspaaren ähnliche BMI-Werte nachweisen (Stunkard 1996, Stunkard et al. 1990, Stunkard 1990, Stunkard et al. 1985). Die Analysen des schwedischen Zwillingsregisters zwischen 1886–1965 führen zu ähnlichen Ergebnissen. Die von Pedersen (1984) untersuchten N=95 getrennt voneinander aufgewachsenen Zwillingspaare zeigen Korrelationen insbesondere zwischen den Gewichten der männlichen Zwillinge (Pedersen 1984, vgl. hierzu auch Vogler et al. 1995). Loos et al. (2002) finden in ihrer prospektiven Studie mit N=238 weiblichen Zwillingspaaren mit unterschiedlichem Geburtsgewicht auch im Erwachsenenalter (18–34 Jahre) einen höheren BMI bei dem bereits bei der Geburt schwereren Zwilling.

Francis et al. (2007) erforschen in ihrer Längsschnittstudie mit N=197 Familien den Zusammenhang zwischen elterlichem und kindlichem BMI. Der deutlichste Anstieg des BMI zeigt sich bei Mädchen zwischen dem 5. und 13. Lebensjahr, wenn beide Elternteile übergewichtig sind. Martin und Ferris (2007) untersuchen elterliche Einflussfaktoren auf die kindliche Gewichtsentwicklung. In ihrer retrospektiven Studie mit N=200 Eltern und deren N=212 Kindern zeigt sich, dass weibliches Geschlecht des Kindes und das Vorhanden–Sein eines adipösen Elternteils das Risiko als Kind übergewichtig zu sein verdoppelt. Gibson et al. (2007) finden in ihrer Studie an N=329 Kindern mit ihren Müttern Korrelationen zwischen kindlichem und mütterlichem Übergewicht bzw. Adipositas und zwischen kindlichem Übergewicht/Adipositas bei allein erziehenden Müttern. Turconi et al. (2006) erfassen in ihrer Studie in Norditalien mit N=532 Jugendlichen zwischen 14 und 16 Jahren ebenfalls positive Korrelationen zwischen dem BMI der Jugendlichen und dem BMI der Eltern. Jiang et al. (2007) untersuchen in einer randomisierten Studie in Kindergärten in Peking mit N=1173 Familien Risikofaktoren für das Auftreten von Übergewicht und Adipositas und finden

---

28 Ein Beispiel für einen Gendefekt stellt das im Versuch mit Mäusen entdeckte und auch beim Menschen vorkommende Leptin dar s. u. (Görtzen & Veh 2007).

u. a. signifikante Korrelationen bei Kindern deren Eltern übergewichtig bzw. adipös sind[29].

Auch von Kries und Toschke (2004) beschäftigen sich mit perinatalen Einflüssen auf das kindliche Adipositasrisiko. Maßgeblich sei das Geburtsgewicht und die nicht zu rasche Gewichtszunahme in den ersten zwei Lebensjahren. Negativ wirke sich mütterliches Rauchen in der Schwangerschaft aus, Stillen sei als Schutzfaktor einzuschätzen. Diesen Einfluss des mütterlichen Rauchens und Stillens bestätigen auch Salsberry und Reagan (2007) auf Grundlage ihrer Datenanalyse der Daten einer nationalen Längsschnittstudie in Ohio und fügen ihm einen niedrigen sozialökonomischen Status als Risikofaktor hinzu. Li et al. (2005) finden bei N=2636 Müttern und ihren Kindern das höchste Risiko von kindlichem Übergewicht (zwischen 2 und 14 Jahren) bei Kindern, deren Mütter vor der Schwangerschaft adipös waren und die weniger als vier Monate gestillt wurden. Owen et al. (2005) untersuchen auf Grundlage von 70 Studien den Effekt des Stillens auf den BMI im späteren Leben. In 36 Studien zeigen sich positive Effekte auf die Gewichtsentwicklung im späteren Leben bei gestillten Säuglingen im Vergleich zu nichtgestillten. Die Unterschiede seien jedoch gering und möglicher Weise auch auf andere Effekte wie den sozialen Status, das Rauchen in der Schwangerschaft oder auf den BMI der Mutter zurückzuführen, weshalb davon auszugehen sei, dass Stillen den durchschnittlichen BMI nicht zwangsläufig reduziere (Owen et al. 2005).

Zu einem erweiterten Verständnis ursächlicher Bedingungen der Adipositas tragen auch Untersuchungen *endokriner* Vorgänge bei. Mittlerweile sind zahlreiche Stoffe, die an den Vorgängen der Gewichtsregulation beteiligt zu sein scheinen, erforscht. Die Datenlage dieser endokrinologischen Vorgänge ist umfassend und zum Teil uneinheitlich. Exemplarisch soll auf die Wirkungsweisen von Leptin und Insulin eingegangen werden, zwei Hormonen, die in der Literatur häufig im Zusammenhang mit Übergewicht und Adipositas diskutiert werden[30]. Das erst 1994 bei Mäusen, und 1995 in ähnlicher Form beim Menschen entdeckte *Leptin* (vgl. Barnstorf & Jäger 2005, S. 62–65) wird vorwiegend aus Fettzellen freigesetzt. Es aktiviert Neurone im Hypothalamus und hemmt durch die Auslösung entsprechender Nervenleitungen die Nahrungsaufnahme. Bei einer Mutation des Leptin–Gens (die bislang sehr selten beim Menschen nachgewiesen ist) kommt es zu Übergewicht. Dieser Mechanismus reicht allerdings nicht aus, um die Zusammenhänge zur Entstehung von Adipositas vollständig zu erklären. So stellt sich in

---

29 Kang et al. (2006) untersuchen in einem koreanischen Sample familiäre Risikofaktoren für das Entstehen von Adipositas bei Kindern und benennen ebenfalls u. a. die elterliche Adipositas.

30 Einen umfassenden Einblick in die Endokrinologie zur Adipositas geben beispielsweise Barnstorf und Jäger 2005, S. 61–90.

weiteren Untersuchungen heraus, dass übergewichtige Personen aufgrund ihres Fettgewebes einen eher erhöhten Leptin–Spiegel aufweisen, und dennoch nicht, wie zu vermuten wäre, abnehmen. Diese Personen sind möglicherweise resistent gegenüber der Leptin–Regulation, eine genaue Erforschung des Wirkungsmechanismus steht allerdings noch aus (Görtzen & Veh 2007, S. 992).

Malee et al. (2002) finden in ihrer Studie einen Zusammenhang zwischen der Leptin-Resistenz neun Jahre alter Kinder und dem Vorkommen des müttlerlichen Gestationsdiabetes. In einer Kohortenstudie bestehend aus n=33 Müttern mit, und n=31 ohne Gestationsdiabetes zeigen sie Korrelationen zwischen mütterlichem und kindlichem Leptin–Spiegel bei aufgetretenem Gestationsdiabetes (Malee et al. 2002, S. 212).

Das als den Blutzuckerspiegel regulierende und seit 1920 durch Banting und Best bekannt gewordene *Insulin* (Boss et al. 1987, S. 876) wird ebenfalls im Zusammenhang mit zahlreichen Mechanismen der Gewichtsregulation vielfach diskutiert. Im Rahmen der Fettspeicherung hemmt Insulin die Bildung von Lipase und vermindert dadurch die Lipolyse. Bei einem niedrigen Insulinspiegel findet demnach ein vermehrter Abbau von Lipiden statt. Hierdurch gelangen die freien Fettsäuren ins Blut, sodass der Körper durch diese frei gewordenen Fettsäuren seinen Energiebedarf decken kann. Die Ausschüttung von Insulin und damit die Hemmung dieser Vorgänge hängen von verschiedenen Vorgängen ab. Als stärkster Reiz lässt sich hierfür ein erhöhter Blutglukosespiegel (z. B. nach erfolgter Nahrungsaufnahme oder durch Medikamente wie beispielsweise Kortison) analysieren. Unterscheiden lässt sich darüber hinaus zwischen insulinsensitiven und insulinresistenten Menschen, wobei das Risiko, übergewichtig zu werden, bei insulinsensitiven Menschen höher liegt (Barnstort & Jäger 2005, S. 67–70).

Neben diesen und anderen hormonellen Mechanismen werden Nahrungsaufnahme und Sättigungsempfinden von komplexen *gastrointestinalen und zentralnervösen* Vorgängen gesteuert (vgl. hierzu Schick & Schusdziarra 1998). Auch eine Störung dieser Vorgänge kann die Entstehung und Aufrechterhaltung einer Adipositas begünstigen.

3.3.2 Psychologische Faktoren

Für die Entstehung von Adipositas werden in früheren Zeiten *psychologische Aspekte* favorisiert, mittlerweile setzt sich in der wissenschaftlichen Diskussion jedoch zunehmend die Erkenntnis durch, dass »Übergewichtige (…) in ihren psychologischen Befunden genauso unterschiedlich [sind] wie es normalgewichtige auch [sind]« (Pudel 2003a, S. 16). Zwar weisen beispielsweise Becker et al. (2001) in ihrer an N=2064 Frauen zwischen 18 und 25 Jahren repräsentativen Befragung in Dresden ein höheres Vorkommen psychischer Störungen bei adipösen Frauen im Vergleich zur normalgewichtigen Kontrollgruppe nach (Becker et al. 2001), unklar ist jedoch, ob diese Aspekte als Ursachen oder Folgen der Adipositas anzusehen sind. Eine für adipöse Menschen spezifische einheitliche Störung der Persönlichkeit oder des Essverhaltens könne bislang trotz zahlreicher Untersuchungen nicht festgestellt werden (Barnstorf & Jäger 2005, S. 100–101, vgl. Pudel & Ellrott 2005).

Schoberberger (2005) untersucht Personengruppen (normal- und übergewichtige Personen) hinsichtlich ihrer Eigenschaften beim Essen. Ein intensives Verlangen nach meist zuckerhaltigen Kohlenhydraten bezeichnet er als Kohlehydratabhängigkeit. Seiner Einschätzung nach werden Süßigkeiten gegessen, um sich bei fehlender Zuwendung und Anerkennung von außen zu belohnen bzw. um bei depressiver Stimmungslage, Kummer und Sorgen die Stimmung aufzuhellen. Eine von Schoberberger et al. (1997) in Österreich durchgeführte Befragung über Essgewohnheiten und Körpergewicht an n=1058 Frauen und n=942 Männern zeigt ein derartiges Verlangen nach Nahrungsmitteln bei 30% der Erwachsenen mehrmals wöchentlich. Dieses Verlangen finden Schoberberger et al. (1997) vermehrt bei übergewichtigen Frauen. Feststellen lässt sich zudem, dass in der Gesamtbevölkerung das Verlangen nach kohlenhydrathaltigen Nahrungsmitteln insbesondere in den Jahreszeiten Herbst und Winter berichtet wird, wohingegen übergewichtige Frauen dieses Verlangen ganzjährig angeben. Als Ursache vermuten die Forscher eine Störung der zentralnervösen serotoninergen Appetitregulation (Schoberberger et al. 1997, S. 188). Aufbauend auf den Ergebnissen dieser Studie definiert Schoberberger (2005) folgende Esstypen: den Belohnungsesser, den Kummeresser und den Stressesser. Belohnungs- und Kummeresser betrachten Nahrungsmittel als Belohnung oder Tröster, Stressesser würden sich durch kohlenhydrathaltige Nahrungsmittel bei übermäßigen Arbeitsbelastungen eine Art Beruhigung verschaffen (Schoberberger 2005, S. 102).

Die im Zusammenhang mit Ursachen der Adipositas diskutierten psychischen Aspekte lassen sich unterschiedlichen psychologischen Ansätzen zuordnen (vgl. Klotter 2007). Den Lerntheorien (Pawlow, Skinner) zufolge könne ein bestimmter Reiz (z. B. zum Kinobesuch gehört automatisch eine Tüte Popcorn) übermäßiges Essen begünstigen oder aber Essen als positive Verstärker bzw. Tröster eingesetzt werden. Orientiert an der Triebtheorie (Freud) sei die Adipositas als Fixierung auf die orale Phase zu verstehen. Aufgrund von Über- oder Unterversorgung in dieser Zeit sei diese Phase nicht erfolgreich überwunden, weshalb die Person ihr Leben lang versuche, die in dieser Zeit erlebten Defizite im Bereich von Zuneigung und Wärme durch übermäßige Nahrung zu kompensieren. Aus psychoanalytischer Perspektive (vgl. Bruch 2004 für den Bereich der Essstörungen) sei die nicht gelungene Interaktion zwischen Mutter und Kind ausschlaggebend für die Entstehung der Adipositas. So habe die Mutter nicht ausreichend differenziert auf Unmutsäußerungen des Säuglings reagiert und diese immer mit der Gabe von Nahrung beantwortet. Aus psychopathologischer Perspektive erfüllt die Nahrungsaufnahme die Regulation negativer Gefühle (Klotter 2007, S.117–119). Psychosomatische Ansätze verstehen die Adipositas als Ausdruckskrankheit. Dieser Sichtweise folgend wird der adipöse Körper in der Funktion des Schutzpanzers gegenüber zuviel Nähe gesehen und mit dem Festhalten an Babyspeck und demzufolge Unreife assoziiert. Auch wird im übermäßigen Essen der Versuch gesehen, den emotionalen Hunger zu stillen (Barnstorf und Jäger 2005, S. 100–101).

Pudel (2003a) u. a. weisen auf das Fehlen empirischer Befunde zur Bestätigung dieser Hypothesen hin. In aktuellen Publikationen werde »im Hinblick auf die psychischen Ursachen der Adipositas im Wesentlichen nur noch die kognitive Steuerung des Essverhaltens thematisiert« (Klotter 2005, S. 118). Unterschieden werde zwischen regider und flexibler kognitiver Kontrolle. Die regide Form der Kontrolle, bei der beispielsweise angestrebt wird, auf sämtliche Süßigkeiten zu verzichten, sei unrealistisch und begünstige die Entstehung und Aufrechterhaltung von Essstörungen. Die flexible Kontrolle hingegen, bei der weniger gegessen werde oder aber die vermehrte Kalorienzufuhr mit vermehrter körperlicher Betätigung ausgeglichen wird, sei prognostisch günstiger. Jegliche Form der kognitiven Kontrolle des Essverhaltens sei jedoch anfällig für eine Aufgabe der Kontrolle, wenn die betroffene Person mit starken Emotionen konfrontiert wird (Klotter 2007, S. 117–124; vgl. auch Pudel 2003a).

3.3.3 Umwelteinflüsse und soziale Aspekte

Biologische Ursachen und psychologische Aspekte allein reichen als Erklärung nicht aus, um den mittlerweile als epidemieartig bezeichneten Anstieg der Prävalenz von Adipositas insbesondere in den westlichen Industriestaaten zu erklären (vgl. z.B. Munsch 2002, S. 278, Holler 2002). Verstärkt werden daher *Umwelteinflüsse* zur Entstehung und Aufrechterhaltung von Adipositas diskutiert, die sich aus den Lebensgewohnheiten ergeben (Klotter 2007, Pudel & Ellrott 2005, Barnstorf & Jäger 2005, Munsch 2005). Holler (2002) beschreibt Veränderungen des Lebensstils im Hinblick auf die geschichtliche Entwicklung. Er führt die umfassenden Veränderungen des Lebensstils durch die industrielle Revolution auf geänderte Arbeitsbedingungen (vermehrter Einsatz von Maschinen und damit geringerer Einsatz körperlicher Kraft) und andere Ernährungsgewohnheiten (Produktionssteigerung und damit Steigerung des Nahrungsangebotes, Anstieg des Fleischkonsums) zurück. Umfragen in den USA, Deutschland und der Schweiz bestätigen, dass der Lebensstil der Bevölkerung mittlerweile durch körperliche Inaktivität und eine kohlenstoffarme, fettreiche Ernährung geprägt ist (Holler 2002, S. 18–19). In einer randomisierten telefonischen Befragung mit N=184.450 erwachsenen Amerikanern aller Staaten bezeichnen sich 27% der Befragten als inaktiv und weitere 28,2% als nur gelegentlich körperlich aktiv (Mokdad et al. 2001).

Barnstorf und Jäger (2005) weisen auf einen Zusammenhang zwischen körperlicher Aktivität und Gewicht hin. Durch moderne Lebensgewohnheiten wie beispielsweise die verstärkte Nutzung von motorisierten Transportmitteln, Fahrstühlen, Rolltreppen usw. sowie einen überwiegend sitzenden Lebensstil sei der Energiebedarf gesenkt. Hierauf habe sich der Körper jedoch offensichtlich bislang noch nicht eingestellt, weshalb entweder die Nahrungsaufnahme zu reduzieren, oder die körperliche Aktivität zu steigern sei (Barnstorf & Jäger 2005, S. 97). Vincent et al. (2007) untersuchen das Bewegungsverhalten zwölf Jahre alter Kinder im Verhältnis zu ihrem BMI an einer Gruppe amerikanischer (n=711), australischer (n=563) und schwedischer (n=680) Kinder. Statistische Analysen zeigen schwach signifikante Korrelationen zwischen dem Bewegungsverhalten und dem Gewicht. Im untersuchten Sample finden die Forscher bei den amerikanischen Kindern das geringste Bewegungsverhalten und das höchste Gewicht, die Kinder aus Schweden bewegen sich durchschnittlich am meisten und haben das niedrigste Gewicht.

Der Einfluss des Fernsehens insbesondere auf die Entwicklung der kindlichen Adipositas wird kontrovers diskutiert. Pate et al. (1994) weisen auf die hohe Bedeutung des Fernsehens im Rahmen der Freizeitgestaltung in den USA hin. Kinder im Alter zwischen 10 und 15 Jahren würden hier im Durchschnitt 34 Stunden pro Woche vor dem Fernseher verbringen (Pate et al. 1994). Temple et al. (2007) untersuchen den Einfluss des Fernsehens auf die Energieaufnahme von Kindern. Die Ergebnisse ihrer Experimente lassen auf einen positiven Zusammenhang zwischen Fernsehen, der Menge der Nahrungsaufnahme und den aufgenommenen Energien schließen. Grotmaker et al. (1996) erfassen einen Zusammenhang zwischen Adipositas und einem hohen Fernsehkonsum. In ihrer repräsentativen Kohortenstudie mit N=746 Jugendlichen finden sie bei Jugendlichen mit einem durchschnittlichen Fernsehkonsum von mehr als fünf Stunden täglich eine mehr als 60% höhere Rate an Übergewichtigen verglichen mit Jugendlichen, die zwischen null und zwei Stunden täglich fernsehen (Grotmaker et al. 1996). Jiang et al. (2007) benennen in ihrer bereits erwähnten Studie (s. o.) das Fernsehen als Risikofaktor für das Auftreten kindlicher Adipositas. In einer repräsentativen Befragung von Kindern und Jugendlichen in Deutschland im Jahre 2002 kann dieser Zusammenhang zwischen Übergewicht und vermehrtem Fernsehkonsum jedoch nicht eindeutig bestätigt werden (Zubrägel & Settertobulte 2003, S. 169, vgl. auch Goldapp & Mann 2004 und Graf & Predel 2005).

Auch *negative Auswirkungen von Diäten* werden im Rahmen der Ätiologieforschung diskutiert (Barnstorf und Jäger 2005). Bereits die 1950 veröffentlichen Ergebnisse der Minnesota–Studie zeigen Veränderungen des Essverhaltens und Sättigungsempfindens nach erfolgter Kalorienrestriktion. In die Studie eingeschlossen sind N=36 gesunde, junge Männer, die über einen

Zeitraum von 24 Wochen nur die Hälfte ihrer sonstigen Kalorienmenge erhalten. Im Rahmen der Hungerphase zeigt sich eine gesteigerte gedankliche Beschäftigung mit Essen, nach Abschluss dieser Phase werden u. a. Heißhungeranfälle, Schwierigkeiten die Mahlzeiten zu beenden sowie ein abgeschwächtes und verzögertes Sättigungsgefühl berichtet, d.h. es treten Symptome auf, die den Symptomen von Essstörungen ähneln (Keys et al. 1950 zitiert z. B. in Pudel 2003a, S. 15, vgl. Barnstorf & Jäger 2005). Absenger (2007) weist im Zusammenhang mit negativen Auswirkungen von Diäten auf den »Set-Point« hin, der ein konstitutionell festgelegtes Körpergewicht darstelle, das durch genetische Einflüsse oder die frühkindliche Ernährung entstehe. Dieses Gewicht werde nach Abschluss einer Diät durch Anpassungsprozesse zunehmend wieder angestrebt. Demzufolge ist die vermehrte Fetteinlagerung nach Beenden einer Diät (Jojo-Effekt) darauf zurückzuführen, dass sich der Körper auf erneute Restriktionen vorbereitet, um den individuellen Set-Point wieder zu erreichen (Absenger 2007, S. 128–129, Barnstorf & Jäger 2005, S. 103–113).

Vielfach diskutiert wird zudem der Einfluss des *sozialen Status'* auf die Adipositas. Goldapp und Mann (2004) beschreiben aufbauend auf der Analyse deutscher Studien eine relativ eindeutige Datenlage in Bezug auf Korrelationen zwischen dem Vorkommen von Adipositas und der sozialen Schicht bei Kindern und Jugendlichen (vgl. auch Salsberry und Reagan 2007, s.o.). So finde sich mit Abnahme des sozialen Status' ein Anstieg der Prävalenz von Übergewicht und Adipositas (Goldapp & Mann 2004, S. 15, Zubrägel & Settertobulte 2003[31]). Ein Zusammenhang zwischen dem Vorkommen von Adipositas und der sozialen Schicht wird auch in der internationalen Literatur gefunden. Beispielsweise Jiang et al. (2007) stellen in ihrer randomisierten Studie in Peking (s.o.) einen Zusammenhang zwischen dem Vorkommen von Adipositas, einem niedrigen Bildungsniveau der Mutter sowie einem niedrigen Haushaltseinkommen fest. Auch Kang et al. (2006, s.o.) bestätigen den Einfluss sozialökonomischer Aspekte auf die kindliche Adipositas und schlussfolgern aus ihren Ergebnissen, dass Kinder, die in sozialökonomisch benachteiligten Familien aufwachsen, ein höheres Adipositasrisiko aufweisen.

Ein ausgeprägter Zusammenhang zwischen dem Vorkommen von Adipositas, niedriger sozialer Schicht und einem niedrigen Bildungsniveau lässt

---

31 Als weitere Auslöser für Übergewichtigkeit von Kindern werden zudem das Rauchen während der Schwangerschaft, ein Gestationsdiabetes der Mutter, ein niedriges (vgl. Goldapp & Mann 2004, S. 15) und ein hohes Geburtsgewicht, prägravides Übergewicht der Mutter, große Gewichtszunahme der Mutter während der Schwangerschaft sowie eine übermäßig starke Gewichtszunahme im ersten Lebensjahr des Kindes diskutiert (vgl. Bergmann et al. 2005, S. 22). Ein vermindertes Risiko, im Kindesalter adipös zu werden lässt sich für Kinder nachweisen, die mehr als zwei Monate gestillt werden (Bergmann et al. 2003).

sich auch bei Erwachsenen finden. Auch hier zeigt sich die höchste Verbreitung der Adipositas in unteren sozialen Schichten (vgl. hierzu die Ausführungen von Barnstorf & Jäger 2005 und Bergmann et al. 2005, S. 20–22). Walker et al. (2004) analysieren Daten einer amerikanische Längsschnittstudie bestehend aus einer Gruppe von N=382 weißen, afrikanischen, amerikanischen und hispanischen Frauen, die direkt post partum, sechs Wochen und drei, sechs sowie zwölf Monate nach der Geburt befragt werden. Ihre Ergebnisse zeigen, dass ein niedriges Einkommen und die Zugehörigkeit zu einer ethnischen Minderheit eine postpartale Gewichtszunahme bzw. einen Gewichtsstillstand nach der Geburt begünstigen. Barnstorf und Jäger (2005, S. 32) geben allerdings zu bedenken, dass in anderen Kulturen durchaus eine positive, d.h. gegenläufige Beziehung zwischen sozialem Status und Körpergewicht bestehe. Zudem weisen sie auf die Schwierigkeit der Kausalität zwischen sozial-ökonomischem Status und dem Vorkommen von Adipositas hin. Ihren Ausführungen folgend bleibe bislang ungeklärt, ob die Zugehörigkeit zu einer unteren sozial-ökonomischen Schicht als Ursache oder Folge der Adipositas zu betrachten ist. Darüber hinaus merken Bergmann et al. (2005) an, dass sich ökonomische Bedingungen und soziale Lage in Europa in den letzten Jahrzehnten kontinuierlich verbessert hätten (S. 20), weshalb ein Rückgang der Adipositasprävalenz zu erwarten wäre, nicht aber ein Anstieg.

Die folgenden Tabellen 2-1 und 2-2 stellen ausgewählte Studien zu Einflussfaktoren auf die Entstehung und Aufrechterhaltung von Adipositas nochmals zusammenfassend dar:

Tabelle 2-1: Genetische Einflussfaktoren und familiäre Häufungen

Autor	Stichprobe/ Material	Ziel	Methode/ Studientyp
Francis et al. (2007)	N=197 Familien	Korrelationen zwischen elterlichem und kindlichem BMI	Längsschnittstudie
Gibson et al. (2007)	N=329 (Mütter: 192 normalgewichtig, 97 übergewichtig, 40 adipös) Mütter und Kinder	Korrelationen zwischen kindlichem und mütterlichem Übergewicht/ Adipositas	Sekundäranalyse einer randomisierten, kontrollierten Studie, Querschnittstudie
Loos et al. (2002)	N=238 Weibliche Zwillingspaare im Erwachsenenalter (18-34 Jahre)	Auswirkungen des Geburtsgewichts auf das Erwachsenen- gewicht	Sekundäranalyse von Daten aus einer randomisierten, kontrollierten Studie
Martin und Ferris (2007)	N=200 Eltern N=212 Kinder	Risikofaktoren für Adipositas	Retrospektive Querschnittstudie
Stunkard et al. (1986)	N=3580 gesamt, davon n=540 mit Adipositas erwachsene Adoptivkinder eines dänischen Samples	Korrelationen zwischen dem Gewicht der leiblichen Eltern und dem der Kinder	Standardisierte, retrospektive Befragung
Turconi et al. (2006)	N=523 Jugendliche zwischen 14 und 16 Jahren und deren Eltern (Italien)	Korrelationen zwischen dem BMI der Jugendlichen und ihrer Eltern	Standardisierte, prospektive Studie

Tabelle 2-2: Risikofaktoren für das Auftreten von Adipositas (generell)

Autor	Stichprobe/ Material	Ziel	Methode/ Studientyp
Becker et al. (2001)	N = 2064 Frauen zwischen 18 und 25 Jahren	Korrelation zwischen psychischen Störungen und Adipositas	repräsentative Fall-Kontrollstudie
Jiang et al. (2007)	N = 1173 Familien (Kindergarten in Peking)	Erfassung von Risikofaktoren für das Auftreten von Adipositas	Randomisierte Studie
Keys et al. 1950 (zitiert in Pudel 2003a, S. 15)	N = 36 gesunde erwachsene Männer	Auswirkungen extremer Kalorienrestriktion	Experiment
Li et al. (2005)	N = 2636 Mütter und ihre Kinder; Ohio im Jahr 1996	Risikofaktoren für kindliche Adipositas	Sekundäranalyse von Daten aus einer nationalen repräsentativen Studie Studie
Malee et al. (2002)	N = 33 mit, N = 31 ohne Mütter; Gestationsdiabetes und ihre 9 Jahre alten Kinder	Korrelationen zwischen mütterlichem und kindlichem Leptinspiegel	Kohortenstudie
Mokdad et al. 2001	N = 184450 erwachsene Amerikaner aller Staaten	Erfassen körperlicher Aktivität im Alltag	Randomisierte, telefonische Befragung
Owen et al. (2005)	N = 70 Studien	Effekte des Stillens auf den kindlichen BMI	Sekundäranalyse vorliegender Studien
Schoberberger et al. (1997)	N = 1058 Frauen und N = 942 Männer in Österreich (normal- und übergewichtig)	Erfassen der Prävalenz und Bedeutung der Kohlenhydratsucht	Repräsentative, randomisierte Studie; standardisierte Interviews
Vincent et al. (2007)	N = 711 amerikanische, N = 563 australische, N = 680 schwedische 12 Jahre alte Kinder verschiedener Länder	Korrelationen zwischen BMI und Bewegungsverhalten	Standardisierte Kohortenstudie
Walker et al (2004)	N = 382 weiße, afrikanische, amerikanische, hispanische Frauen	Einfluss des Einkommens und der Zugehörigkeit zu einer ethnischen Gruppe auf postpartale Gewichtsentwicklung	Längsschnittstudie, 5 Messzeitpunkte
Zubrägel & Settertobulte 2003	N = 5650; 11-15 Jährige	Erfassung von Körpermasse, Lebensgewohnheiten, Ernährungsverhalten	Internationale Vergleichsstudie der WHO, Survey

3.4 Auswirkungen der Adipositas auf bio-psycho-soziale Aspekte von Gesundheit

3.4.1 Generelle Auswirkungen auf die Gesundheit

Die Adipositas wird mit einer Vielzahl von *körperlichen* Begleit- und Folgeerkrankungen in Verbindung gebracht (Hebebrand et al. 2004). Häufigkeit und Schweregrad dieser Erkrankungen hängen, Hauner (2005b) zufolge, vom Ausmaß und der Dauer des Übergewichts ab. Prinzipiell können nahezu alle Organsysteme von Komplikationen betroffen sein, wobei im Vordergrund das Auftreten von Diabetes mellitus, Hypertonie und degenerativen Erkrankungen des Bewegungsapparates genannt werden (Tjepkema 2006, Hauner 2005, Mokdad et al. 2003).

Unter dem Begriff »metabolisches Syndrom« werden die in Tabelle 3 genannten Kriterien zusammengefasst, die ein Auftreten von Herz-Kreislauf-Erkrankungen begünstigen:

Tabelle 3: Kriterien für die Diagnose des Metabolischen Syndroms (nach: Deutsche Adipositasgesellschaft et al. 2007, S. 8–9)

Erhöhter Taillenumfang	Männer ≥ 102 cm Frauen ≥ 88 cm
Erhöhte Triglyzeride (nüchtern)	≥ 150 mg/dl (1,7 mmol/L) oder Medikamenteneinnahme wegen erhöhter Triglyzeride
Niedirges HDL-Cholesterin (nüchtern)	Männer < 40 mg/dl (1,0 mmol/L) Frauen < 50 mg/dl (1,3 mmol/L) oder Medikamenteneinnahme zur Behandlung von niedrigem HDL-Cholesterin
Bluthochdruck	≥ 130 mmg Hg systolischer Blutdruck oder ≥ 85 mmg Hg diastolischer Blutdruck oder Medikamenteneinnahme zur Behandlung eines bestehenden Bluthochdrucks
Erhöhte Nüchternblutglucose	≥ 100 mg/dl (5,6 mmol/L) oder Medikamenteneinnahme zur Behandlung erhöhter Nüchternglukose

Ein metabolisches Syndrom liegt definitionsgemäß vor, wenn mindestens drei dieser fünf Kriterien zutreffen. Inwieweit das metabolische Syndrom als eigene Krankheit zu betrachten ist, sei, der Deutschen Adipositas-Gesellschaft et al. (2007) zufolge, bislang noch umstritten. Aufgrund der hohen Sterblichkeitsrate an Herz–Kreislauf–Erkrankungen in den westlichen Industrieländern und der relativ leichten Diagnostizierbarkeit findet das metabolische Syndrom in wissenschaftlichen Publikationen in den letzten Jahren verstärkt Beachtung (z.B. Deutsche Adipositas-Gesellschaft et al. 2007, Keller 2005, Hanefeld & Breidert 2003). Darüber hinaus lassen sich als Folgen von Übergewicht und Adipositas zahlreiche Komorbiditäten und Komplikationen feststellen, die die Deutsche Adipositas-Gesellschaft et al. (2007) auf

Grundlage ihrer systematisch durchgeführten Literaturanalyse zusammenfassen:

Tabelle 4: Komorbiditäten und Komplikationen von Übergewicht und Adipositas (modifiziert nach Deutsche Adipositasgesellschaft et al. 2007, S. 7–8)

- Störungen des Kohlenhydratstoffwechsels (z.B. Insulinresistenz, gestörte Glukosetoleranz, Diabetes mellitus Typ 2)

- Dyslipoproteinämie (niedriges HDL-Cholesterin, Hypertriglycerinämie, vermehrte kleine dichte LDL-Partikel)

- Hyperurikämie/Gicht

- Störungen der Hämostase (Steigerung der Gerinnung und Hemmung der Fibinolyse)

- Chronische Inflammation (z.B. erhöhte CRP)

- Arterielle Hypertonie, linksventrikuläre Hypertrophie

- Kardiovaskuläre Erkrankungen (z.B. Koronare Herzkrankheit, Schlaganfall, Herzinsuffizienz)

- Karzinome (Frauen: z.B. Endometrium, Zervix, Ovarien, Mamma, Niere, Kolon; Männer: z.b. Prostata, Kolon, Gallenblase, Pankreas, Leber, Niere Ösophagus)

- Hormonelle Störungen (Frauen: z.B. Hyperandorgenämie, Polycystisches Ovar-Syndrom, Einschränkungen der Fertilität; Männer: erniedrigte Testosteron-Spiegel)

- Pulmonale Komplikationen (z.B. Dyspneu, restriktive Ventilationsstörungen, Hypoventilations- und Schlafapnoe-Syndrom)

- Gastrointestinale Erkrankungen (z.B. Cholecystolithiasis, akute und chronische Cholecystitis, Fettleber, nicht alkoholische Fettleberhepartitis (NASH), Refluxkrankheit)

- Degenerative Erkrankungen ds Bewegungsapparates (z.B. Coxarthrose, Gonarthrose, Wirbelsäulensyndrome)

- Erhöhtes Operations- und Narkoserisiko

- Allgemeinbeschwerden (z.B. verstärktes Schwitzen, Gelenkbeschwerden, Belastungsdyspneu)

- Einschränkungen der Aktivitäten täglichen Lebens

- Verminderte Lebensqualität

– Erhöhtes Unfallrisiko

– Erhöhtes Komplikationsrisiko in peripartalen Phasen (s.u.)

– Psychosoziale Konsequenzen (s.u.)

Da sich Adipositas im Unterschied zu vielen anderen Erkrankungen und Lebensproblemen nicht vor der Gesellschaft verbergen lässt, wird sie zu einem sozialen und öffentlichen Phänomen (Pudel 2003b), das neben diesen genannten körperlichen Komplikationen und Komorbiditäten häufig mit einer Vielzahl *psycho-sozialer* Konsequenzen für die Betroffenen einhergeht. Den unterschiedlichen psychologischen Ansätzen folgend (vgl. Kapitel 3.3.2), werde die Adipositas sowohl von Professionellen als auch von der Gesellschaft mit »Habgier, allgemeinem Versagen, Zurückhaltung, Ängstlichkeit, Empfindlichkeit, Misstrauen, Beschlussunfähigkeit, Anlehnungsbedürfnis, Beeinflussbarkeit, Haltlosigkeit, einem gestörten Verhältnis zum Körper, Gehemmtheit, Schüchternheit, Frigidität und Impotenz« in Verbindung gebracht (Klotter 2007, S. 37).

Nach Absenger (2005) schildern betroffene Personen vielfach ein Erleben innerer Leere, Traurigkeit, Einsamkeit, Hilflosigkeit, Mut- und Kraftlosigkeit, Erschöpfung sowie quälende innere Unruhe und undefinierbare Wut (Absenger 2005, S. 117–118). Aus der Perspektive betroffener Personen wird zudem die Lebensqualität in Studien mit unterschiedlichen Schwerpunkten erforscht. Kolotkin et al. (2001a) untersuchen bei N=161 Personen, wie sich die Lebensqualität bezogen auf die Bereiche körperliche Beweglichkeit, Selbstwertgefühl, sexuelle Zufriedenheit, gesellschaftlichen Stress und Arbeit ein Jahr nach erfolgter Gewichtsreduktion in Abhängigkeit von dem jeweils reduzierten Gewicht verändert. Sie finden signifikante Unterschiede zwischen dem ersten und zweiten Erhebungszeitpunkt, die stärkste Korrelation zeigt sich hinsichtlich körperlicher Beweglichkeit und Selbstwertgefühl (Kolotkin et al. 2001a, Kolotkin et al. 2001b[32]). White et al. (2004) erforschen an N=512 stark adipösen Personen den Einfluss von Geschlecht und Rasse auf die Lebensqualität und finden die stärksten Einschränkungen der Lebensqualität bei weißen Frauen (vgl. hierzu auch Hebebrand et al. 2004, S. A 2470). Die Deutsche Hauptstelle gegen Suchtgefahren (DHS) (1997) scheint nicht bei allen adipösen Menschen von deutlichen Einschränkungen der Lebensqualität auszugehen. Sie unterteilt adipöse Menschen in Personen mit und ohne wesentlichen Leidensdruck. Personen ohne wesentlichen Leidensdruck

---

32 In einer späteren Studie untersuchen Kolotkin et al. (2006) die Beziehung zwischen Adipositas und sexueller Lebensqualität und vergleichen unterschiedliche Therapien. Die größten Einschränkungen der sexuellen Lebensqualität beschreiben Frauen mit einem BMI >40 nach erfolgter Magenbandimplantation (Kolotkin et al. 2006, S. 472).

seien sozial eingebunden, häufig bereits als Kinder übergewichtig und würden regelmäßig zu viele hochkalorische Speisen zu sich nehmen. Personen mit wesentlichem Leidensdruck hätten bereits mehrfache erfolglose Versuche der Gewichtsreduktion unternommen, würden ein eher restriktives Essverhalten zeigen und zu Essanfällen neigen (DHS 1997, S. 25).

Vorurteile und Stigmatisierungen gegenüber adipösen Menschen werden in wissenschaftlichen Publikationen vielfach erwähnt. In älteren Publikationen finden sich zudem positive Zuschreibungen wie gutmütig, gemütlich, ruhig, bequem und humorvoll (Antons-Brandi 1972). Wadden & Stunkard (1985) weisen auf Grundlage ihrer Studien auf Zuschreibungen wie Willensschwäche, fehlende Attraktivität bis Hässlichkeit, Dummheit, Faulheit, Verantwortungslosigkeit, Zügellosigkeit und Minderwertigkeit hin. Auch Bruch (2004) sieht negative gesellschaftliche Wertungen in ihrer Arbeit mit adipösen Personen bestätigt. Ebenso zeigen die Ergebnisse einer für Dresden repräsentativen Telefonumfrage im August 2006 von N=1000 Personen negative Stigmatisierungen bei knapp ¼ der Bevölkerung, zudem lehnen nur knapp 20% eine pauschale negative Beurteilung adipöser Menschen ausdrücklich ab (Hilbert & Ried 2008). Faith et al. (2003) heben ebenfalls negative Vorurteile gegenüber adipösen Personen und eine gesellschaftliche Ablehnung von Fett hervor. In Bezug auf adipöse Kinder beschreiben die Autoren Zuschreibungen wie faul, schmutzig und dumm, adipöse Jugendliche würden seltener heirateten und insbesondere Frauen hätten ein geringeres Einkommen sowie einen niedrigeren Bildungsstand (Faith et al. 2003).

3.4.2 Auswirkungen auf die reproduktive Gesundheit

Auswirkungen einer Adipositas auf reproduktive Lebensphasen werden im wesentlichen im Hinblick auf Fertilität, Risiken und Komplikationen in peripartalen Phasen, die Bedeutung der Schwangerschaft für die postpartale Gewichtsentwicklung sowie bezogen auf das kindliche Outcome diskutiert.

Wirth (1997) weist in seinem Lehrbuch auf Zusammenhänge zwischen *Fertilität* und Körpergewicht hin. Bei adipösen Frauen spiele nicht nur die Körperfettmasse, sondern auch die Fettverteilung eine entscheidende Rolle bezüglich hormoneller Vorgänge. Als häufigste Ursachen der Infertilität nennt Wirth (1997) die inadäquate Vorbereitung des Endometriums auf die Eiimplantation aufgrund hormoneller Dysregulationen, Zyklusstörungen und das Polycystische Ovar-Syndrom (Wirth 1997, S. 215–217). Kelly-Weeder und Cox (2006) finden in ihrer Analyse des National Survey of Family Growth unter anderem die weibliche Adipositas als Risikofaktor für Infertilität. Grodstein et al. (1994) zeigen in ihrer Studie mit N=579 Frauen mit Ovulationsstörungen einen Anstieg der Infertilität bereits ab einem BMI von >27. Al-Azemi et al. (2004) finden in ihrer Studie mit N=270 Frauen mit Polycystischen Ovar-Syndromen, die sich in reproduktionsmedizinischen Behandlungen befinden, ein signifikant häufigeres Auftreten von Zyklus- und Ovulationsstörungen in der Gruppe adipöser Frauen im Vergleich zu Normalgewichtigen. Daher gelte die Adipositas als negativer Einflussfaktor im Rahmen der Infertilitätsbehandlung. Auf schlechtere Erfolge bei der Fertilitätsbehandlung mittels IVF weisen auch Ferlitsch et al. (2002) auf Grundlage ihrer an N=182 Frauen durchgeführten Studie hin. So sei die Häufigkeit des Misserfolgs nach IVF mit einer Schwangerschaftsrate von lediglich 18% bei adipösen Frauen im Vergleich zu einer Schwangerschaftsrate von 36,5% bei normalgewichtigen Frauen am höchsten.

Die Auswirkungen der Adipositas im Hinblick auf *Risiken und mögliche Komplikationen* in den Phasen Schwangerschaft, Geburt und post partum finden insbesondere in der medizinischen Literatur umfassend Beachtung. Hänseroth et al. (2007) finden in ihrer matched–pairs–Studie mit je n=299 adipösen und normalgewichtigen Schwangeren bei den adipösen Frauen ein signifikant häufigeres Auftreten von schwangerschaftsinduzierter Hypertonie, Gestationsdiabetes, Frühgeburtlichkeit, Oligo-/ und Polyhydramnion und eine pathologische Gewichtsentwicklung des Kindes. Zudem werde die Geburt häufiger eingeleitet sowie per Sectio ceaesarea beendet, wobei die Sectiorate mit steigendem BMI ansteige. Abenhaim et al. (2007) untersuchen den Verlauf peripartaler Phasen in unterschiedlichen Gewichtsklassen. Auf Grundlage vorliegender kanadischer Perinataldaten der Jahre 1987–1997 bestehend aus n=4321 untergewichtigen, n=10.021 normalgewichtigen, n=3069 übergewichtigen und n=1241 adipösen Frauen weisen sie bei Frauen mit Übergewicht bzw. Adipositas ein steigendes Risiko für Preeklampsie, Hypertonie, Gestationsdiabetes, Frühgeburtlichkeit, Sectio ceasarea und Makrosomie im Vergleich zu unter- und normalgewichtigen Frauen nach[33]. Andreasen et al. (2004) finden in ihrem systematischen Review englischsprachiger Artikel der Jahre 1966 bis 2003 in der Schwangerschaft ein gehäuftes Auftreten von Gestationsdiabetes, Hypertonie und Thrombosen, während der Geburt vermehrt vorzeitigen Blasensprung, relatives Missverhältnis, Schulterdystokie und Sectio cerarea und bezogen auf das kindliche Outcome ein vermehrtes Auftreten von makrosomen Kindern, small-for-gestational-age-babys, spätem Kindstod und angeborenen Fehlbildungen (insbesondere Neuralrohrdeffekten, vgl. Andreasen et al. 2004[34]). Auf das häufigere Auftreten von Gestationsdiabetes und Diabetes mellitus Typ 2 bei übergewichtigen Frauen machen auch Kautzky-Willer und Winzer (2002) und Kleinwechter (2006) aufmerksam. Kautzky-Willer und Winzer (2002) führen weiter aus, dass bereits ab einem präkonzeptionellen BMI von 25 das Risiko für einen Diabetes im Rahmen einer Schwangerschaft deutlich erhöht sei. Kleinwechter (2006) geht u. a. auf Risiken ein, die ein Diabetes für Mutter und Kind mit sich bringt.

---

33 Vgl. auch Linné 2004; Viehweg 2000.
34 Vgl. hierzu auch Robinson et al. 2005.

Cedergren (2004) betrachtet in ihrer Analyse auf Grundlage des schwedischen Geburtenregisters von Frühschwangerschaften mit n=3480 massiv adipösen (BMI > 40) und n=12.698 adipösen (BMI 35,1–<40) Frauen Komplikationen unter der Geburt sowie bezogen auf das kindliche Outcome. Im Vergleich zu normalgewichtigen Frauen findet sie bei massiv adipösen Frauen eine höhere Rate an Preeklampsie, Todgeburt, Kaiserschnittentbindungen, Extraktionsgeburten, Schulterdystokien, Mekoniumaspirationen, frühzeitigem Tod des Neugeborenen und hypertrophe Babys als bei normalgewichtigen Frauen. Bei den in die Studie einbezogenen adipösen Frauen zeigen sich ähnliche Korrelationen, allerdings in geringerer Ausprägung. Der Zusammenhang zwischen Adipositas und dem gehäuften Auftreten von Hypertonie, Gestationsdiabetes, Kaiserschnittentbindungen[35] sowie Makrosomie des Kindes (z.B. Dietl 2005, Castro & Avina 2002, Kumari 2001, Roopnarinesingh et al. 1999) scheint sich in mehreren Studien zu bestätigen.

Auf einen langsameren Geburtsfortschritt bei adipösen Frauen im Vergleich zu normalgewichtigen lassen die Ergebnisse von Vahratian et al. (2005) schließen. In ihrer Studie an N=612 Erstgebärenden am errechneten Termin, die sie in die Gewichtsgruppen Normalgewichtige (BMI 19,8–26), Übergewichtige (BMI 26,1–29) und Adipöse (>29) unterteilen, zeigt sich vor der Muttermundseröffnung auf 7 cm ein signifikant langsamerer Geburtsfortschritt bei adipösen, als bei den in die Studie einbezogenen normal- und übergewichtigen Frauen. Ranta et al. (1995) erfassen retrospektiv das subjektive Schmerzempfinden von Frauen unter der Geburt in unterschiedlichen Gewichtsklassen. In ihre Studie sind n=53 adipöse und n=609 nicht adipöse Frauen eingeschlossen, die ihr erlebtes Schmerzempfinden auf einer 11-Punkte-Skala dokumentieren. Obwohl die in die Studie einbezogenen adipösen Frauen größere Kinder gebären, mehr Komplikationen unter der Geburt erleben und die Analgetikagabe in beiden Gruppen vergleichbar ist, zeigen sich die adipösen Frauen zufriedener mit der Wirkung erhaltener Analgetika. Usha Kiran et al. (2005) beschäftigen sich mit Komplikationen nach der Geburt. In ihrer Analyse von N=60.167 Geburtendaten des University Hospital of Wales, die sie in zwei Gewichtsklassen (BMI 20–<30 und BMI >30) unterteilen, finden sie bei Frauen ab einem BMI von >30 u. a. vermehrt Gebärende, die nach dem errechneten Geburtstermin gebären, einen höheren postpartalen Blutverlust aufweisen, sowie Frauen, bei denen Uterus-, Wund- und Harnwegsinfektionen[36] auftreten.

---

35 Als Gründe für das häufige Auftreten von Kaiserschnittentbindungen nennen Young und Woodmansee (2002) auf Grundlage der Analyse ihrer Praxisdaten von 1993–2001 das Schädel-Becken-Mißverhältnis und den Geburtsstillstand.

36 Auf das vermehrte Auftreten von Infektionen bei adipösen Frauen insbesondere nach nicht elektiver Sectio weist auch Adler (2003) hin.

Andere Forscher beschäftigen sich mit der *Gewichtsentwicklung* in der Gravidität und post partum. Harris et al. (1999) erforschen in ihrer Längs- schnittstudie an N=627 Frauen das Risiko, in nachfolgenden Schwanger- schaften adipös zu werden. Ihre Ergebnisse lassen generell auf ein höheres Risiko einer Gewichtszunahme bei übergewichtigen Frauen schließen, einen Zusammenhang zwischen der Schwangerschaft und der Entstehung von Adi- positas bestätigen die Autoren jedoch nicht. Soltani und Fraser (2000) unter- suchen in ihrer Längsschnittstudie ebenfalls den Zusammenhang zwischen Schwangerschaft und der postpartalen Gewichtsentwicklung. In ihrer Studie mit N=47 Frauen finden sie sechs Monate post partum einen nicht- signifikanten Gewichtsanstieg, nur in der Gruppe adipöser Frauen finden sich signifikante Veränderungen in der Dicke des Körperfettes, auch zeigt sich im Vergleich zu unter- und normalgewichtigen Frauen eine verstärkt stammbe- zogene Fettleibigkeit. Rosser und Ohlin (1995) untersuchen in einem schwe- dischen Sample bestehend aus N=1423 Frauen die Gewichtsentwicklung sechs und zwölf Monate post partum. Die durchschnittliche Gewichtszunah- me ein Jahr post partum beträgt 0,5 Kilo, wobei 14% der Frauen eine Ge- wichtszunahme von mehr als fünf Kilo angeben. Feststellen lässt sich zudem ein Zusammenhang zwischen der erhöhten Gewichtszunahme in der Schwangerschaft und einem erhöhten Gewicht ein Jahr post partum. Auf die Bedeutung einer starken Gewichtszunahme als Risikofaktor für Adipositas weisen auch Becker et al. (2004) hin. In ihrer Studie mit N=713 Frauen sind vor der Schwangerschaft 23,3% übergewichtig oder adipös, ein Jahr post partum 27%. Als wichtigsten Risikofaktor für postpartales Übergewicht bzw. Adipositas nennen die Autoren eine Gewichtszunahme von mehr als 16 Kilo in der Schwangerschaft. Harris et al. (1999) untersuchen psychosoziale Ein- flussfaktoren und Verhaltensänderungen vor und nach der Schwangerschaft im Hinblick auf die mütterliche postpartale Gewichtsentwicklung. In ihrer Studie werden N=74 Mütter 2 ½ Jahre post partum im Rahmen halbstruktu- rierter Interviews befragt. Die Autoren finden u. a. Hinweise auf Änderungen im Lebensstil der Frauen (wie beispielsweise eine geringere geistige Beschäf- tigung), die den andauernden Anstieg des Gewichts begünstigen. Kein Zu- sammenhang konnte hingegen zwischen vermehrtem Gewicht und Stress oder Depressivität der Mutter nachgewiesen werden.

Bei der Betrachtung des *kindlichen Outcome* zeigen sich uneinheitliche Befunde im Hinblick auf das Auftreten von Frühgeburtlichkeit bei adipösen Frauen. Wie erwähnt wird die Adipositas gelegentlich mit einer höheren Frühgeburtenrate in Verbindung gebracht (s. o.) allerdings weisen beispiels- weise Hendler et al. (2005) in ihrer Analyse von N=2910 Patientinnendaten bei adipösen Frauen die niedrigste Frühgeburtenrate im Vergleich zu unter- gewichtigen und normalgewichtigen Frauen nach[37]. Cnattingius et al. (1998)

---

37 Dies bestätigen auch die Ergebnisse von Kumari (2001).

erfassen in einer unterschiedliche Gewichtsklassen vergleichenden Studie von N=167.750 Frauen in Schweden ein mit steigendem BMI ansteigendes Risiko eines Kindstodes in der Spätschwangerschaft. Stephanson et al. (2001) bestätigen in ihrer schwedischen Studie mit N=649 Frauen eine steigende Rate an Totgeburten mit steigendem BMI. Die Gewichtszunahme in der Schwangerschaft habe hierauf keinen Einfluss[38]. Darüber hinaus wird die mütterliche Adipositas insbesondere in Zusammenhang mit einem Diabetes in der Schwangerschaft für Schädigungen des kindlichen ZNS wie beispielsweise Spina bifida verantwortlich gemacht. Watkins et al. (1996) weisen auf Grundlage vorliegender Geburtendaten in Atlanta ein doppelt so häufiges Vorkommen von Neuralrohrdefekten bei Kindern adipöser, im Vergleich zu normalgewichtigen Frauen nach. Dies bestätigen auch die Ergebnisse von Anderson et al. (2005). Auf Basis ihrer retrospektiven Fall–Kontroll–Studie mit n=477 Kindern mit Fehlbildungen im Bereich des ZNS und n=479 Kindern ohne Schädigungen stellen sie einen Zusammenhang zwischen dem Auftreten von ZNS-Fehlbildungen und Adipositas der Mutter insbesondere bei Vorliegen eines Gestationsdiabetes fest[39]. In den folgenden Tabellen 5-1 bis 5-3 werden ausgewählte Studien nochmals zusammenfassend dargestellt:

---

38 Auch Kristensen et al. (2005) beschreiben eine steigende Todgeburtenrate auf Grundlage einer Analyse von N=24.505 Geburtendaten eines dänischen Krankenhauses.

39 Vgl. hierzu auch z.B. Cedergren & Källen (2003) oder zu metabolischen Störungen z.B. Ramsay et al. (2002).

Tabelle 5.1: Mögliche Auswirkungen der Adipositas auf die Gesundheit generell und bezogen auf die Fertilität

Autor	Stichprobe/ Material	Ziel	Methode/ Studientyp
Al-Azemi et al. (2004)	N=270 Patientinnen in stat. Infertilitäts-behandlung mit polyzystischem Ovarsyndrom	Auswirkungen der Adipositas auf das Outcome von Infertilitätsbehandlun-gen	Analyse vorliegender Patientinnendaten
Deutsche Adipositas-Gesellschaft et al. 2007	N= keine Angaben Studien	Empfehlungen zur Prävention und Therapie von Adipositas	Umfassende Sekundäranalyse unterschiedlicher deskriptiver Studien
Ferlitsch et al. (2002)	N=182 Frauen nach IVF	Erfolg der IVF bei Adipositas	Analyse vorliegender Patientinnendaten
Hilbert & Ried (2008)	N=100 Deutsche Bevölkerung (August 2006)	Stigmatisierung adipöser Personen	Repräsentative Telefonumfrage
Kolotkin et al. (2001a)	N=161 erwachsene Personen	Einfluss der Gewichtsreduktion auf die Lebensqualität	Längsschnittstudie, 2 Messzeitpunkte
Mokdad et al. (2003)	N=195.005 erwachsene aller amerikanischer Staaten	Erfassung von Gesundheitsrisiken durch Adipositas	Telefonbefragung, randomisiert, Survey

Tabelle 5.2: Mögliche Auswirkungen der Adipositas auf peripartale Phasen

Autor	Stichprobe/ Material	Ziel	Methode/ Studientyp
Abenhaim et al. (2007)	n=4321 untergewichtige, n=10021 normge- wichtige, n=3069 übergewichtig, n=1241 adipöse Frauen; kanadische Perinataldaten (1987-1997)	Zusammenhang zwischen Gewicht und dem Auftreten von Komplikationen	Analyse vorliegender Patientinnendaten
Andreasen et al. (2004)	N=56 englischsprachige Artikel von 1966- 2003	Komplikationen durch Adipositas in der Schwangerschaft	Metaanalyse vorliegender Studien
Cedergren (2004)	N=805.275 (n=3480 BMI >40; n=12698 BMI 35,1-<40) schwedisches Geburtenregister (1992-2001)	Erfassung von Schwangerschafts- und Geburtskomplikation en massiv adipöser Frauen	Metaanalyse ausgewählter Daten einer prospektiven Kohortenstudie
Hänseroth et al. (2007)	N= je 229 adipöse und normalgewichtige Schwangere	Vergleich von Komplikationen in der Schwangerschaft, bei der Geburt und dem kindl. Outcome	Matches-pairs-Studie
Harris et al. (1999)	N=74 Mütter einer Geburtsklinik	Einfluss von durch den Übergang zur Mutterschaft bedingten Veränderungen auf postpartale Gewichtsentwick- lung	Randomisierte kontrollierte Studie, 2 Messzeitpunkte, physiologische Messungen, schriftliche standardisierte Befragung, teilstrukturierte Interviews

Autor	Stichprobe/ Material	Ziel	Methode/ Studientyp
Ranta et al. (1995)	n=53 adipöse, n=609 normgewichtig e Gebärende	Schmerzempfi nden unter der Geburt	schriftliche Befragung, maximal 3 Monate post partum
Rosser & Ohlin (1995)	N=1432 Mütter	Postpartale Gewichtsentwi cklung in Abhängigkeit von der Gewichtszuna hme in der Schwangersch aft	Längsschnittstudie, drei Messzeitpunkte
Soltani & Fraser (2000)	N=47 Mütter	Postpartale Gewichtsentwi ck-lung in Abhängigkeit vom Ausgangsgewi cht	Längsschnittstudie, 2 Messzeitpunkte
Usha Kiran et al. (2005)	N=60167, Geburtenregiste r South Glamorgan (Wales, UK), Erstgebärende	Vergleich von Komplikatione n post partum in verschiedenen Gewichtsklass en	Survey
Vahratian et al. (2005)	N=612 Erstgebärende unterschiedlich er Gewichtsklasse n	Vergleich des Geburtsfort- schrittes	Kohortenstudie
Viehweg (2000)	N=121371 Geburten, sächsische Perinatalerhebu ng (1992-1996)	Erfassung des mütterlichen und kindlichen Risikos bei Adipositas	Retrospektive Analyse vorliegender Daten

Tabelle 5.3: Mögliche Auswirkungen der Adipositas auf peripartale Phasen und das kindliche Outcome

Autor	Stichprobe/ Material	Ziel	Methode/ Studientyp
Anderson et al. (2005)	n=477 mit, n=479 ohne, Kinder mit und ohne ZNS-Fehlbildungen	Einfluss der Adipositas auf das Vorkommen kindlicher Fehlbildungen	Retrospektive Fall-Kontroll-Studie
Becker et al. (2004)	N=713 Mütter	Einfluss der Gewichtsentwicklung in der Schwangerschaft auf die Entstehung von Übergewicht und Adipositas post partum	Retrospektive Befragung, 1 Jahr post partum
Cnattingius et al. (1998)	N=167.750 schwedische Schwangere/Mütter (1992-1993)	Auswirkungen des präkonzeptionellen Gewichts auf das kindl. Outcome	Prospektive Kohohrtenstudie
Hendler et al. (2005)	N=2910 Patientinnendaten einer Klinik	Auswirkungen der Adipositas auf Frühgeburtlichkeit	Analyse vorliegender Patientinnendaten
Linné, Y. (2004)	N=93 Studien	Auswirkungen der Adipositas auf reproduktive Lebensphasen	Systematisches Review vorliegender, überwiegend retrospektiver Studien
Stephanson et al. (2001)	n=649 mit, n=690 ohne, Schwangere mit und ohne Totgeburt	Einfluss des Gewichts auf das Vorkommen von Totgeburten	Retrospektive Fall-Kontroll-Studie

3.5 Verständnis von Adipositas im Rahmen der vorliegenden Studie

Die Auseinandersetzung mit Übergewicht und Adipositas lässt, der Literatur zufolge, auf Schwierigkeiten hinsichtlich einer einheitlichen Gesundheits- bzw. Krankheitsdefinition der Adipositas schließen. Deutlich wird allerdings auch ein Streben nach einer eindeutigen Klassifikation. Eine Betrachtung bzw. Einordnung der Adipositas auf einem Gesundheits- und Krankheitskontinuum (vgl. Kapitel 2) und demzufolge eine Aufbrechung dieser Dichotomisierung scheint bislang noch nicht ergänzend in die Forschung einzufließen.

Folgt man dem Verständnis von Gesundheit und Krankheit als ein Kontinuum, wäre nach Ansicht der Experten die Adipositas eindeutig in Richtung des Krankheitspols einzuordnen. Auch im Hinblick auf reproduktive Lebensphasen werden vorrangig negative Dynamiken geschildert. Zusammenfassend lässt sich feststellen, dass die Adipositas als:

– Risikofaktor für Gesundheit
– Chronische Erkrankung
– Psychische Krankheit/Störung
– Essstörung
– Sucht
– Konsequenz der genetischen Ausstattung
– Stoffwechselstörung
– Folge eines ungünstigen Lebensstils

verstanden wird. Studien und Expertenmeinungen zur Ätiologie zeigen zudem die jeweils gesellschaftlich akzeptierte Vorstellung von Gesundheit und Krankheit hinsichtlich der Adipositas und bauen auf der Perspektive des Betrachters auf. Verbunden sind diese Konzepte mit subjektiven Vorstellungen zum Umgang mit Adipositas, aus denen sich, je nach Sichtweise des Betrachters oder gesellschaftlich geltender Norm, Anforderungen an das Individuum bzw. die Gesellschaft ableiten.

Auch wenn übergreifend nicht auf evidenzbasierte Befunde für eine einheitliche Klassifikation der Adipositas zurückgegriffen werden kann, ist für die Gestaltung und Evaluation bedarfs- und bedürfnisorientierter Gesundheitsversorgungssysteme eine einheitliche Betrachtungsweise erforderlich. Für diese Studie findet daher eine Orientierung an der Klassifikation der Adipositas als chronische Erkrankung statt. Diese Orientierung erfolgt auf Grundlage der Betrachtung der Ursachen, des Verlaufs, der Konsequenzen und der Therapiemöglichkeiten von Adipositas. So lässt sich feststellen, dass die Adipositas nicht auf eindeutige, klar abgrenzbare Ursachen zurückzuführen ist, der Verlauf in der Regel lange andauert und eine ansteigende Multimorbidität zu erwarten ist. Die Folgen beziehen sich häufig nicht nur auf körperliche Bereiche sondern es werden vielfach negative Konsequenzen von Adipositas im psychischen, sozialen und teilweise auch ökonomischen Bereich beschrieben. Zudem zeigt sich, dass die Adipositas mit den Mitteln der kurativen Medizin bislang kaum langfristig zu beheben ist. Schlussfolgern lässt sich hieraus, dass die Adipositas wesentliche Merkmale aufweist, die als charakteristisch für chronische Erkrankungen gelten (vgl. Schaeffer & Moers 2003, S. 447–450).

Für die Gestaltung der hier vorliegenden Studie werden aus der an dieser Stelle aufgeführten Literatur zusammenfassend folgende Konsequenzen gezogen:

– umfassendes Erheben der Lebenssituation mit Adipositas generell und insbesondere in den Phasen rund um die Geburt (bio-psycho-soziale Aspekte);

– Erfassen subjektiv wahrgenommener Auswirkungen der Adipositas auf Schwangerschaft, Geburt und Wochenbett sowie die kindliche Entwicklung;

– Erfassung von Erfahrungen und Erwartungen Professioneller hinsichtlich der Versorgung und Betreuung adipöser Frauen im geburtshilflichen Kontext;

– Erfassen von Vorstellungen und Erfahrungen zur Ätiologie der Adipositas (betroffener Frauen und betreuender Professioneller).

4 Professionelle Versorgung und Betreuung in der Geburtshilfe

Schwangerschaft, Geburt und Wochenbett sind in Deutschland in der Regel mit zahlreichen Kontakten zwischen den werdenden Eltern – insbesondere der Mutter – und Professionellen des Gesundheitswesens verbunden. Darüber hinaus zeigen empirische Studien, dass eine Schwangerschaft für adipöse Frauen mit zusätzlichen Risiken für bestimmte Komplikationen einhergeht (vgl. Kapitel 3), weshalb davon auszugehen ist, dass dem professionellen Versorgungssystem gerade für diese Frauen besondere Bedeutung zukommt. Im nun folgenden Kapitel wird die Situation der geburtshilflichen Versorgung und Betreuung in Deutschland zunächst allgemein anhand ausgewählter Besonderheiten (Kapitel 4.1) und anhand der in Deutschland wichtigsten Berufsgruppen, Hebammen und Gynäkologen, aufgezeigt (Kapitel 4.2). In Kapitel 4.3 werden ausgewählte konzeptionelle Aspekte des professionellen Versorgungssystems aufgegriffen, die die geburtshilfliche Versorgung und Betreuung adipöser Frauen beeinflussen. Diskutiert und begründet wird im Anschluss daran, warum in dieser Studie eine Orientierung an der Philosophie des von der WHO (2001) verabschiedeten ICF-Modells als übergeordneter konzeptioneller Rahmen sinnvoll erscheint (Kapitel 4.4). Abschließend werden Konsequenzen für die im Rahmen der vorliegenden Studie angestrebte Evaluation ausgewählter Aspekte der Versorgungsgestaltung für adipöse Frauen zusammengefasst (Kapitel 4.5).

4.1 Strukturen geburtshilflicher Versorgungsgestaltung

Das geburtshilfliche Versorgungssystem als Teilbereich im Gesundheitssystem wird aus gesundheitswissenschaftlicher Perspektive hinsichtlich bestehender Strukturen zunehmend kritisch betrachtet. Wie in anderen Bereichen des Gesundheitswesens wird auch hier eine zunehmende Spezialisierung und Fragmentierung beklagt. Diese drückt sich im Bereich der Geburtshilfe beispielsweise in der Trennung angebotener Gesundheitsleistungen in Angebote für Schwangere, Gebärende und Wöchnerinnen durch Angehörige unterschiedlicher Berufsgruppen aus. Angemerkt wird zudem eine bestehende Überversorgung aller Schwangeren mit zahlreichen Screening–Verfahren, bei gleichzeitiger Unterversorgung von Schwangeren mit ungünstigen sozialen Hintergründen (Sayn-Wittgenstein 2007, S. 20–23, vgl. Schwarz & Schücking 2004, S. 23). Eine generelle Zunahme an Technisierung, Medikalisierung und Arztzentrierung im Bereich der Geburtshilfe wird darüber hinaus für nahezu alle westlichen Industrieländer beschrieben (Johanson et al. 2002). So gehören medizinische Interventionen und ärztliche Betreuung im Rahmen der Geburtshilfe mittlerweile zur Standardversorgung, wodurch sich die Geburtshilfe zunehmend zur Hochleistungsmedizin entwickelt hat (Lichtmannegger 2004). Bemerkenswert scheint in diesem Zusammenhang auch, dass Schwangerschaft, Geburt und Wochenbett im Klassifikationssystem der ICD-10, das für sich in Anspruch nimmt, ein weltweit gültiges Diagnosesystem zu sein, als Krankheitsgruppe aufgeführt ist (vgl. Franke 2006, S. 55, 56). Für den Bereich der Geburtshilfe werden die Aspekte Arztzentrierung, Spezialisierung und Fragmentierung sowie Technisierung und Medikalisierung anhand unterschiedlicher Aspekte des Versorgungssystems geschildert.

So beschreibt beispielsweise Kolip (2000) Veränderungen in den Zuständigkeiten für die Betreuung in den Phasen Schwangerschaft, Geburt und Wochenbett in Richtung einer zunehmenden *Arztzentrierung und Spezialisierung*. Für diese ursprünglich in den Händen von Frauen (und damit im nichtmedizinischen Bereich) liegende Tätigkeit, habe sich durch Einführung der Fächer Gynäkologie und Geburtshilfe Ende des 19. Jahrhunderts zunehmend die medizinische Berufsgruppe als die für Geburtshilfe zuständige Berufsgruppe definiert (Kolip 2000, S. 9). Baumgärtner und Stahl (2005) resümieren Modifikationen in der Schwangerenvorsorge anhand der im Mutterpass dokumentierten Versorgungsleistungen, die sich an den von Krankenkassen und Medizinern aufgestellten Mutterschaftsrichtlinien orientieren (vgl. Richtlinien des Bundesausschusses der Ärzte und Krankenkassen über die ärztliche Betreuung während der Schwangerschaft und nach der Entbindung 2003). Die Überarbeitungen dieses erstmals 1966 eingeführten Katalogs ließen eine zunehmende *Fokussierung medizin-technischer*, apparativer und invasiver Maßnahmen erkennen. Auch zeige der Anstieg der im Mutterpass definierten Risikokriterien von ursprünglich 17 im Jahre 1975 auf mittlerweile 52 die zunehmende Risikoorientierung in der Schwangerenvorsorge (Baumgärtner & Stahl 2005, S. 50–59), wodurch mittlerweile, so Schwarz und Schücking (2004), durchschnittlich drei von vier Schwangerschaften als Risikoschwangerschaften definiert werden.

Sayn-Wittgenstein (2007) beschreibt die Verlagerung des Geburtsgeschehens in Kliniken. In der Zeit von 1903 bis 1975 sei die Anzahl der Klinikgeburten von 3% auf 99% angestiegen. Im Vergleich zu der bis Ende der 1950er Jahre üblichen abwartenden Betreuung einer Gebärenden beschreibt sie darüber hinaus die zunehmende Orientierung an *medizinisch-technischen* Vorgehensweisen. Aufgrund des in den 1970er Jahren von der WHO veröffentlichten Risikofaktorenmodells würden in Deutschland alle klinischen Geburten medizintechnisch kontrolliert (Sayn-Wittgenstein 2007,

S. 19–20[40]). Auf Grundlage eines Datensatzes von N=1.066.802 niedersächsischen Geburten der Jahrgänge 1984–1999 weisen Schwarz und Schücking (2004) die zunehmende *Technisierung* unter der Geburt nach. So erfolge der Routineeinsatz technischer Instrumente und medizinischer Interventionen im Kreissaal sowohl bei Frauen mit definierten Risiken als auch bei Frauen ohne diese Risiken.

Hasseler (2002) beschreibt auf Basis ihrer Literaturanalyse im Hinblick auf Veränderungen in der postpartalen Betreuung andere Tendenzen. Parallel zur Zunahme der Technikorientierung in den 1970er Jahren lasse sich durch den Einfluss von Frauenbewegungen, gesundheitspolitischen Maßnahmen und steigendem Konkurrenzdruck eine stärkere Nutzerinnenorientierung erkennen, die durch Einführung von Rooming–in und ganzheitlichen Konzepten im stationären Wochenbett umgesetzt werden sollte. Ihre exemplarische Evaluation ganzheitlicher Wochenbettkonzepte im Vergleich zur herkömmlichen Betreuung zeigt jedoch auch für die ganzheitlichen Konzepte eine starke Orientierung an klinischen Strukturen und weniger an den Bedürfnissen der Frauen (Hasseler 2002, S. 12–20, 206). Studien zufolge, so Sayn-Wittgensein und Bauer (2007), müsse eine an den Nutzerinnen orientierte Versorgungsgestaltung die Aspekte Kontinuität (continuity), Partizipation und Einbeziehung in Entscheidungen (choice) und Kontrolle (control) berücksichtigen[41].

Andere Tendenzen beschreibt Sayn-Wittgenstein (2007) auch für die Entwicklungen in der außerklinischen Geburtshilfe. In diesem Bereich stehen in den letzten 25 Jahren zunehmend hebammengeleitete Versorgungsangebote zur Verfügung, die auf Langfristigkeit und Kontinuität von Orten und Personen abzielen und ergänzend zur medizinischen Perspektive auf eine Begleitung zum Elternwerden ausgerichtet sind (Sayn-Wittgenstein, 2007, S. 21–22). Angeboten werden in diesem Rahmen beispielsweise Geburtsvorbereitungskurse, die Übernahme der Schwangerenvorsorge, die Betreuung bei Schwangerschaftsbeschwerden, die Begleitung zur Geburt als Beleghebamme, die außerklinische Geburtshilfe im Geburtshaus oder zu Hause, die Wochenbettbetreuung und Rückbildungskurse. Über die Inanspruchnahme dieser Angebote liegen bislang keine bundesweit gesicherten Befunde vor. Allgemein betrachtet würden Geburtsvorbereitungs- und Rückbildungs-

---

40 Beeinflusst wird die Entwicklung in der Geburtshilfe auch durch die Einführung und Etablierung von Pränatal- und Fetalmedizin. Auf diese Bereiche wird im Rahmen dieser Studie jedoch nicht eingegangen, da im Vordergrund mütterliches Wohlbefinden und mütterliche Gesundheit stehen (vgl. z.B. Hecher 2002, Sayn-Wittgenstein 2007).

41 In zahlreichen internationalen Studien sind die »Three C's« (continuity, choice, control) mittlerweile als bedeutsamer Aspekt für die Zufriedenheit mit dem Geburtserlebnis nachgewiesen worden; vgl. hierzu z.B. Goodman et al. (2004), Hundley et al. (1997), Waldenström & Turnball (1998).

kurse vielfach in Anspruch genommen (Sayn-Wittgenstein 2007, S. 79–126). Im Hinblick auf die außerklinische Geburt weist Schücking (2003) auf eine bislang geringe Inanspruchnahme von <2% hin, die sich aus Personen zusammensetze, die die Grenzen klinischer Versorgungsstrukturen entweder aufgrund vorangegangener eigener Geburts-, oder berufsbedingter Klinikerfahrungen kennen (Schücking 2003, S. 24).

4.2   Berufsgruppen in der geburtshilflichen Versorgung und Betreuung

In Deutschland erfolgt die geburtshilfliche Versorgung und Betreuung im ambulanten und stationären Bereich im Wesentlichen durch Gynäkologen und Hebammen. Die stationäre Wochenbettbetreuung, die allerdings u. a. aufgrund von Liegezeitverkürzungen in den Krankenhäusern in Forschung und Praxis oft vernachlässigt wird, wird von Pflegenden übernommen (Hasseler 2002, Sayn-Wittgenstein 2007). In anderen Ländern wird die Versorgung und Betreuung in den geburtshilflichen Phasen durch weitere Berufsgruppen unterstützt. So werden beispielsweise in den Niederlanden insbesondere zur ergänzenden Betreuung im Wochenbett (teilweise auch bereits während der (Haus-)geburt) *»Kraamverzorgende«* (Herschderfer et al. 2002), in einigen US-amerikanischen Staaten in erster Linie zur Unterstützung und Betreuung während der Geburt zusätzlich *»Doulas«* (Pascali-Bonaro & Kroeger 2004) und in Großbritannien zur Betreuung von Mutter und Kind ab ca. dem 10. Tag post partum Pflegende mit Weiterbildungen/Spezialisierungen zum *»Health Visitor«* (Lowe 2007[42]) eingesetzt.

Länderübergreifend hat die WHO in zwölf ihrer Mitgliedsstaaten (darunter auch Deutschland) im Rahmen ihres Konzepts Gesundheit 21 bereits 1999 zudem die Einführung von *»Familiy Health Nurses«* angeregt, um durch Pflegende und Hebammen gesundheitsfördernde und präventive Leistungen auch für Frauen in peripartalen Phasen anzubieten (WHO 1999). Orientiert an diesen und früheren Empfehlungen der WHO entwickeln sich in Deutschland ebenfalls seit etwa 20 Jahren unterschiedliche Konzepte und Arbeitsbereiche von Familiengesundheitshebammen bzw. Familienhebammen, die auf Grundlage einer spezifischen Weiterbildung die aufsuchende Betreuung vulnerabler Familien in der Schwangerschaft und bis zu maximal einem Jahr post partum übernehmen und u. a. als *»Lotsin«* fungieren (DBfK 2007, S. 10, Sayn-Wittgenstein 2007, S. 131). Trotz positiver Ergebnisse modellbegleitender Studien (vgl. z.B. Schnepp & Eberl 2005) konnte sich dieses Konzept bundesweit bislang nicht flächendeckend durchsetzen (Sayn-Wittgenstein 2007, S. 131).

---

42 Detaillierte Berufsbeschreibung und Fallstudien zum Health Visitor finden sich übersichtlich z.B. unter Graduate Prospects (2007).

4.2.1 Berufliches Selbstverständnis von Hebammen und Ärzten

Bei näherer Betrachtung der Berufsgruppen, die hierzulande in erster Linie die geburtshilfliche Versorgung und Betreuung übernehmen, d.h. der Hebammen und Gynäkologen, fällt ein (auch international feststellbares[43]) sehr unterschiedliches Verständnis von Schwangerschaft, Geburt und Wochenbett auf. Während Hebammen von einem traditionell salutogenetischen Ansatz ausgehen (Struthmann 2000, vgl. Kapitel 2.2.1), nach dem eine Geburt als natürlicher Prozess verstanden wird, der in seinem eigenen Tempo und Rhythmus abläuft (Kolip 2000), sodass die Gebärende möglichst alle Entscheidungen selbst trifft und in ihrer Kompetenz zu gebären zu unterstützen ist (Bryar 2003, Schindele 1995, Reime et al. 2004), gehen Ärzte in der Regel von einem pathologieorientierten Ansatz aus (Struthmann 2000). Aus Sicht der Medizin werden Schwangerschaft und Geburt als potenziell pathologische Zustände betrachtet, die medizinischer Interventionen bedürfen (DGGG 2004). Die Verantwortlichkeit für Schwangerschaft und Geburt liegt nach medizinischem Verständnis bei den Ärzten und nicht bei der Schwangeren bzw. Gebärenden (Schindele 1995).

Vergleicht man Betreuungsformen, in denen die Betreuung ausschließlich durch Hebammen übernommen wird mit Formen der Betreuung, in denen Hebammen und Ärzte gemeinsam die Betreuung übernehmen, werden Unterschiede deutlich, die ein unterschiedliches berufsgruppenspezifisches Handeln annehmen lassen. Unterschiede zeigen sich sowohl in Bezug auf interpersonelle Aspekte (wie beispielsweise dem von Frauen retrospektiv geäußerten Gefühl, in Entscheidungen einbezogen zu werden) als auch hinsichtlich technischer Aspekte (wie beispielsweise beim Einnehmen unterschiedlicher Geburtspositionen oder dem Vorkommen von Weichteilverletzungen/Episiotomien). Eine retrospektive Befragung von N=88 Frauen in Minnesota (USA) von denen n=40 Frauen im Laufe ihrer Schwangerschaft durch eine Hebamme, die restlichen durch Mediziner betreut werden ergibt, dass Frauen mit Hebammenbetreuung im Vergleich zu ausschließlich medizinisch betreuten Frauen äußern, besser informiert gewesen zu sein, selbständiger Entscheidungen hätten treffen können und vermehrt das Gefühl gehabt hätten, den Schwangerschafts- und Geburtsprozess kontrollieren zu können (Galotti et al. 2000, vgl. auch: Tinker & Quinny 1998).

Sayn-Wittgenstein und Bauer (2007) vergleichen die ausschließliche Betreuung im Kreißsaal durch Hebammen (=Hebammenkreissaal mit n=92 Frauen) mit herkömmlichen Betreuungsformen durch Hebammen und Ärzte (n=146 Frauen). Aus ihren Befunden lässt sich u. a. schließen, dass sich die im Hebammenkreissaal betreuten Frauen signifikant häufiger in Entschei-

---

43 Vgl. hierzu beispielsweise: Blais et al. (1999) und Baldwin et al. (1992) für die USA; Johanson et al. (2002) und Thompson (2003) für Großbritannien, Van der Kleyn (1999) für Österreich und die Niederlande.

dungen einbezogen fühlen und signifikant häufiger angeben, eigene Wünsche zu äußern. Gritsch (2005) vergleicht in Österreich die geburtshilfliche Betreuung ausschließlich durch Hebammen (n=205 Frauen) mit der gemeinsamen Betreuung durch Hebammen und Ärzte (n=243 Frauen) im Kreissaal. Die retrospektiv durch die Wöchnerinnen eingeschätzte Zufriedenheit mit dem Geburtserlebnis wird im Vergleich zur Kontrollgruppe doppelt so häufig mit »sehr gut« angegeben, die Anzahl eingesetzter alternativer Geburtspositionen ist in der Hebammengeburtsgruppe deutlich höher und es finden sich in dieser Gruppe deutlich weniger Weichteilverletzungen und Episiotomien. Hinsichtlich des kindlichen Outcomes zeigen sich keine Unterschiede zwischen beiden Gruppen, auch die Sectiorate ist in beiden Gruppen annähernd gleich (Gritsch 2005, vgl. auch Langer 2006, S. 986).

Bezüglich der Beziehungsgestaltung werden von Hebammen und Ärzten unterschiedliche Formen geschildert. Im Verhältnis zwischen Hebamme und betreuter Frau werden Aspekte wie

– *Kontinuität* in der Betreuung;
– Orientierung an den *Wünschen der Frau* sowie
– Vorteile der Betreuung *nur einer Frau* durch eine Hebamme in den Vordergrund gestellt.

Die Hebamme wird hierbei eher als Partnerin oder auch Freundin beschrieben (vgl. Walsh 1999, Sayn-Wittgenstein 2007, Dutton & Puskas 2005).

Für die Beziehungsgestaltung zwischen Arzt und betreuter Frau in der Geburtshilfe beschreibt Langner (2006) drei typische Modelle, die sich in der Regel als Mischform finden:

– *Paternalismus*, d.h. Autorität und Verantwortung auf ärztlicher Seite sowie Abhängigkeit und Compliance auf der Seite der Patientin;
– *partnerschaftliche Beziehung*, in der asymmetrische, aber definierte Rechte und Pflichten auf beiden Seiten bestehen und das
– *Vertragsmodell*, das die Betreuung in Form von festgelegten Teilleistungen regelt (Langner 2006, S. 986).

Schlussfolgern lässt sich aus diesen Schilderungen, dass zwischen Hebammen und betreuter Frau Gleichwertigkeit in der Beziehungsgestaltung angestrebt wird, wohingegen Beziehungen zwischen Ärzten und Frauen eher als asymmetrisch geschildert werden. Wie in anderen Bereichen gesundheitlicher Versorgung scheinen sich demnach auch in der Geburtshilfe Ärzte als Experten zu sehen und die Ansicht zu vertreten, die Lage der Patientin umfassend beurteilen zu können (Siegrist 1999). Aus gesundheitswissenschaftlicher Perspektive sollten die zu Betreuenden jedoch nicht länger als Objekt, an denen gehandelt wird, sondern als Subjekt im Behandlungsgeschehen betrachtet werden, dessen Beiträge die weitere Behandlung und auch den erzielten Gesundheitsgewinn wesentlich beeinflussen (Badura & Feuerstein

1996). Anzustreben ist eine durch Gegenseitigkeit geprägte Beziehung zwischen Professionellen und Nutzerinnen des Versorgungssystems (Hurrelmann 2000). Eine derartige Beziehungsgestaltung scheint sich, der Literatur zufolge, im beruflichen Selbstverständnis von Hebammen bislang eher durchgesetzt zu haben als in den geschilderten Vorstellungen der Ärzte.

4.2.2 Berufsgruppenübergreifende Kooperation

Unterschiedliche Orientierungen bei der Versorgung und Betreuung bieten zum einen die Möglichkeit, verschiedene Behandlungsansätze zu integrieren (von Rahden 2001), erfordern jedoch zum anderen umfassende Formen berufsgruppenübergreifender Kooperation, um die sich ergebenden Ressourcen gewinnbringend nutzen zu können (Sayn-Wittgenstein 2007, S. 148). Erfahrungen zeigen allerdings, dass sich der erforderliche berufsgruppenübergreifende Austausch im Gesundheitswesen generell oft schwierig gestaltet, da jede Berufsgruppe meist nur ihr »monodisziplinäres Sprachsystem kennt und für das einzig richtige hält« (Bartholomeyczik et al. 2006, S. 7).

Historisch betrachtet lassen sich hinsichtlich des Arbeitsverhältnisses von Hebammen und Ärzten nach 1945 nachteilige Entwicklungen feststellen. Während die Zusammenarbeit von Hebammen und Ärzten in den ersten Nachkriegsjahren als konstruktiv und auf gegenseitiger Achtung basierend beschrieben wird (Schmitz 1994), äußern Hebammen derzeit die Unterdrückung hebammenspezifischer Ansätze und beklagen die Orientierung an technischen Apparaten und medizinischen Interventionen. Hierdurch werde die psychische Betreuung der Gebärenden und Förderung ihrer Eigenkompetenz zunehmend vernachlässigt (Zoege 2004, Weiß 2001, Struthmann 2000, Schmitz 1994, Pommerening 1992, vgl. auch Sayn-Wittgenstein 2007). Als Voraussetzung für eine gelingende Zusammenarbeit beschreiben Hebammen die Gleichwertigkeit in der Zusammenarbeit und eine festgelegte, eindeutige Aufgabenteilung sowie Regelungen zum Umgang mit Konkurrenz (Weiß 2001, BDH 2001, Kolip 2000, Neuscheler 1991).

Ausbildungskatalogen und gesetzlichen Regelungen zufolge wären in Deutschland Hebammen für physiologisch verlaufende Schwangerschaften und Geburten, Ärzte für pathologische Verläufe zuständig, auch ist zu jeder Geburt eine Hebamme hinzuzuziehen (Raps 1985). Hieraus ergibt sich zwar eine eindeutige Aufgabenteilung, jedoch sind die Grenzen zwischen physiologischem und pathologischem Verlauf in der Praxis der Geburtshilfe wegen der Orientierung an potenziellen Risiken oft nicht eindeutig bzw. erst im Nachhinein zu bestimmen (Kolip 2000, Zoege 2004). Erschwerend kommt hinzu, dass in Kliniken aufgrund von Vertragsgestaltungen und der derzeit geltenden Rechtsprechung die Leitung der Geburt in den meisten Fällen der medizinischen Berufsgruppe obliegt, womit die dort angestellten Hebammen in der Regel dem Weisungsrecht des Arztes untergeordnet sind (Franzki

2004, DGGG 2004). Aus ärztlicher Perspektive wird die aus Hebammensicht vielfach befürwortete Entwicklung, physiologisch verlaufende Schwangerschaften und Geburten als natürlichen Vorgang in die Hände der Hebammen zu legen und Hebammen auch die Leitung von Kreißsälen zu übertragen, kritisiert (Halstrick 2005, Franzki 2004). So seien die in Deutschland niedrigen Morbiditäts- und Mortalitätsraten von Mutter und Kind ausschließlich auf die moderne Hochleistungsmedizin der Ärzte zurückzuführen[44]. Parallel dazu werden Defizite in der ärztlichen Qualifikation zum Geburtshelfer beklagt. Aufgrund des hiermit verbundenen Verlusts an ärztlich-geburtshilflicher Kompetenz wird eine Schwächung des eigenen Berufsstandes bei gleichzeitiger Stärkung des Einflusses von Hebammen befürchtet (Krause 2004).

Die beispielsweise in Großbritannien (Thompson 2003) und den Niederlanden (vgl. de Veer & Meijer 1996, van de Kleyn 1999) übliche Form der Schwangerenbetreuung in kooperativer Zusammenarbeit von Hebammen und Ärzten gleichermaßen wird mittlerweile auch in Deutschland diskutiert (Halstrick 2005). Eine Befragung betroffener Frauen lässt auf Vorteile einer abwechselnd durchgeführten Schwangerenvorsorge in gemeinsamer Praxis dahingehend schließen. So würden unterschiedliche Sichtweisen und zusätzliche Informationen positiv aufgenommen (Schumann 2004). Aus Hebammensicht wird diese gemeinsame Form der Schwangerenvorsorge jedoch auch kritisiert. Beispielsweise Schönberger (2004) befürchtet hierdurch eine Abgabe der Kontrolle an den Gynäkologen auch im Bereich der Schwangerenvorsorge.

4.3   Rahmenbedingungen der peripartalen Versorgung, Betreuung und Beratung adipöser Frauen

Unterschiedliche Studien erfassen Aspekte der peripartalen Versorgung, Betreuung und Beratung adipöser Frauen, die Rückschlüsse auf Einstellungen und Erfahrungen Professioneller im Umgang mit adipösen Frauen zulassen. Aufgezeigt werden dabei auch Versorgungsdefizite. Den Einfluss der Adipositas auf die geburtshilfliche Betreuung erfassen Heslehurst et al. (2007) in 16 geburtshilflichen Versorgungseinrichtungen in England mit Hilfe von N=33 qualitativen Interviews mit Professionellen in der Geburtshil-

---

44 In diesem Zusammenhang soll darauf hingewiesen werden, dass beispielsweise in den Niederlanden, in denen die Betreuung von Frauen mit physiologisch verlaufender Schwangerschaft und Geburt im Wesentlichen von Hebammen geleistet wird, die mütterlichen und kindlichen Mortalitätsraten nahezu mit den Mortalitätsraten in Deutschland identisch sind [nach der WHO (2005) lag im Jahr 2002 die Kindersterblichkeit bei der Geburt in den Niederlanden bei ~5,5/1000 Lebendgeburten, in Deutschland bei ~4,5/1000 Lebendgeburten; die Müttersterblichkeit betrug in den Niederlanden bei 7/100 000, in Deutschland 8/100 000].

fe. Ihre Analysen lassen auf häufigere Untersuchungstermine zur sicheren Schwangerenbetreuung, erhöhte Kosten bei der Versorgung adipöser Frauen sowie die Notwendigkeit der multidisziplinären Zusammenarbeit aufgrund existierender Komorbiditäten schließen. Darüber hinaus habe die Adipositas nach Ansicht der befragten Professionellen einen wesentlichen Einfluss auf die Gesundheit von Mutter und Kind sowie das psychosoziale Wohlbefinden der Mutter. Bailit et al. (2007) untersuchen anhand einer Fragebogenstudie von N=290 Ärzten in der Geburtshilfe in Ohio Vorstellungen zu Risikofaktoren für eine Sectio Cesarea. Neben medizinischen Problemen wird die mütterliche Adipositas als wichtigster Risikofaktor genannt. Die Autoren weisen auf die Notwendigkeit einer Verbesserung der Ausbildung und Information der geburtshilflichen Professionellen im Hinblick auf Kaiserschnittrisiken hin.

Vahratian et al. (2005) leiten aus den Befunden ihrer Studie, die signifikant langsamere Geburtsfortschritte in der Eröffnungsphase bei übergewichtigen und adipösen Frauen im Vergleich zu normalgewichtigen Frauen zeigen[45], die Notwendigkeit der Beachtung des präkonzeptionellen BMI bei der Beurteilung des Geburtsfortschrittes ab. Stotland et al. (2005) untersuchen in ihrer Längsschnittstudie mit N=1198 Frauen zu drei Messzeitpunkten den Zusammenhang zwischen präkonzeptionellem BMI, erhaltener Gewichtsberatung und Zielen der Frauen und stellen fest, dass das Ausgangsgewicht den deutlichsten Einfluss auf die gewünschte Gewichtszunahme nimmt. Frauen mit niedrigem und normalem präkonzeptionellen BMI wünschen häufiger eine Gewichtszunahme unterhalb, bzw. innerhalb der IOM-Empfehlungen, im Vergleich hierzu liegt die gewünschte Gewichtszunahme von Frauen mit Übergewicht oder Adipositas viermal häufiger oberhalb der IOM-Empfehlungen. Als weitere signifikante Einflussfaktoren einer zu starken Gewichtszunahme stellen die Autoren niedriges Alter, Multiparität und die erhaltene Beratung heraus.

Krishnamoorthy et al. (2006) fassen auf Basis systematischer Literaturanalysen Risiken und Komplikationen aufgrund von Adipositas in Schwangerschaft, Geburt und Wochenbett zusammen. Nach Einschätzung der Autoren fehlen bislang Konzepte zur angemessenen Betreuung betroffener Frauen, weshalb sie unter anderem Richtlinien zur Beratung adipöser Frauen vor einer Schwangerschaft, die Planung und Entwicklung von Einrichtungen zur individuellen, gewichtsspezifischen Beratung und Betreuung adipöser Schwangerer und Gebärender sowie die weiterführende Betreuung und Unterstützung eines gesundheitsbewussten Lebensstils post partum fordern. Vireday (2002) weist auf Erfahrungsberichte adipöser Schwangerer, Gebärender und Wöchnerinnen mit Professionellen auf Grundlage eigener Betroffenheit und ihrer Arbeit mit anderen adipösen Frauen hin. Ihre Schilderungen

---

45 Vgl. Kapitel 3.4.2.

lassen auf Vorurteile, Stigmatisierungen und Benachteiligungen schließen. Der Umgang sei respektlos, die Ausstattung von Versorgungseinrichtungen unzureichend und das Management bei Risiken sowie die Beratung zur Ernährung und Gewichtsentwicklung unprofessionell. Ebenfalls würden betroffene Frauen die unreflektierte Übertragung statistisch nachgewiesener Risiken auf ihre individuelle Situation beklagen und fordern daher von Professionellen, eigene Einstellungen im Hinblick auf den Umgang mit adipösen Frauen zu hinterfragen.

Andere Experten beschäftigen sich mit der Gewichtszunahme in der Schwangerschaft bezogen auf diesbezügliche Empfehlungen und die Beratungspraxis. Hinsichtlich der Gewichtszunahme setzen sich in wissenschaftlichen Publikationen die Empfehlungen des IOM (1990) in den letzten Jahren vermehrt durch (vgl. von Moeller 2007, Stotland et al. 2005, Voigt et al. 2004[46]). Bung und Hartmann (2005a, 2005b) geben generelle Anregungen zur Beratung bezüglich des Lebensstils in der Schwangerschaft. Entsprechend der in den Mutterschaftsrichtlinien geforderten Beratung zur Ernährung und Gewichtsentwicklung in der Schwangerschaft weisen sie auf negative Folgen einer Über- und Unterversorgung mit Kalorien, Jod, Folsäure, Eisen und Omega-3-Fettsäuren hin (Bung & Hartmann 2005a). Für Sport und körperliche Aktivität in der Schwangerschaft stelle ein BMI von > 30 eine relative Kontraindikation dar, wobei sich eine diesbezügliche Beratung an sportlichen Aktivitäten der Schwangeren vor Eintritt der Gravidität orientieren solle und Sportarten wie Schwimmen und Wassergymnastik als empfehlenswert gälten (Bung & Hartmann 2005b).

4.4   Die Philosophie des ICF-Modells als konzeptioneller Rahmen

Wie die Literatur zeigt, fehlen in Deutschland berufsgruppenübergreifende Leitlinien und Konzepte zur Gestaltung geburtshilflicher Versorgungssysteme bezogen auf den Umgang mit adipösen Frauen. Mit der im Jahre 2001 von der WHO verabschiedeten Klassifikation der ICF (International Classification of Functioning, Disability and Health) (WHO 2001) wird allerdings ein übergreifendes Rahmenkonzept zur Verfügung gestellt, mit Hilfe dessen alle Aspekte von Gesundheit und einige gesundheitsrelevante Komponenten von Wohlbefinden zu beschreiben sind. Die ICF, die in allen Mitgliedsstaaten umgesetzt werden soll, ist von verschiedenen Disziplinen konzipiert und

---

46 Diese in mehreren Studien validierten Richtlinien werden mit dem optimalen Geburtsgewicht und mütterlichen Outcome in Verbindung gebracht. Die Empfehllungen für die Gewichtszunahme in der Gravidität erfolgen in Abhängigkeit des präkonzeptionellen BMI. Dabei gilt für Frauen mit einem BMI von >29 eine Gewichtszunahme von mindestens 6 Kilo, wobei eine Obergrenze nicht angegeben ist (normalgewichtige Frauen sollten zwischen 11,5 und 16 Kilo zunehmen, übergewichtige zwischen 7 und 11,5 Kilo) (zitiert nach Stotland et al. 2005, S. 633–634).

kann für unterschiedliche Zwecke eingesetzt werden. Unter anderem empfiehlt die WHO (2001), sie als Planungsinstrument und politisches Werkzeug zur Gestaltung und Evaluation von Gesundheitsversorgungssystemen einzusetzen.

Da auch die Gestaltung der geburtshilflichen Versorgung und Betreuung im Rahmen des gesundheitlichen Versorgungssystems erfolgt, gelten die übergeordneten Empfehlungen der ICF auch für die Gestaltung geburtshilflicher Versorgungssysteme. Zur exemplarischen Evaluation ausgewählter Aspekte des Versorgungssystems wird daher auch für diese Studie eine Orientierung an den Leitgedanken des ICF-Modells gewählt. Bislang finden sich in Deutschland wesentliche Teile der ICF im SGB IX, d.h. in den Regelungen und Empfehlungen zum Umgang mit chronischen Erkrankungen (DGPMR 2002, Bengel & Koch 2000), woraus sich Anknüpfungspunkte für die geburtshilfliche Versorgungsgestaltung adipöser Frauen ableiten. Dies scheint angebracht, da zum einen empirische Studien zu Auswirkungen der Adipositas auf die Phasen Schwangerschaft, Geburt und Wochenbett, zum anderen kritische Auseinandersetzungen mit den geburtshilflichen Versorgungsstrukturen generell erkennen lassen, dass die derzeitige Versorgung und Betreuung adipöser Frauen in peripartalen Phasen ausschließlich auf die frühzeitige Erkennung und ggf. Beherrschung von Komplikationen ausgerichtet zu sein scheint. Schlussfolgern lässt sich, dass die auch für Adipositas zutreffenden typischen Merkmale chronischer Erkrankungen (vgl. Kapitel 1 und 3.5) im Umgang mit adipösen Schwangeren, Gebärenden und Wöchnerinnen in der Regel übersehen werden. Eine Orientierung an der Philosophie des ICF-Modells könnte die Perspektive geburtshilflich tätiger Professioneller in diese Richtung erweitern. Konzeptionell baut das ICF-Modell auf vorherigen Modellen der WHO auf. Ihm liegt ein bio-psycho-soziales Verständnis von Gesundheit und Krankheit zugrunde (WHO 2002).

Mit dem 2001 veröffentlichtem Modell nimmt die WHO Abstand von Modellen, in denen zwischen Gesundheit und Krankheit eindeutig getrennt wird und bei denen die Erfassung von Funktionseinschränkungen, Störungen und Behinderungen im Vordergrund steht. Die ICF zielt darauf ab, das Ausmaß bestehender Gesundheit zu erfassen, wobei von einem linearen Verhältnis zwischen Gesundheit und Krankheit ausgegangen wird (WHO 2002, S. 1–5, vgl. auch Kapitel 2.2). Die WHO weist auf diese Weise erstmals systematisch auf die Notwendigkeit hin, die Versorgung chronisch kranker Menschen über die akutmedizinische Behandlung hinausgehend zu betrachten (Hotze & Winter 2000).

Im ICF-Modell werden medizinische und soziale Ansätze gleichermaßen integriert. Das medizinische Verständnis bezieht sich auf eine Krankheit, ein Trauma oder andere Gesundheitszustände, die die Inanspruchnahme individueller Behandlungen erfordern, um mit dem Individuum das Problem zu korrigieren. Das soziale Modell versteht Fähigkeitseinschränkungen oder

Gesundheitsstörungen als soziales Problem, das nicht ausschließlich in der Person des Einzelnen begründet liegt sondern auch durch ungünstige Umgebungsfaktoren verursacht wird (vgl. WHO 2001). Graphisch lässt sich das ICF-Modell wie folgt darstellen:

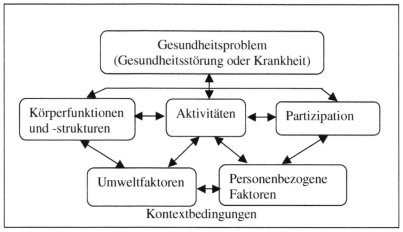

Abbildung 2: Model of disability; Basis des ICF-Modells (in Anlehnung an WHO 2002 und DGPMR 2002)

Die WHO (2002) beschreibt Wechselwirkungen zwischen allen hier dargestellten Dimensionen. Demzufolge bestimmen die Wechselwirkungen zwischen Gesundheitsproblemen und Kontextbedingungen die funktionale Gesundheit eines Menschen (WHO 2001). Die Kontextbedingungen setzen sich aus Umweltfaktoren (z. B. sozialen Einstellungen, gesetzlichen und sozialen Strukturen, Versorgungsstrukturen) und personenbezogenen Faktoren (z.B. Geschlecht, Alter, Copingverhalten, bisherigen Erfahrungen) zusammen. Bartholomeyczik et al. (2006) beschreiben Körperstrukturen als anatomische Teile des Körpers, Körperfunktionen als physiologische und psychologische Funktionen. Aktivität wird von den Autoren als die Durchführung einer Aufgabe oder Handlung, und Partizipation als das Einbezogensein in eine Lebenssituation, definiert (WHO 2002, Bartholomeyczik et al. 2006, S. 3).

Aufbauend auf diesem Verständnis empfiehlt die WHO die Entwicklung von Konzepten zur Versorgungsgestaltung, die sich nicht mehr ausschließlich an der Beeinflussung des Verhaltens, der Gefühle und des körperlichen Zustandes einer Person orientieren, sondern die Umweltfaktoren gleichermaßen berücksichtigen (WHO 2000, S. 10, vgl. auch DGPMR 2002). Die Versorgungsgestaltung soll sich demnach auch auf eine Steuerung der Lebensbedingungen, des sozialen Netzwerks und der Versorgungsstrukturen beziehen (Badura et al. 1995).

86

Eine konzeptionelle Orientierung an der Philosophie des ICF-Modells für den Umgang mit adipösen Schwangeren, Gebärenden und Wöchnerinnen scheint aus unterschiedlichen Gründen empfehlenswert. Zu nennen ist beispielsweise das bio-psycho-soziale Verständnis von Gesundheit und Krankheit, nach dem davon ausgegangen wird, dass die im ICF-Modell definierten Dimensionen und Komponenten den Gesundheitszustand sowie Aspekte des Wohlbefindens beschreiben. Wie Kapitel zwei und drei verdeutlichen, scheint ein derart umfassendes Verständnis von Gesundheit und Krankheit auch für diese Studie sinnvoll. Ein weiterer Grund ergibt sich aus dem Ziel, die geburtshilfliche Versorgungssituation adipöser Frauen, das heißt von Frauen mit einer chronischen Erkrankung, zu erfassen und im Hinblick auf ihre Bedarfsangemessenheit zu bewerten. Orientiert an einem Verständnis der Adipositas als chronische Erkrankung im Hinblick auf Ursachen, Verlaufsformen, Konsequenzen und Therapiemöglichkeiten ist die geburtshilfliche Versorgungspraxis dahingehend zu betrachten, inwieweit Adipositas als chronische Krankheit gesehen wird, die generell zu körperlichen Einschränkungen, Beeinträchtigungen bei der Verwirklichung individueller Ziele und Aktivitäten sowie Einschränkungen im Leben in der Gemeinschaft führen kann. Und schließlich stellen die umfassenden Auseinandersetzungen in den Phasen Schwangerschaft, Geburt und Wochenbett mit somatischen, psychischen und sozialen Veränderungen einen weiteren Ansatzpunkt dar. So ist davon auszugehen, dass die Bewältigung dieser Entwicklungsaufgaben auch den Prozess der Auseinandersetzung mit der Adipositas beeinflusst. Eine bedarfsorientierte Versorgungsgestaltung muss sich daher sowohl an Erfordernissen des Begleitens zum Mutterwerden als auch an der Unterstützung der Bewältigung der durch die Adipositas zusätzlich gestellten Herausforderungen orientieren.

4.5 Konsequenzen für die Evaluation ausgewählter Aspekte der geburtshilflichen Versorgungspraxis

Die geburtshilfliche Versorgungsgestaltung weist in Deutschland einige Besonderheiten auf, die auch die Versorgung und Betreuung adipöser Frauen maßgeblich beeinflussen. Deutlich wird, dass sich sowohl die Schwangerenvorsorge, die in der Regel entlang der Mutterschaftsrichtlinien erfolgt, als auch die in den meisten Fällen in Kliniken stattfindende Geburt, vorrangig an medizinischen Konzepten zu orientieren scheinen.

Betrachtet man die Berufsgruppen der Hebammen und Ärzte, fällt ein sehr unterschiedliches berufliches Selbstverständnis auf. Damit verbundene Konzepte könnten einander ergänzen, allerdings lässt die Betrachtung der Literatur zu Kooperationsformen eher auf Schwierigkeiten und Konkurrenz zwischen beiden Berufsgruppen schließen. Aus der o. g. schwerpunktmäßigen Orientierung an medizinischen Versorgungskonzepten lässt sich ableiten, dass Ärzte, wie in anderen Bereichen gesundheitlicher Versorgung auch, im geburtshilflichen Setting dominante Positionen bekleiden und der von Hebammen befürwortete salutogenetische Ansatz bezogen auf die Gestaltung des Versorgungssystems eine eher untergeordnete Rolle einnimmt. Aufgrund dessen ist davon auszugehen, dass insbesondere die ärztliche Beziehung zur Schwangeren, Gebärenden bzw. Wöchnerin in den meisten Fällen durch ein asymmetrisches Verhältnis zu charakterisieren ist, bei dem sich der Arzt selbst als Experte für die Situation der Frau definiert. Dies ist gerade im Umgang mit adipösen Frauen kritisch zu bewerten. So zeigen Studien, die sich mit der geburtshilflichen Versorgungsgestaltung adipöser Frauen beschäftigen, Unsicherheiten und Defizite bei der Betreuung und Beratung (vgl. Kapitel 4.3). Als eine Ursache hierfür kann das Fehlen berufsgruppenübergreifender Konzepte und Leitlinien in der Geburtshilfe allgemein angenommen werden. Übergreifende, zur Verfügung stehende Konzepte wie beispielsweise die ICF, finden bislang in der Geburtshilfe noch keine Berücksichtigung. Auch neuere Ergebnisse der Adipositasforschung, die Professionellen den Kontakt mit adipösen Frauen erleichtern könnten, lassen sich in der Literatur zur Gestaltung geburtshilflicher Versorgung und Betreuung bislang nicht finden. Stattdessen orientiert sich die geburtshilfliche Versorgungsgestaltung für adipöse Frauen vielfach an Konzepten zum Umgang mit akuten Erkrankungen und beschränkt sich somit auf den Umgang mit ggf. auftretenden akuten Krisen.

Abgeleitet aus der dargestellten Literatur sollen sowohl von Hebammen und Ärzten, als auch von übergewichtigen und adipösen Frauen im Rahmen dieser Studie folgende, noch unklare Aspekte der Versorgungssituation erhoben werden:

– Berufliches Selbstverständnis und subjektive Konzepte von Qualität der eigenen Arbeit aus Sicht von Hebammen und Ärzten, die als Grundlage für die Betreuung übergewichtiger und adipöser Frauen angesehen werden;
– Einstellungen, Erfahrungen und Gefühle zum Umgang mit adipösen Frauen in der Geburtshilfe – einschließlich subjektiver Vorstellungen zum (Krankheits)verständnis von Adipositas und dessen Konsequenzen für die Versorgungspraxis;
– Erfahrungen mit und Erwartungen an Professionelle im geburtshilflichen Kontext aus Sicht übergewichtiger und adipöser Frauen.

Aus diesen und den in den Kapiteln 2.3 und 3.5 aufgezeigten Konsequenzen für diese Studie werden zusammenfassend die nun im Kapitel 5 dargestellten forschungsleitenden Fragestellungen abgeleitet.

5 Forschungsfragen

Die übergreifende Fragestellung behandelt das Erleben peripartaler Phasen aus der Perspektive übergewichtiger und adipöser Frauen sowie die Evaluation zentraler Aspekte der geburtshilflichen Versorgungsgestaltung, um Einblicke in Gesundheit und Wohlbefinden dieser Frauen zu gewinnen. Herausgearbeitet wird dabei zum einen, wie übergewichtige/adipöse Frauen die Phasen rund um die Geburt erleben und bewältigen und zum anderen, welche Vorstellungen und Erfahrungen Hebammen und Ärzte bezüglich der geburtshilflichen Betreuung und Versorgung dieser Frauen schildern. Wie für qualitative Studien üblich wird dabei berücksichtigt, dass die Sichtweise der Forscherin nicht durch konkrete, im Vorfeld definierte Hypothesen zu Gesundheit und Wohlbefinden übergewichtiger/adipöser Frauen in peripartalen Phasen eingeschränkt wird. Angestrebt wird vielmehr, sowohl personenbezogene Aspekte als auch Umweltfaktoren zu erfassen, die aus Sicht betroffener Frauen und betreuender Professioneller Gesundheit und Wohlbefinden übergewichtiger/adipöser Frauen in peripartalen Phasen charakterisieren und beeinflussen, bereits bekannte Aspekte werden dabei ergänzend miterfasst. Aus der Literaturstudie leiten sich die folgenden drei untergeordneten Themenbereiche und damit sechs Forschungsfragen ab:

5.1 Bedeutung von Schwangerschaft, Geburt und Wochenbett

- Welche Bedeutung hat das Erleben von Schwangerschaft, Geburt und Wochenbett im jeweiligen Lebenskontext der Frauen? Wie bewältigen sie die in diesen Zeiten an sie gestellten Entwicklungsaufgaben?
- Welche Bedeutung nimmt die Betreuung von Schwangeren, Gebärenden und Wöchnerinnen im Berufshandeln von Ärzten und Hebammen ein?

An dieser Stelle wird analysiert, was aus der subjektiven Perspektive übergewichtiger/adipöser Frauen die Phasen Schwangerschaft, Geburt und Wochenbett in ihrer jeweils aktuellen Lebenssituation kennzeichnet und wie die Frauen die in diesen Zeiten an sie gestellte Anforderungen erleben und bewältigen. Ein weiterer Aspekt bezieht sich auf die Frage, welcher Stellenwert aus der Sichtweise von Hebammen und Ärzten der geburtshilflichen Betreuung von Frauen in diesen Phasen beigemessen wird und welche persönlichen Motive ihr Handeln leiten.

5.2   Vorstellungen von Übergewicht und Adipositas im geburtshilflichen Kontext

– Welchen Einfluss hat das Übergewicht auf Gesundheit und Wohlbefinden generell und speziell in den Phasen Schwangerschaft, Geburt und Wochenbett aus der Perspektive übergewichtiger Frauen?
– Welchen Einfluss hat nach Ansicht von Hebammen und Ärzten das Übergewicht auf Befinden und Gesundheit von Frauen generell und insbesondere in den Phasen Schwangerschaft, Geburt und post partum?

Neben Erfahrungen mit (Über)gewicht im Laufe der Biographie übergewichtiger/adipöser Frauen beleuchtet diese Fragestellung insbesondere die subjektive Bedeutung des Gewichts in Bezug auf Gesundheit und Wohlbefinden generell und in den Phasen Schwangerschaft, Geburt und Wochenbett aus der Perspektive betroffener Frauen. Ergänzend werden die Vorstellungen und Erfahrungen aus Sicht betreuender Hebammen und Ärzten zu Auswirkungen der Adipositas auf das Erleben von Schwangerschaft, Geburt und Wochenbett sowie hinsichtlich Gesundheit und Befinden generell und in diesen Phasen erfasst.

5.3   Geburtshilfliche Versorgung durch Hebammen und Ärzte

– Wie erleben übergewichtige und adipöse Frauen die geburtshilfliche Versorgung insbesondere durch Hebammen und Ärzte und welche Erwartungen stellen die Frauen an die sie betreuenden Personen?
– Woran orientiert sich die geburtshilfliche Versorgung und Betreuung übergewichtiger Frauen und welche Qualitätsvorstellungen werden aus der Sichtweise betreuender Hebammen und Ärzte deutlich?

Aus der Perspektive übergewichtiger/adipöser Frauen soll das Erleben der professionellen Versorgung rund um die Geburt auch im Hinblick auf sonstige Erfahrungen mit Professionellen betrachtet werden. Geäußerte Vorstellungen betreuender Hebammen und Ärzte hinsichtlich subjektiver Behandlungskonzepte sowie der eigenen Rolle im Behandlungs- und Versorgungsprozess sollen einen Einblick in die Versorgungspraxis und von den Professionellen angestrebte Ergebnisse der geburtshilflichen Versorgung übergewichtiger/adipöser Frauen ermöglichen.

6   Forschungsansatz und Methoden

In diesem Kapitel wird dargestellt, mit welchen Methoden personenbezogene Aspekte und Umweltfaktoren erfasst werden, die für Gesundheit und Wohlbefinden übergewichtiger Frauen in den Phasen Schwangerschaft, Geburt und Wochenbett aus der Perspektive betroffener Frauen bedeutsam sind, und welche Vorgehensweisen eingesetzt werden, um diesbezüglich zentrale Aspekte der Versorgungsgestaltung auch aus der Sicht von Hebammen und Ärzten zu erforschen. Zur Beantwortung der Forschungsfragen wird eine Kombination aus qualitativen und quantitativen Vorgehensweisen gewählt, wobei der Schwerpunkt im qualitativen Vorgehen liegt. Nach einer Beschreibung des Untersuchungsansatzes und der eingesetzten Verfahren (6.1) folgen die Darstellung des übergreifenden Forschungsverständnisses (6.1.1–6.1.3) sowie die Schilderung der Forschungsdesigns (Kapitel 6.2–6.3). Die eingesetzten qualitativen und quantitativen Gütekriterien werden ebenfalls beispielhaft für diese Studie erläutert (Kapitel 6.4). Daran schließt sich eine Darstellung der Auswahlkriterien für die Untersuchungsgruppen (übergewichtige und adipöse Schwangere/Wöchnerinnen, Hebammen, Ärzte) an (Kapitel 6.5). Um den gesamten Forschungsprozess nachvollziehbar zu erläutern, erfolgt abschließend die Darstellung des Feldzugangs inklusive eines Überblicks über die in die Studie einbezogenen Untersuchungsgruppen und Hinweisen zur Beachtung ethischer Prinzipien in der vorliegenden Studie (Kapitel 6.6).

6.1   Untersuchungsansatz und eingesetzte Verfahren

Die Entscheidung, ob im Rahmen einer Studie nach qualitativen oder quantitativen Forschungsstrategien vorgegangen werden sollte, orientiert sich grundsätzlich an der Art des Forschungsthemas und dem Ziel der Untersuchung (Mayring 1996). Qualitative Vorgehensweisen eignen sich beispielsweise, wenn Erkenntnisse über die Art der persönlichen Erfahrung mit einem Phänomen ermittelt werden sollen und wenn die Studie darauf abzielt, Aufschluss über Details von bislang wenig bekannten Phänomenen zu geben (Strauss & Corbin 1996). Über personenbezogene Aspekte und Umweltfaktoren, die Gesundheit und Wohlbefinden übergewichtiger Frauen in den Phasen Schwangerschaft, Geburt und Wochenbett aus der Sichtweise betroffener Frauen beeinflussen, ist bislang wenig bekannt. Auch ist weitgehend unerforscht, was nach Ansicht geburtshilflich erfahrener Professioneller für die Gesundheit und das Wohlbefinden der von ihnen betreuten Frauen bedeutsam erscheint und wie diese selbst die Versorgung dieser Frauen beschreiben und empfinden. Das Erfassen der persönlichen Erfahrungen im Umgang mit Übergewicht rund um die Geburt steht im Vordergrund. Aus dem Ziel, die diesbezüglich relevanten Phänomene zu entdecken, leitet sich eine Orientierung an qualitativen Vorgehensweisen ab (vgl. Mayring 1996, Flick et al. 2005).

Quantitative Verfahren werden sinnvoller Weise immer dann eingesetzt, wenn als gegeben unterstellte Strukturen und Zusammenhänge präzisiert, oder bisherige Theorien bzw. Hypothesen überprüft werden sollen (Kromrey 2005). Bezogen auf diese Studie werden mit Hilfe quantitativer Verfahren Aspekte hinterfragt, die, den Ergebnissen anderer Studien zufolge, bedeutsam für mütterliche Gesundheit und Wohlbefinden sind (beispielsweise Ausprägung des Kohärenzgefühls, Depressivität oder soziale Unterstützung, vgl. Kapitel 2). Darüber hinaus werden an der eigenen Stichprobe Forschungsergebnisse überprüft, die sich bislang bei adipösen Personen aus Sicht Professioneller als relevant für Gesundheit und Wohlbefinden in peripartalen Phasen und generell herausgestellt haben (z.B. vermehrtes Vorkommen bestimmter Komplikationen in peripartalen Phasen, unterschiedliche Formen des Essverhaltens, vgl. Kapitel 3).

Die Literaturrecherche für diese Studie erfolgt in unterschiedlichen Datenbanken: zu einem wesentlichen Teil über die elektronische Zeitschriftenbibliothek der Zentralbibliothek für Medizin, die u. a. auf gängige medizinische Datenbanken wie Cochrane, Medline und Pubmed zugreift, in wissenschaftlichen online-Datenbanken wie beispielsweise PsycInfo oder PsYndexPlus sowie durch die Durchsicht deutsch- und englischsprachiger wissenschaftlicher Fachzeitschriften und Bücher. Ergänzend werden populärwissenschaftliche Quellen gesichtet, da davon ausgegangen wird, dass auch diese Quellen Einstellungen, Gedanken und Gefühle der handelnden Personen beeinflussen. Auf Basis dieser Literaturanalyse werden drei übergreifende Themenbereiche definiert, an denen sich die Forschungsfragen, die Konstruktion der Erhebungsinstrumente sowie die Darstellung der Ergebnisse orientieren. Tabelle 6 gibt einen Überblick über die in den Interviewleitfäden enthaltenen Problembereiche und die im standardisierten Fragebogen verwendeten Instrumente, Skalen und Items:

Tabelle 6: Definierte Problembereiche (qualitative Interviews) und eingesetzte Untersuchungsinstrumente (quantitativer Fragebogen) gegliedert nach Themenbereichen

Themenbereich 1: Bedeutung von Schwangerschaft, Geburt und Wochenbett	Themenbereich 2: Vorstellungen von Übergewicht und Adipositas im geburtshilflichen Kontext	Themenbereich 3 Geburtshilfliche Versorgung durch Hebammen und Ärzte
Frauen: Offen (qualitativ): Erleben von Schwangerschaft, Geburt und Wochenbett; Befinden in der Schwangerschaft; Ängste; Bedeutung von Schwangerschaft (und Mutterwerden) Standardisiert (quantitativ): Komplikationen vor, während, nach der Geburt; SOC-L9; WHO-5	Frauen: Offen (qualitativ): Leben mit Übergewicht; Risiken und Ressourcen; Erleben und Bedeutung der Gewichtsentwicklung Standardisiert (quantitativ): Subjektiver Gesundheitszustand vor und während der Schwangerschaft sowie post partum; MSSS; Skala 1 aus FEV	Frauen: Offen (qualitativ): Erwartungen an Professionelle; Erfahrungen mit Professionellen Standardisiert (quantitativ): Erhaltene Ernährungs- und Gewichtsberatung
Professionelle: Offen (qualitativ): Berufliches Selbstverständnis allgemein und im Kontext mit Schwangerschaft, Persönliches	Professionelle: Offen (qualitativ): Die übergewichtige Frau in der Geburtshilfe: Erfahrungen; Persönliches; Wissen: Ursachen von Adipositas; Ziele und Ergebnisvorstellungen: Wünsche der Frau	Professionelle: Offen (qualitativ): Voraussetzungen; Wissen und eigene Hilfsmöglichkeiten: Zertifizierung, Orientierung; Lernen; Risiken, Ressourcen, Gewichtsentwicklung

Die in Tabelle 6 dargestellte inhaltliche Orientierung im Rahmen der qualitativen Interviews mit übergewichtigen/adipösen Schwangeren und Wöchnerinnen sowie betreuenden Hebammen und Ärzten leitet sich aus der Literatur ab (vgl. Kapitel 2–4). Auch die Auswahl der standardisierten Instrumente erfolgt auf Basis bereits vorliegender Studien. Die einzelnen eingesetzten standardisierten Instrumente, aus denen der Fragebogen konstruiert wird, werden im Folgenden erläutert (der Fragebogen befindet sich in Anhang A-7).

Themenbereich 1:

Komplikationen: Schwangerschaft, Geburt und Wochenbett

Die selbst konstruierten Fragen zum Auftreten von Komplikationen während der Schwangerschaft, unter der Geburt und ggf. post partum leiten sich, orientiert am Forschungsinteresse dieser Studie, aus theoretischen Grundlagen zum Auftreten von Komplikationen bei adipösen Frauen ab (vgl. Kapitel 3.4.2). Ergänzend findet eine Orientierung an den von Borrmann (2005) verwendeten Items zur Erfassung des Beschwerdebildes post partum statt (Borrmann 2005, S. 69–72) (vgl. Anhang A-7, S. I–II).

Fragebogen zum Kohärenzgefühl (SOC-L9)

Die SOC-L9-Scale (Sence of Coherence Scale) in der von Schumacher et al. (2000) publizierten deutschsprachigen Kurzversion dient der Erfassung des Kohärenzgefühls. Dem Salutogenesekonzept von Antonovsky (1987) folgend erfasst die SOC-L9-Scale Aspekte, die sich auf die drei Grundkomponenten des Kohärenzgefühls Verstehbarkeit, Handhabbarkeit und Sinnhaftigkeit beziehen (vgl. Kapitel 2.2.1). Mit einem Cronbach's Alpha von .87 ist die Reliabilität als gut zu bewerten, die Validität lässt sich durch eine hohe Korrelation von $r=.94$ mit der als valide getesteten Langversion (bestehend aus 29 Items) bestätigen. Generelle Cutt-Off-Werte liegen zur Beurteilung ermittelter Ergebnisse nicht vor. Zur Interpretation wird ein Summenwert errechnet, der zwischen 9 und 63 liegen kann (Schumacher et al. 2000). Generell gilt, dass ein höherer Summenwert auf ein höheres Kohärenzgefühl hinweist (vgl. Hellmers 2005, S. 135–137). In dem hier eingesetzten Fragebogen wird der SOC-Fragebogen als Fragebogen zur persönlichen Lebenseinstellung eingeleitet (vgl. Anhang A-7, S. V).

Fragebogen zur Erfassung von Depressivität und Wohlbefinden (WHO-5)

Die WHO-5-Well-Being-Scale wird im Rahmen dieser Studie eingesetzt, um das mütterliche Wohlbefinden sowie eine mögliche Neigung zu Depressivität zu erfassen (vgl. Kapitel 2.1.3). Das hier verwendete Instrument (WHO 1998) liegt mittlerweile in 27 Sprachen vor und wird in zahlreichen Studien sowie als Screening-Instrument eingesetzt. Hinsichtlich der Validität weisen Henkel et al. (2003) auf eine hohe Sensitivität zwischen 90% und 93% sowie eine ausreichend hohe Spezifität zwischen 60% und 64% hin. Auch die Reliabilität mit einem in unterschiedlichen Studien ermittelten Cronbach's Alpha zwischen .84 und .95 ist mit gut zu bewerten (vgl. Hellmers 2005, S. 137–138). Der WHO-5 setzt sich aus fünf Items zusammen, die auf einer sechsstufigen Skala zwischen 0 und 5 zu beantworten sind. Der zur Interpretation definierte Cutt-Off-Point liegt bei 13, wobei ein Wert von unter 13 oder die Beantwortung einer Frage mit 0 oder 1 als Zeichen für

Depressivität und niedriges Wohlbefinden gelten. Je näher der errechnete Summenwert an den Maximalwert von 25 heranreicht, desto höher ist das Wohlbefinden einzuschätzen (vgl. Anhang A-7, S. VI).

Themenbereich 2:

Gesundheitszustand: vor und während der Schwangerschaft und nach der Geburt

Zur Erfassung des allgemeinen Gesundheitszustandes vor und während der Schwangerschaft und ggf. nach der Geburt wird eine sechsstufige Skala mit den Ausprägungen von »ausgezeichnet« bis »sehr schlecht« verwendet. Diese Skala orientiert sich an der von Borrmann (2005) eingesetzten Skala zur Erfassung des allgemeinen Gesundheitszustandes vor und während der Schwangerschaft (Borrmann 2005, S. 73–74). Diese Aspekte finden sich im Anhang A-7, S. V–VI. (vgl. hierzu Kapitel 2.1.1 und 2.3).

Fragebogen zur Erfassung mütterlicher sozialer Unterstützung (MSSS)

Die soziale Unterstützung wird mit Hilfe der von Webster et al. (2000) entwickelten und für diese Studie ins Deutsche übersetzten Maternity Social Support Scale (MSSS) erfasst. Die MSSS ist mit dem Ziel entwickelt, im klinischen Kontext auf einfache Weise Aspekte sozialer Unterstützung zu erfassen und frühzeitig soziale Risiken für das Auftreten postnataler Depressionen zu erkennen. Die MSSS besteht aus sechs Items, die auf einer Skala von 1–5 beantwortet werden können. Zur Interpretation wird ein Summenwert zwischen 6 und 30 errechnet, wobei Werte bis 18 niedrige Unterstützung, Werte zwischen 18 und 24 mittlere Unterstützung und darüber liegende Werte adäquate soziale Unterstützung kennzeichnen. Konkrete Angaben bezüglich psychometrischer Eigenschaften des Testes werden durch die Autoren nicht gegeben. Er ist jedoch an zahlreichen unterschiedlichen Stichproben getestet und wird von Webster et al. (2000) mit der EPDS verglichen (vgl. Anhang A-7, S. III) (vgl. Kapitel 2.1.4 und 3.3.3).

Kognitive Kontrolle des Essverhaltens, gezügeltes Essverhalten (FEV, Skala 1)

Mit Hilfe der Skala 1 des Fragebogens zum Essverhalten (FEV) soll die psychologische Disposition hinsichtlich der kognitiven Kontrolle des Essverhaltens und gezügelten Essens erfasst werden (vgl. Kapitel 3.3.2). Die hier verwendete Skala besteht aus 21 Items. Der FEV ist an über 80.000 Personen im Hinblick auf seine Reliabilität und Validität getestet. Die Reliabilität ist mit einem Cronbach's Alpha zwischen .83 und .86 als gut zu bewerten. Die Validität und empirische Bedeutsamkeit wird von den Autoren am deutlichsten für die im Rahmen dieser Studie eingesetzte Skala 1 des FEV untermauert. Geprüft werden u. a. Interkorrelationen der 3 Skalen, Beziehungen zu ausgewählten soziodemographischen Daten, der Zusammenhang mit dem Körpergewicht, Diäten und Erbrechen sowie definierten Konstrukten der Skalen und die prognostische Validität im Hinblick auf eine Gewichtsreduktion. Für die hier eingesetzte Skala 1 wird ein Summenwert zwischen 0 und 21 errechnet, der, orientiert an einer vorläufigen Normierung, Auskunft über das Ausmaß der kognitiven Kontrolle des Essverhaltens gibt. Zur Interpretation weist ein ermittelter Summenwert von 0–3 auf sehr geringe, ein Wert von 4–6 auf geringe, Werte zwischen 7–9 auf mittlere, zwischen 10 und 13 auf hohe und zwischen 14–21 auf eine sehr hohe kognitive Kontrolle des Essverhaltens hin. Zudem haben Frauen in der Regel einen höheren Wert auf Skala 1 als Männer. Empfehlungen zur generellen Beurteilung ermittelter Werte im Hinblick auf positives oder negatives Essverhalten geben die Autoren nicht (Pudel & Westenhöfer 1989) (vgl. Anhang A-7, S.IV).

Themenbereich 3:

Ernährungs- und Gewichtsberatung

Die sich an den Mutterschaftsrichtlinien orientierenden selbst entwickelten Fragen zur Ernährungs- und Gewichtsberatung in der Schwangerschaft (vgl. Richtlinien des Bundesausschusses der Ärzte und Krankenkassen über die ärztliche Betreuung während der Schwangerschaft und nach der Entbindung 2003) ermöglichen einen Einblick in die diesbezügliche Beratungspraxis. Zur Erfassung der Zufriedenheit mit der erhaltenen Beratung bezüglich der Ernährungs- und Gewichtsentwicklung in der Gravidität findet zudem eine Orientierung an den von von Moeller (2007) erfragten Aspekten statt (von Moeller 2007, S. 144–145). Erfasst werden sollen auf diese Weise Erfahrungen mit und Erwartungen an Pro-fessionelle im Hinblick auf die Beratung zur Gewichtsentwicklung in der Schwangerschaft (vgl. Anhang A-7, S. III; siehe auch Kapitel 4.3).

6.1.1 Qualitatives Forschungsverständnis

Frommer und Rennie (2006) folgend wird unter qualitativer Forschung im Rahmen dieser Studie die Anwendung sozial- und sprachwissenschaftlicher Methoden verstanden, mit deren Hilfe in einem kontrollierten und reflektierten Prozess Sinngehalte subjektiven Erlebens und sozialer Interaktionen entschlüsselt werden (Frommer & Rennie 2006, S. 210). Obwohl hierfür in zahlreichen Forschungsfeldern völlig unterschiedliche Methoden eingesetzt werden, lassen sich gemeinsame Grundannahmen und Prinzipien qualitativer Forschung beschreiben (vgl. Flick et al. 2005, Mayring 1996, Lamnek 2005).

In der vorliegenden Untersuchung findet eine Orientierung an den von Lamnek (2005) aufgestellten Prinzipien statt[47].

So erfolgt die Datenerhebung unter besonderer Berücksichtigung von *Offenheit* gegenüber den Untersuchungspersonen, Untersuchungssituationen und anzuwendenden Methoden (Lamnek 2005) um sicher zu stellen, dass die Erhebung nicht auf bereits Bekanntes begrenzt bleibt und Deutungen, Sichtweisen und Einstellungen der Befragten erfasst werden[48]. Der Forschungsprozess wird als *Kommunikations- und Interaktionsprozess* zwischen Forscherin und zu Erforschendem verstanden. Daher wird im Verlauf der jeweiligen Interviews von einer Beeinflussung und Veränderung sowohl der Forscherin als auch der befragten Person ausgegangen (Mayring 1996). Dieses Phänomen gilt als Bestandteil des Forschungsprozesses. Eng verbunden hiermit ist das Prinzip der *Prozesshaftigkeit* sozialer Phänomene, nach dem Verhaltensweisen und Aussagen der Untersuchten nicht als unveränderbare Repräsentationen der Wirklichkeit verstanden werden (Lamnek 20005, S. 23), sondern vielmehr subjektive Konstruktionen der Wirklichkeit des Untersuchten abbilden (vgl. hierzu Flick et al. 2005). Anwendung findet in dieser Studie zudem die ausführliche *Explikation* sämtlicher Schritte des Forschungsprozesses sowie der eingesetzten Strategien der Datenerhebung und -analyse (vgl. hierzu auch Mayring 1996).

Die Datenerhebung in diesem Teil der Studie wird direkt im natürlichen Umfeld der Untersuchungsteilnehmer durchgeführt (vgl. Kromrey 2000, Strauss & Corbin 1996). Es wird von einem eher *induktiven* Forschungsverständnis ausgegangen. So gilt im Rahmen dieser Studie der einzelne Fall als Ausgangspunkt, von dem auf die Allgemeinheit geschlossen wird (Bortz & Döring 2005, S. 299–300[49]). Um die gewonnenen Ergebnisse dennoch auf andere Situationen und Zeiten übertragen zu können, wird im Einzelfall be-

---

47 Andere Autoren (z.B. Mayring 1996, Flick et al. 2005, Breuer 1998) beschreiben ebenfalls übergeordnete Prinzipien qualitativer Vorgehensweisen, die sich zwar teilweise von den von Lamnek (2005) gewählten Begrifflichkeiten, jedoch nicht wesentlich von den Inhalten, unterscheiden. Außer den hier dargestellten Prinzipien beschreibt Lamnek (2005) als weitere Kriterien die Reflexibilität und die Flexibilität, die an dieser Stelle nicht erwähnt, jedoch im Rahmen der problemzentrierten Interviews berücksichtigt werden (vgl. Kapitel 6.2.1).

48 Nähere Ausführungen zur Orientierung am Prinzip der Offenheit erfolgen bei der Beschreibung des Vorgehens beim problemzentrierten Interview (vgl. Kapitel 6.2.1).

49 Qualitatives Vorgehen kann nicht automatisch als rein induktives Vorgehen bezeichnet werden (Bortz & Döring 2005). Strauss und Corbin (1996) sprechen bei der Beschreibung des axialen Kodierens von einem Wechsel zwischen induktivem und deduktivem Vorgehen (vgl. Kapitel 6.3.2). Witzel (2000) beschreibt ebenfalls deduktive Ansätze bei der Darstellung des Vorgehens bei problemzentrierten Interviews (vgl. Kaptitel 6.2.1).

gründet, warum und in welchem Umfang eine Verallgemeinerung ermittelter Ergebnisse möglich ist und sinnvoll erscheint (Mayring 1996, vgl. Flick 1996, vgl. Witt 2001, vgl. Kapitel 1[50]).

Die Datenanalyse erfolgt auf Grundlage bereits in den Daten gefundener Kategorien und vorläufiger Hypothesen (vgl. Kapitel 6.2.4). Die von Strauss & Corbin (1996) beschriebenen Strategien des theoretischen Samplings werden, den Empfehlungen von Frommer (2007) folgend, im Rahmen dieser Studie erweitert. So bezieht sich die theoriegeleitete Einbeziehung weiterer Daten nicht nur auf die eigene Erhebung. Ergänzend werden aus dem eigenen Datenmaterial deutlich gewordene vorläufige Phänomenen und Kategorien systematisch mit bisherigen Studien verglichen, sodass die Datenanalyse in einem wechselseitigen Prozess zwischen Datenerhebung, Analyse eigener Befunde und Rückkopplung mit bereits vorliegenden Befunden erfolgt. Folglich steuern vorläufige Befunde nicht nur die Einbeziehung weiterer Personen oder zu analysierender Daten, sondern auch die Einbeziehung bereits vorliegender Theorien und Befunde.

6.1.2 Quantitatives Forschungsverständnis

Für quantitative Vorgehensweisen lassen sich ebenfalls einige Grundannahmen definieren, die das Verständnis des quantitativen Teils dieser Studie prägen. So wird mit Hilfe statistischer Verfahren angestrebt, auf Basis bisheriger Studien ausgewählte Aspekte von Gesundheit und Wohlbefinden übergewichtiger und adipöser Schwangerer bzw. Wöchnerinnen *unabhängig* von der Wahrnehmung durch die Forscherin zu erfassen. Auf diese Weise sollen Strukturen und Gesetzmäßigkeiten entdeckt werden, die die Stichprobe übergewichtiger und adipöser Schwangerer bzw. Wöchnerinnen charakterisieren (vgl. Kromrey 2002). Ausgegangen wird dabei von einem vorrangig *deduktiven* Forschungsverständnis (vgl. Bortz und Döring 2005). Anders als nach dem oben dargestellten qualitativen Forschungsverständnis erfolgt die Datenerhebung in diesem Teil der Studie soweit wie möglich anonym, da somit ein möglicher Weise störender Einfluss durch die Forscherin vermieden werden

---

50 Entgegengesetzt zu der hier aufgegriffenen Trennung plädiert beispielsweise Schreier (2005) dafür, unabhängig von den Begrifflichkeiten »qualitativ« und »quantitativ« »Forschung in verschiedene Unterkategorien (bzw. Forschungsstrategien)« (Schreier 2005, S. 7) zu untergliedern und die Vielfalt unterschiedlicher Methoden im Hinblick auf deren Vereinbarkeit und Kombinierbarkeit zu hinterfragen. Kromrey (2005) empfiehlt, »geeignetere, den faktischen Unterschieden Rechnung tragende Gegenüberstellungen« (Kromrey 2005, S. 7) zu wählen. Die Gegenüberstellung quantitativ und qualitativ findet im Rahmen dieser Arbeit Anwendung, da sie in Standardwerken zur Methodenlehre (z.B. Lamnek 2005, Borz und Döring 2005, Flick et al. 2005) verwendet wird und sich eignet, um das dieser Arbeit zugrunde liegende Forschungsverständnis darzustellen.

kann. Auf diese Weise sollen auch Aspekte aufgedeckt werden, die im direkten Kontakt mit der Forscherin nicht geäußert werden. Psychometrische Fragebögen werden zudem eingesetzt, um auch evt. der Untersuchungsteilnehmerin verborgene Strukturen und Orientierungen zu hinterfragen und diese mit Ergebnissen anderer Studien zu vergleichen. Bezogen auf die qualitativen Befunde dieser Studie werden die mittels standardisierter Verfahren erfassten Ergebnisse als komplementäre, und sich ergänzende Aspekte verstanden, die den Untersuchungsgegenstand weiter beleuchten und den einbezogenen Personenkreis auch in Abgrenzung zu anderen Stichproben genauer charakterisieren.

Um die gewonnenen Ergebnisse quantitativer Studien auf andere Bereiche übertragen zu können, wird im Vorfeld der Studie festgelegt, auf welche Personen oder Personengruppen sich die Ergebnisse beziehen sollen. In der vorliegenden Studie gelten die ermittelten Befunde nicht als repräsentativ z.B. für die Gruppe übergewichtiger und adipöser Schwangerer bzw. Wöchnerinnen. Sie charakterisieren in erster Linie die in diese Studie einbezogene Stichprobe und können ggf. Tendenzen für gewisse Besonderheiten und damit Ideen für weitere Forschung aufzeigen. Daher kann auch die Auswahl der Stichprobe nach dem Zufallsprinzip erfolgen (vgl. Kromrey 2002, Friedrichs 1990 S. 125, Raithel 2006).

6.1.3 Kombination qualitativer und quantitativer Vorgehensweisen

Kelle und Erzberger (2005) beschreiben grundsätzlich zwei Ansätze, um qualitative und quantitative Vorgehensweisen zu kombinieren. Dem *Phasenmodell* folgend werden qualitative Verfahren eingesetzt, um Hypothesen zu generieren, die im Anschluss daran mit Hilfe quantitativer Verfahren getestet werden sollen. Die qualitative Erhebung stellt nach diesem Verständnis die Vorstudie für die quantitative Studie dar, wobei qualitative Daten innerhalb des Designs als methodologisch nachrangig eingestuft werden. Das dieser Studie zugrunde liegende Modell der *Triangulation* betrachtet im Unterschied dazu qualitative und quantitative Verfahren als gleichrangig (Kelle & Erzberger 2005). So wird durch Einbeziehung verschiedener Methoden angestrebt, den Kenntnisstand über den untersuchten Gegenstandsbereich zu erweitern (Flick 1996[51]). In dieser Studie werden daher verschiedene methodische Zugänge (quantitativ und qualitativ) und Datenarten (Daten aus problemzentrierten Interviews, Experteninterviews, standardisierten Fragebögen) kombiniert, um unterschiedliche Aspekte von Gesundheit und Wohlbefinden

---

51 Die Diskussion um unterschiedliche Verfahrensweisen für die Gestaltung und Umsetzung von Triangulation lässt sich im Wesentlichen auf die in den 1970er Jahren von Denzin veröffentlichten Ansätze zurückführen. Die daraufhin angeregte weitere Entwicklung der Vorgehensweisen wird übersichtlich in Flick (2004) wiedergegeben (vgl. Flick 2004, Kapitel 2).

übergewichtiger Frauen rund um die Geburt zu erfassen. Die Vorgehensweise bei der Datenerhebung orientiert sich an dem von Miles und Hubermann (1994) beschriebenen parallelen Vorgehen, d. h. es erfolgt eine kontinuierliche, zeitgleiche Sammlung beider Datensorten, die sich inhaltlich ergänzen.

Berücksichtigt wird darüber hinaus der Ansatz von Strauss und Corbin (1996), nach dem für die Integration unterschiedlicher Datenarten eine gemeinsame Theorie erforderlich sei (Strauss & Corbin 1996, vgl. auch Glaser & Strauss 2005). So wird das den Methoden der Grounded Theory entnommene paradigmatische Modell (vgl. Kapitel 6.2.4) in dieser Studie als gemeinsamer methodologischer Rahmen zur Integration beider Ansätze eingesetzt. Demzufolge werden die als zentral analysierten Phänomene sowohl anhand der aus dem qualitativen Datenmaterial gebildeten Kategorien erläutert als auch durch Aspekte der standardisierten Befragung beschrieben (vgl. Kapitel 7 und 8). Ein zentrales Phänomen im Rahmen dieser Studie stellt beispielsweise die Auseinandersetzung der Schwangeren und Wöchnerinnen mit ihrer gesellschaftlich definierten Sonderrolle dar. Orientiert am paradigmatischen Modell werden diesem Phänomen sowohl die im qualitativen Datenmaterial deutlich gewordenen Subkategorien zugeordnet (wie beispielsweise die umfangreichen Auseinandersetzungen mit Normalitätsanforderungen), als auch ausgewählte, mittels standardisierter Verfahren erhobene Aspekte (z.B. der Grad der sozialen Unterstützung), mit dem Ziel, dieses Phänomen in Teilbereichen zusätzlich zu charakterisieren. Um bei einem solchen Vorgehen auch die Besonderheiten beider Vorgehensweisen ausreichend zu berücksichtigen (Flick 2004), orientiert sich die Bewertung und Geltungsbegründung an zuvor definierten qualitativen und quantitativen Gütekriterien (vgl. Kapitel 6.4[52]).

6.2   Forschungsdesign qualitativ

6.2.1 Problemzentrierte Interviews: übergewichtige/adipöse Schwangere und Wöchnerinnen

Auf Basis des theoretischen Vorwissens und einer ersten Feldphase findet die qualitative Datenerhebung zur Erfassung der subjektiven Sichtweise übergewichtiger und adipöser Schwangerer und Wöchnerinnen mittels qualitativer Interviews statt. Das Vorgehen erfolgt entlang der von Witzel (1989) beschriebenen Methoden des problemzentrierten Interviews (Witzel 2000, 1989, Flick 2000). Entsprechend dieser Empfehlungen werden im Vorfeld neben dem Interviewleitfaden (Anhang A-3) ein Kurzfragebogen und eine Vorlage für ein Postskriptum konzipiert. Alle Interviews werden aufgezeich-

---

52 Vgl. hierzu die Leitfragen zur Kombination von qualitativer und quantitativer Forschung in Flick 2004, S. 85 und die Qualitätskriterien für Triangulationsstudien in Flick 2004, S. 99–100.

net[53]. Die Gesprächsführung orientiert sich an einem Interviewleitfaden und erfolgt unter Berücksichtigung der von Witzel (2000) empfohlenen Kommunikationsstrategien (Phase der Kontaktaufnahme einschließlich einer Erklärung der offenen Gesprächsgestaltung, erzählgenerierende Strategien, d. h. offene Fragen, um die Befragten auf bestimmte Problembereiche hinzulenken und verständnisgenerierende Kommunikationsstrategien, d. h. spezifische Sondierungsfragen). Dabei werden die im Interviewverlauf gestellten Fragen offen formuliert, sodass die Befragten eigene Bedeutungsstrukturierungen vornehmen können und Narrationen angeregt werden (Witzel 2000, vgl. Lamnek 1989[54]).

Die Entscheidung für ein Vorgehen in Anlehnung an das von Witzel (1989) vorgeschlagene Verfahren leitet sich in dieser Studie aus ersten Kontakten zu übergewichtigen Schwangeren/Wöchnerinnen und betreuenden Professionellen ab. So lässt sich aus Aufforderungen der Schwangeren und Wöchnerinnen, konkrete Fragen bezüglich der im Rahmen dieser Studie interessierenden Themenbereiche zu stellen schließen, dass der Forscherin bereits im Vorfeld theoretisches Wissen zugeschrieben wird (vgl. Anhang A-1: Memo E 7, Int. Pre F 2, Int. Pre Med 2).

Den Bedürfnissen und Wünschen der Frauen folgend, finden die N=16 Interviews im häuslichen Umfeld der Frauen, den Räumlichkeiten der Universität oder im Krankenhaus statt. In diesen Gesprächen lassen sich Störungen nicht immer vermeiden. So ist bei einem Interview im Krankenhaus die Mitpatientin anwesend, in zwei Fällen erfordern anwesende größere Geschwisterkinder die zwischenzeitliche Aufmerksamkeit der Interviewpartnerin, ein Interview wird auf einem Krankenhausflur geführt, weshalb die Aufnahmequalität teilweise unzureichend ist. Die Interviews dauern zwischen 30 und 65 Minuten. Alle Befragten willigen in die Aufnahme des Gespräches ein. Bis auf zwei Ausnahmen[55] scheinen die Frauen das Aufnahmegerät im Verlauf des Gespräches zu vergessen. Zu Beginn wird den Befragten die vertrau-

---

53 Die Tonbandaufzeichnung setzt das Einverständnis des Befragten voraus. Zwar kann das Mitlaufen eines Tonbandgerätes erneut zu Verzerrungen führen, erfahrungsgemäß wird jedoch in den meisten Fällen das Aufnehmen des Interviews von den Befragten akzeptiert und das Aufnahmegerät nach kurzer Zeit vergessen (Witzel 1989).

54 Demzufolge stellt die Datenerhebung in Anlehnung an das problemzentrierte Interview eine Kombination aus induktivem und deduktivem Vorgehen dar. Zwar erfolgt hier eine Strukturierung und Einschränkung durch das Vorverständnis, dies geschieht jedoch so offen, dass auch Aspekte, die aufgrund der Literaturanalyse im Vorfeld nicht als relevant eingestuft oder übersehen wurden, in den weiteren Verlauf aufgenommen werden können (Lamnek 1989), wenn dies beispielsweise vom Interviewten als wichtig erachtet wird.

55 In diesen Interviews ändert sich die Gesprächsatmosphäre nach Abschalten des Gerätes merklich und es wird umgangssprachlicher und freier berichtet.

liche Behandlung der Daten zugesichert, die offene Gestaltung des Interviews erläutert und die Untersuchungsfrage aufgegriffen. Viele Frauen verfügen bereits im Vorfeld über schriftliche Ausführungen zur Studie (siehe Anhang A-2). Da erste Kontakte zu betroffenen Frauen zeigen, dass sich die Interviewpartnerinnen in dieser für sie ungewohnten Situation gegenüber einer unbekannten Person erst ausführlich äußern, wenn sie Vertrauen zur Interviewerin fassen, wird die Phase der Kontaktaufnahme (vgl. Witzel 2000) genutzt, um anknüpfend an der aktuellen Lebenssituation der Interviewpartnerin ein etwas ausführlicheres alltagsähnliches Gespräch zu führen. Hierdurch gelingt es in den meisten Fällen, Ängste und Unsicherheiten der Frauen zu erkennen und ggf. abzubauen, z.B. durch den erneuten Hinweis auf Vertraulichkeit und die Möglichkeit, das Interview jederzeit ohne negative Konsequenzen beenden zu können. Das Thema Übergewicht wird in der Kontaktphase wertneutral als Bereich thematisiert, der bislang wenig Beachtung gefunden hat. Im Laufe des Interviews wird verstärkt auf eine sensible und akzeptierende Gestaltung des Kommunikationsprozesses geachtet, damit sich die Befragten in ihrer Problemsicht von der Interviewerin ernst genommen fühlen und hierdurch möglichst offen berichten.

Den Einstieg in das eigentliche Interview bildet eine vorformulierte Eingangsfrage, durch die die Frauen anregt werden sollen, sich ausführlich zu ihren Erfahrungen mit der Schwangerschaft bzw. der Geburt zu äußern (vgl. Anhang A-3). Mit Hilfe dieser erzählgenerierenden Eingangsfrage soll der Erzählfluss dadurch angeregt werden, dass die Interviewten auf ein für sie einschneidendes Erlebnis angesprochen werden. Das Thema Übergewicht wird hierbei bewusst nicht erneut explizit angesprochen, um die Befragten als Person anzusprechen und eine frühzeitige Risikoreduktion zu vermeiden. Im weiteren Verlauf orientiert sich das Gespräch inhaltlich am Interviewleitfaden und methodisch an den von Witzel (2000) vorgeschlagenen Kommunikationsstrategien (s.o.).

Obwohl angestrebt wird, den Interviewleitfaden als Gedächtnisstütze einzusetzen und möglichst wenig Inhaltliches vorzugeben, ist in einigen Gesprächen im weiteren Verlauf eine zunehmende Steuerung durch den Leitfaden erforderlich. So gelingt es zwar, eine vertrauensvolle Gesprächsatmosphäre herzustellen, der Gesprächsfluss muss jedoch von Zeit zu Zeit insbesondere bei ungünstigen Rahmenbedingungen (s. o.) durch offen formulierte Fragen und Erzählimpulse aufrechterhalten werden. Gegen Ende werden unklar gebliebene Punkte mit Hilfe von verständnisgenerierenden Kommunikationsstrategien aufgegriffen, sowie Aspekte eingeführt, die sich aus der bisherigen Datenerhebung und –analyse ableiten und nicht Bestandteil des Leitfadens sind. Abschließend wird die Interviewpartnerin angeregt, Dinge, die bislang nicht Inhalt des Gespräches waren und ihr für die Behandlung des Themas wichtig erscheinen, anzufügen. Auch wird die Interview- und Gesprächssituation rückblickend mit der Interviewpartnerin evaluiert. Im Anschluss an die Interviews werden die befragten Frauen gebeten, den mitgebrachten standardisierten Fragebogen in Anwesenheit der Interviewerin auszufüllen. Einige Frauen berichten im Laufe des Interviews ausführlich über ihre Erfahrungen mit dem Übergewicht im Alltag und rund um die Geburt, andere zeigen sich eher verschlossen (vgl. Anhang B-1: Falldarstellungen Schwangere und Wöchnerinnen).

6.2.2 Experteninterviews: Hebammen und Ärzte

Die in dieser Studie mit Hebammen und Ärzten geführten problemzentrierten Interviews lassen sich, bezogen auf das Anwendungsfeld, zusätzlich den Experteninterviews zurechnen. Entsprechend Meuser und Nagel (1991) wird im Rahmen dieser Studie der wesentliche Unterschied zwischen der oben beschriebenen Vorgehensweise zur Erfassung der subjektiven Sichtweise adipöser Schwangerer und Wöchnerinnen darin geschen, dass die befragten Hebammen und Ärzte nicht als Gesamtperson in ihren individuellen Lebenskontexten als Gegenstand der Befragung betrachtet werden, sondern vielmehr im Rahmen ihres organisatorischen bzw. institutionellen Zusammenhangs als Vertreter ihrer jeweiligen Berufsgruppe gelten (Meuser & Nagel 1991). Die Vorbereitung und Durchführung dieser Interviews orientiert sich an den von Witzel (2000) beschriebenen Verfahren (vgl. Kapitel 6.2.1).

Die Gespräche mit den N=25 Hebammen und Ärzten erfolgen überwiegend in störungsfreien Räumen und dauern zwischen 25 und 100 Minuten. Zwei Interviews mit freiberuflichen Hebammen werden in den Wohnungen der Befragten geführt, ansonsten finden die Interviews in den Räumlichkeiten der Praxis bzw. des Krankenhauses statt. Mit der Aufnahme des Interviews auf Kassette erklären sich alle Interviewpartner einverstanden und scheinen sich auch im weiteren Gesprächsverlauf wenig durch das Aufnahmegerät stören zu lassen. In einem Fall versagt das Aufnahmegerät, so dass einige Aspekte anschließend in Form eines Memos festgehalten werden. Ein Interview wird im letzten Drittel abrupt beendet, da der Interviewpartner zur Geburt einer von ihm betreuten Frau gerufen wird. Bei einem weiteren Interview entfernt sich der Befragte stellenweise deutlich vom Aufnahmegerät, wodurch Gesprächspassagen unverständlich bleiben.

Vor Beginn der Aufnahme wird den Interviewpartnern Anonymität zugesichert, der offene Gesprächscharakter betont und die Untersuchungsfrage geschildert. Dabei werden die befragten Personen direkt als Experten angesprochen (vgl. Interviewleitfaden Anhang A-4). Einige der Befragten zeigen Interesse an der beruflichen und persönlichen Motivation der Interviewerin zur Durchführung der Studie und wünschen sich nähere Erläuterungen. Diesen Fragen wird nachgekommen, ohne inhaltlich zu sehr ins Detail zu gehen. Hierdurch ist es in einigen Fällen möglich, gleich zu Beginn des Interviews

eine vertrauensvolle Gesprächsatmosphäre zu schaffen. Andere Interviewpartner äußern, unter Zeitdruck zu stehen und wünschen sich einen zügigen
Einstieg in das Interview. Die anfängliche Atmosphäre lässt sich in den meisten Fällen als angespannt beschreiben. Im weiteren Verlauf äußern sich die
Befragten jedoch zunehmend frei und umgangssprachlich. Den Empfehlungen von Witzel (2000) folgend wird ergänzend ein anonymer Kurzfragebogen eingesetzt, um zusätzliche Aspekte standardisiert zu erfassen (vgl. Anhang A-5[56]).

In einigen Gesprächen zeigen sich für Experteninterviews typische
Schwierigkeiten (vgl. Meuser & Nagel 1991, Abels & Behrens 2005). So
wird deutlich, dass für die Befragten die Auseinandersetzung mit Adipositas
in der Geburtshilfe nicht relevant zu sein scheint, weshalb die Interviewpartner wenig über persönliche Einstellungen und Erfahrungen diesbezüglich
berichten. In einem Interview ist zu beobachten, dass der Befragte das Interview nutzt, um unabhängig von den Fragestellungen sein Wissen zu präsen-
tieren. Hierbei werden jedoch auch Aspekte angesprochen, die relevante
Informationen zum untersuchten Gegenstandsbereich liefern. Mehrfach wird
gefragt, wie das Gesagte in den sozialen Kontext einzuordnen sei. Die Interviewerin übernimmt in den meisten Interviews die Rolle einer Expertin aus
einer anderen Wissenskultur (vgl. Bogner & Menz 2005, S. 62–63, Anhang
B-1: Falldarstellungen Professionelle).

6.2.3 Datenerfassung

Orientiert an den Empfehlungen von Witzel (2000) wird zur Datenerfas-
sung im Rahmen dieser Studie neben der Tonbandaufnahme im Vorfeld ein
Formular für ein Postskriptum erstellt. Sowohl bei den Interviews mit den
Frauen als auch bei den Experteninterviews werden hierzu folgende Aspekte,
die die Interviewsituation möglicher Weise beeinflussen erfasst, um diese bei
der Analyse berücksichtigen zu können[57]:

– Codenummer, Art, Ort, Datum, Dauer des Interviews
– Störungen und Atmosphäre
– Nonverbale Reaktion der Interviewpartnerin/des Interviewpartners
  (Mimik, Gestik, beobachtete Anspannung oder Aufregung)
– Situation der Interviewerin (Anspannung, Aufregung usw.)

---

56 Der Einsatz dieses Fragebogens erfolgt damit, anders als von Witzel (2000) emp-
fohlen, nicht zu Beginn des Interviews sondern im Anschluss an die Aufzeich-
nung, da eigene empirische Erfahrungen (Makowsky 1997) zum Einsatz von Kurz-
fragebögen vor dem eigentlichen Interview zeigen, dass hierdurch ein Frage-
Antwort-Schema aufgebaut wird, von dem sich die Befragten auch im Verlauf des
offenen Interviews nur zögerlich lösen.
57 Diese Aspekte werden auf der Grundlage früherer Forschungserfahrungen definiert
und für diese Studie modifiziert (vgl. Makowsky 2004).

– Relevante Gesprächsinhalte außerhalb der Aufnahme
– Subjektiver äußerlicher Eindruck des Gesprächspartners

Im Anschluss an die Interviews erfolgt die vollständige, zeitnahe Transkription aller Interviews, da auf diese Weise der Gesprächsverlauf authentisch und präzise in Schriftform festgehalten und entsprechend ausgewertet werden kann. In dieser Studie findet hierzu eine Orientierung an den von Mergenthaler (1992) aufgestellten Transkriptionsregeln statt. Demzufolge werden Betonungen einzelner Wörter (transkribiert als: !Wort) kenntlich gemacht, Füllworte (z.B. »ehm«), Pausen, Gefühlsäußerungen (z.B. lacht), ausgelassene oder unverständliche Wörter (transkribiert als: ///), schwer verständliche Wörter (transkribiert als :?Wort) und Störungen (z.B. Telefonklingeln) werden notiert und der Gesprächsverlauf wörtlich festgehalten.

6.2.4 Grounded Theory

Die Grounded Theory stellt eine qualitative Forschungsmethodologie dar, die darauf abzielt, eine in den Daten verankerte Theorie zu entwickeln. Diese Theorie soll induktiv aus der Untersuchung des Phänomens abgeleitet werden. Die Datenerhebung und –analyse bis hin zur Entwicklung einer Theorie erfolgen in einem wechselseitigen Prozess. Um den Untersuchungsgegenstand zunehmend zu erhellen und zu strukturieren, findet eine Vielzahl systematischer Verfahren Anwendung (Strauss & Corbin 1996, S. 7–10). Entsprechend Strübing (2004) werden die für diese Studie ausgewählten Verfahrensweisen nicht als starre Anweisungen, sondern als Vorschläge und Leitlinien betrachtet, die für den Gegenstand angemessen modifiziert und für den Leser nachvollziehbar expliziert werden. Der Forschungsprozess im qualitativen Teil dieser Studie und die anschließende Verknüpfung der Ergebnisse qualitativer und quantitativer Datenarten orientieren sich an ausgewählten Verfahrensweisen der Grounded Theory ergänzt durch Teilaspekte der Fallanalyse nach Witzel (2000), die in ihrer für die Studie modifizierten Form im Folgenden erläutert werden.

Theoretisches Sampling (theoretical sampling) und Sättigungsprinzip

In Anlehnung an die Methodologie der Grounded Theory erfolgt die Auswahl der zu erhebenden und der als nächstes zu analysierenden Daten systematisch. Die Festlegung der Studienteilnehmer wird dabei nicht auf Grundlage zuvor festgelegter statistischer Kriterien vorgenommen sondern orientiert sich an theoretischen Merkmalen (Strübing 2004, vgl. auch Brüsemeister 2000). Demzufolge wird davon Abstand genommen, Art und Umfang einzubeziehender Personen vorab genau festzulegen. Es erfolgt im Vorfeld lediglich eine sehr geringe Beschränkung der Untersuchungsteilnehmer (vgl. Kapitel 6.5). Einzubeziehende Personen werden mit dem Ziel ausgesucht, neue

Eigenschaften und Dimensionen zu den bereits vorliegenden Kategorien zu liefern sowie weitere Konzepte aufzudecken (Strübing 2004, Flick 1996). Die Schritte der Datenerhebung und -analyse sind dadurch geprägt, auf Grundlage bereits festgestellter Kategorien[58] einerseits zu entscheiden, welche Daten als nächste zu analysieren sind und andererseits ggf. weitere Gruppen oder Personen auszuwählen, um zusätzlich relevante Daten für die sich entwickelnde Theorie zu erhalten (Glaser & Strauss 2005, S. 107f, Brüsemeister 2000, S. 196). Dieser Prozess wird so lange durchgeführt, bis aufgrund der Analyse davon ausgegangen werden kann, dass auch durch die Einbeziehung weiterer Daten keine zusätzlichen Phänomene auftauchen, durch die die Aussagekraft der gefundenen Phänomene und Kategorien weiterentwickelt werden könnte (=theoretische Sättigung) (Flick 1996, S. 83, Strauss & Corbin 1996, S. 165). In der vorliegenden Studie wird diesen Prinzipien beispielsweise dahingehend Rechnung getragen, als dass die ursprünglich geplante Untersuchungsgruppe der Frauen, die sich ausschließlich aus Wöchnerinnen zusammensetzen sollte, auf die Befragung von Schwangeren ausgeweitet wird. Inhaltlich ergibt sich im fortgeschrittenen Stadium der Interviews mit diesen Frauen eine stärkere Fokussierung auf Adipositas im alltäglichen Lebenskontext unabhängig von peripartalen Phasen. Bei den befragten Professionellen wird beispielsweise deutlich, dass Personen möglichst unterschiedlicher Settings (ambulant, stationär, beides) und hierarchischer Ebenen zu befragen sind, um zahlreiche Phänomene zu erfassen (vgl. auch Kapitel 6.5 zur Eingrenzung der Untersuchungsgruppe).

Entscheidungen über die weiterführende Analyse der bereits vorliegenden Daten werden auf Grundlage definierter Phänomene und Kategorien und in Rückkopplung mit theoretischen Kenntnissen mit dem Ziel der weiteren Verdichtung bis hin zur Bildung einer theoretischen Skizze getroffen. Die Analyse der Daten zeigt, dass bei den in die Studie einbezogenen Berufsgruppen von einer theoretischen Sättigung ausgegangen werden kann, da sich gegen Ende der Analyse des vorliegenden Materials keine neuen Phänomene mehr finden. Auch in der Untersuchungsgruppe betroffener Frauen zeigen sich im Laufe des Forschungsprozesses vermehrt Überschneidungen in den Aussagen, möglicherweise würde jedoch die Einbeziehung von Frauen, die nicht zur Teilnahme an einem Interview bereit oder in der Lage sind, weitere Aspekte aufdecken, weshalb eine theoretische Sättigung nur eingeschränkt erreicht wird (vgl. Kapitel 8.1).

Theoretisches Kodieren, das Schreiben von Memos und die Fallanalyse

In der Grounded Theory wird unter Kodieren der »Prozess der Entwicklung von Konzepten in Auseinandersetzung mit dem empirischen Material«

---

58 Eine Beschreibung der von Stauss und Corbin (1996) verwendeten Bedeutungen der Begriffe im Kodierprozess findet sich im Anhang A-6.

(Strübing 2004, S. 19) verstanden. Das Material wird dabei systematisch schrittweise kodiert, wobei die Kodes allmählich aus den Daten heraus entwickelt werden (Strübing 2004). Als grundlegende analytische Verfahren, die den gesamten Kodierprozess im Rahmen der vorliegenden Studie prägen, beschreiben Strauss und Corbin (1996) das *Anstellen von Vergleichen* und das *Stellen von Fragen*. Diese Verfahren werden in allen Stufen des Kodierens auf unterschiedliche Art und Weise eingesetzt (Flick 1996). Dabei wird zwischen den Schritten *offenen, axialen* und *selektiven* Kodierens unterschieden (Strauss & Corbin 1996). Die einzelnen Schritte sollen jedoch nicht als voneinander trennbare, oder zeitlich getrennte Vorgehensweisen verstanden werden, sondern stellen Möglichkeiten dar, zwischen denen hin- und hergependelt werden kann und die miteinander kombinierbar sind. Zu Beginn des Interpretationsprozesses überwiegt das offene Kodieren, während gegen Ende zunehmend selektiv kodiert wird (Flick 1996, S. 197).

Im Analyseteil des *offenen Kodierens* steht das Benennen und Kategorisieren von Phänomenen im Vordergrund (Strauss & Corbin 1996). Dabei werden die Daten zunächst in ihre Sinneinheiten zergliedert und mit Begriffen (= Kodes) versehen. Der Prozess des offenen Kodierens wird im Rahmen dieser Studie beispielsweise folgendermaßen angewandt:

Tabelle 7: Beispiel für offenes Kodieren im Rahmen dieser Studie

Beispiel	Kodes
I: (…) eigene körperliche Verän-derung, wie haben Sie das (…) wahrgenommen?	→körperliche Veränderung wahr-nehmen (Schwangerschaft)
F: (Lacht) Das war halt, oh Gott, du wirst immer dicker, noch dicker (…) Beim Ersten, da war es ja so, da war es auch alles, alles scheiß-egal, man konnte essen, essen, essen und man ist auseinander gegangen, wie so' n Hefekloß (lacht) (…). Also da, ich glaube, da waren es auch bald dreißig Kilo (HF13/316–321).	→ Entsetzen: noch dicker → alles ist unwichtig →ungezügeltes, legitimiertes Essen → unverschuldete Veränderung → extreme Gewichtszunahme

Ähnliche Kodes werden auf einem höheren Abstraktionsniveau zu Kategorien zusammengefasst. Diese sollen die Daten repräsentieren und auf zugrunde liegende Konzepte hinweisen (Flick 1996). Für das Beispiel in Tabelle 7 wird als Kategorie »Bedeutung des Mutterwerdens für Gewicht und Figur« definiert[59]. Da der Forschungsprozess nach der Grounded Theory durch das ständige Vergleichen und Überprüfen gefundener Phänomene, Kategorien und Hypothesen zu Zusammenhängen einzelner Kategorien geprägt ist, gelten die jeweils definierten Kategorien zunächst als vorläufig (Flick 1996, S. 60). Durch die Einbeziehung und Interpretation zusätzlicher Daten werden diese im Laufe des Analyseprozesses weiterentwickelt, spezifiziert oder ggf. verworfen.

In Form von (kurzen) Notizen (= Memos) werden im gesamten Forschungsprozess Eindrücke, Gedanken und Orientierungen festgehalten. Diese dienen u. a. als Grundlage für neue Kategorien und erleichtern das Erreichen einer zunehmend konzeptionelleren Ebene (Strauss & Corbin, S. 176–181). Ausgewählte Memos, die die Datenerhebung und –interpretation in der hier vorliegenden Studie prägen, finden sich in Anhang A-1.

Witzel (2000) beschreibt das auch im Rahmen dieser Studie eingesetzte Schreiben von Falldarstellungen als Teil seiner Fallanalyse. Es wird eine Falldarstellung oder biographische Chronologie erstellt, um den jeweiligen Fall möglichst genau zu erfassen. Diese Falldarstellungen werden durch Kommentare des Auswertenden erweitert und enthalten im Rahmen dieser

---

59 Den Empfehlungen von Strauss und Corbin (1996) folgend wird in dieser Studie zudem angestrebt, Namen für Konzepte und Kategorien zu wählen, die möglichst nicht der Fachliteratur entstammen. So sei es auf diese Weise vermeidbar, allgemein vertretene Bedeutungen und Assoziationen mit den gewählten Begriffen in Verbindung zu bringen, die nicht unbedingt in den Daten zu finden sind (Strauss & Corbin 1996, S. 43, 49–50).

Studie ergänzend Informationen zu Besonderheiten, prägnanten Äußerungen, zur eigenen Rolle im Interview sowie den Befunden aus dem quantitativen Datenmaterial (vgl. Anhang B-1). In der vorliegenden Studie wird dieser Schritt eingesetzt, um sich mit den einzelnen Interviews unter Berücksichtigung des jeweiligen Kontextes vertraut zu machen und auf diese Weise entscheiden zu können, welche Daten als nächstes in die Analyse einzubeziehen sind.

Das *axiale Kodieren* zielt darauf ab, ausgewählte Kategorien, die für die Beantwortung der Forschungsfrage relevant sind, mit Hilfe der Techniken des Fragenstellens und Vergleichens weiter zu verfeinern und durch möglichst viele passende Textstellen anzureichern. Außerdem wird ein phänomenbezogenes Zusammenhangsmodell (paradigmatisches Modell oder Kodierparadigma) entwickelt, mit Hilfe dessen die Kategorien miteinander in Beziehung gesetzt werden (Strübing 2004, Strauss & Corbin 1996). Zur Entwicklung eines solchen Modells wird ein zentrales Phänomen inklusive seiner Eigenschaften und Dimensionen beschrieben und im Hinblick auf den Kontext, die ursächlichen und intervenierenden Bedingungen, handlungs- und interaktionale Strategien sowie Konsequenzen näher erläutert. In der vorliegenden Studie wird beispielsweise folgendes Zusammenhangsmodell für die Achsenkategorie *Sonderrolle* entwickelt:

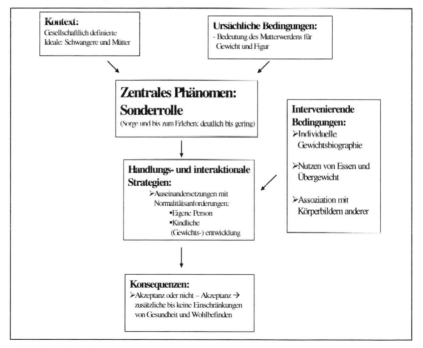

Abbildung 3: Achsenkategorie Sonderrolle

Die Beziehungen zwischen den Kategorien und einzelnen Subkategorien werden darüber hinaus zusammenfassend in Form einer beschreibenden Geschichte[60] dargestellt:

Übergewicht und Adipositas beeinflussen das alltägliche Leben und die Phasen Schwangerschaft, Geburt und Wochenbett aus der Perspektive betroffener Schwangerer und Wöchnerinnen dahingehend, dass sich die Frauen hierdurch mit einer *Sonderrolle* konfrontiert sehen und sich im Vergleich zu normalgewichtigen Frauen als »anders« erleben. Dieses in seinen Dimensionen unterschiedlich stark ausgeprägte Phänomen wird insbesondere im Kontext der Konfrontation mit gesellschaftlichen *Idealen zur Frauen bzw. Schwangeren- und Mutterrolle* deutlich. Als ursächliche Bedingung, die zur Wahrnehmung der Sonderrolle bzw. des »Anders-Seins« führt, lässt sich die subjektive *Bedeutung*, die die Frauen dem *Mutterwerden für ihr Gewicht* geben, identifizieren. Das Empfinden der Sonderrolle führt zu vielfältigen *Auseinandersetzungen mit Normalitätsanforderungen* sowohl im Hinblick auf die *eigene Person* als auch bezogen auf die *kindliche (Gewichts-) entwicklung* (handlungs- und interaktionale Strategien). Diese Auseinandersetzungen werden durch die *individuelle Gewichtsbiographie*, den subjektiven *Nutzen von Essen und Übergewicht* und *Assoziationen mit Körperbildern anderer* beeinflusst (intervenierende Bedingungen). Erfolgt die Auseinandersetzung mit der Sonderrolle für die Frauen konstruktiv und wirken sich intervenierende Bedingungen nicht hinderlich aus, beschreiben die Frauen im geburtshilflichen Kontext *keine zusätzlichen Einschränkungen* von Gesundheit und Wohlbefinden. Andernfalls kann angenommen werden, dass sich die Frauen durch die Konfrontation mit der Sonderrolle im Bereich von Gesundheit und Wohlbefinden *belastet fühlen,* was zu Resignation oder (dem Streben nach) Veränderung führen kann (Konsequenzen).

Abbildung 4: Beschreibende Geschichte zur Achsenkategorie Sonderrolle

Beim *selektiven Kodieren* wird das axiale Kodieren auf einem höheren Abstraktionsniveau fortgesetzt. Es wird eine Kernkategorie herausgearbeitet, um die herum die anderen Kategorien gruppiert werden (Flick 1996). Im weiteren Verlauf wird schließlich eine theoretische Skizze aufgestellt, die erneut anhand der Daten überprüft wird (Flick 1996[61]).

---

60 Im Englischen sprechen die Autoren von »story« und beschreiben diese als » a desciptive narrative about the central phenomon of the study (Strauss & Corbin 1990, p. 116). Die Autoren rechnen den Schritt des Schreibens einer Geschichte zum selektiven Kodieren. Da sich dieser Schritt jedoch auch zur Erläuterung ausgewählter Achsenkategorien anbietet, erfolgt er im Rahmen dieser Studie bereits an dieser Stelle (zu den beschreibenden Geschichten der anderen Achsenkategorien, die im Rahmen der Datenanalyse dieser Studie gebildet sind, siehe Anhang B-2).

61 Zur Umsetzung des selektiven Kodierens und Anfertigen einer theoretischen Skizze vgl. Kapitel 8.2.

Der hier beschriebene Prozess der Datenanalyse wird im Rahmen dieser Studie insbesondere beim Sortieren und Wiederauffinden von Kategorien durch das Textanalysesystem MAX QDA 2001 für Windows unterstützt (Kuckartz 2001).

6.3 Forschungsdesign quantitativ

6.3.1 Fragebogenstudie

Mit Hilfe einer standardisierten schriftlichen Befragung werden ausgewählte Bereiche erfasst die, Studien zufolge, für die mütterliche Gesundheit in peripartalen Phasen relevant sind. Auch werden Faktoren, die im Zusammenhang mit Adipositas generell diskutiert werden und zentrale Aspekte der geburtshilflichen Versorgung adipöser Frauen erhoben (vgl. Kapitel 2 bis 4). Dieser Teil der Untersuchung erfolgt in Form eines Querschnittdesigns, d. h. zu einem Erhebungszeitpunkt (Zeitraum: Februar bis Dezember 2006) an einer definierten Gruppe Schwangerer bzw. Wöchnerinnen (N=42) mit präkonzeptioneller Übergewichtigkeit oder Adipositas. Die ermittelten Befunde werden deskriptiv dargestellt und erweitern das Wissen über die im Rahmen dieser Studie eingesetzte Stichprobe. Da die standardisiert erfassten Aspekte ergänzend fallbezogen, und im Sinne eines diagnostischen Instruments ausgewertet werden (vgl. Anhang B-1: Falldarstellungen Schwangere und Wöchnerinnen), kann zudem eingeschätzt werden, ob der Einzelfall von Durchschnittwerten der vorliegenden Gesamtstichprobe abweicht. Darüber hinaus werden die Ergebnisse soweit dies möglich und sinnvoll erscheint, mit Ergebnissen anderer Studien verglichen, um Tendenzen für charakteristische Eigenschaften und Besonderheiten der Stichprobe übergewichtiger/adipöser Schwangerer und Wöchnerinnen zu ermitteln.

In dieser Studie wird nicht von einer repräsentativen Stichprobe ausgegangen. Angestrebt ist vielmehr, das Wissen über die untersuchte Personengruppe durch zuvor definierte Aspekte zu erweitern. Um die Testqualität nicht bei jedem eingesetzten Instrument erneut prüfen zu müssen und gewonnene Ergebnisse ansatzweise mit bereits vorliegenden Befunden vergleichen zu können, wird soweit wie möglich, auf bereits publizierte Instrumente zurückgegriffen (vgl. Punch 2005, Bortz & Döring 2005, S. 190, vgl. Kapitel 6.1, Anhang A-7). Angestrebt ist eine Stichprobengröße von mindestens 30 Schwangeren bzw. Wöchnerinnen, die bereits vor Eintritt der Schwangerschaft zumindest übergewichtig waren. Aus forschungspraktischen Gründen werden in die Stichprobe all die Personen einbezogen, die sich zu einer Teilnahme bereit erklären (vgl. Punch 2005). Diese willkürliche Auswahl ist im Rahmen der vorliegenden Untersuchung als ausreichend zu bewerten, da die Ergebnisse eingesetzt werden, um den Untersuchungsgegenstand näher zu beleuchten (vgl. Raithel 2006).

An einen durchgeführten Pretest (Februar – März 2006) schließt sich in der Zeit von Mai bis Dezember 2006 die Haupterhebungsphase an. Anders als bei schriftlichen Befragungen oft üblich, ist die Forscherin im Rahmen dieser Studie beim Ausfüllen der Fragebögen in vielen Fällen anwesend, da dies in 16 Fällen im Anschluss an die Interviews erfolgt und sich aus dem praktischen Vorgehen in dieser Studie ableitet (vgl. Kapitel 6.6). Somit kann ein Einfluss beispielsweise durch die Art der Kontaktaufnahme oder die Beantwortung von Rückfragen nicht komplett ausgeschlossen werden.

6.3.2 Statistische Auswertungsverfahren

Die Analyse der auf diese Weise erhobenen Daten erfolgt mit Hilfe des Statistikprogramms SPSS 14.0 für Windows (2007). Da der Schwerpunkt dieser Studie im qualitativen Vorgehen liegt, kommen für die Auswertung der ergänzend erfassten quantitativen Daten deskriptive Verfahren zur Anwendung. Je nach Fragestellung und Skalenniveau werden dabei Häufigkeiten, Lage- und Streumaße sowie Korrelationen errechnet. Die im Rahmen dieser Studie errechneten Korrelationen beziehen sich auf die Überprüfung von Zusammenhängen hinsichtlich der Gewichtsklasse und des Erhebungszeitpunktes. Von der Errechnung weiterer Korrelationen wird Abstand genommen, da aufgrund der übergreifenden Orientierung am paradigmatischen Modell der Grounded Theory (vgl. Kapitel 6.2.4) Zusammenhänge zwischen einzelnen Kategorien mittels theoretischer Überlegungen definiert werden.

6.4   Gütekriterien

6.4.1 Gütekriterien für qualitative Verfahren

Zur Beurteilung der Güte qualitativer Forschungsstudien finden sich verschiedene Grundpositionen (vgl. Steinke 2005, Bortz und Döring 2005, Flick 2004, Mayring 2002). Die Einschätzung der Qualität dieser Studie erfolgt anhand der von Steinke (2005) entwickelten Kriterien, die entsprechend der Forschungsfragen für diese Studie modifiziert und in ihrer Anwendung in dieser Stelle erläutert werden [62]:

Intersubjektive Nachvollziehbarkeit

Um den Forschungsprozess so zu dokumentieren, dass Außenstehende die Untersuchung nachvollziehen und die Ergebnisse beurteilen können, werden sowohl das Vorverständnis, (vgl. Kapitel 2 bis 4 und 6.1) als auch die einge-

---

[62] Steinke (2005) definiert insgesamt 7 Kernkriterien zur Beurteilung qualitativer Studie. Die hier ausgewählten Kriterien werden von ihr jedoch am deutlichsten beschrieben und daher auch im Rahmen dieser Studie näher ausgeführt (vgl. Steinke 2005, S. 329–331).

setzten Erhebungs- und Auswertungsmethoden beschrieben. Die zitierten Memos, die den Prozess der Datenerhebung und –analyse begleiten und steuern, geben Auskunft über Entscheidungen und Probleme im Verlauf des Forschungsprozesses (vgl. Kapitel 6.6 und Anhang A-1). Weitere Maßnahmen, um die intersubjektive Nachvollziehbarkeit über den gesamten Forschungsprozess hinweg gewährleisten zu können, sind gemeinsame Interpretationen ausgewählter Daten in regelmäßigen Abständen im Rahmen interdisziplinärer Forschungswerkstätten zum Arbeiten mit qualitativen Verfahren (vgl. hierzu auch Strübing 2005, Riemann 2006, Glaser und Strauss 2005) an der Universität Osnabrück und der Universität Bremen. Darüber hinaus wird die Studie auf bundesweiten Workshops zur qualitativen Forschung vorgestellt, ausgewählte Daten exemplarisch analysiert und das generelle Vorgehen diskutiert. In Doktorandenkolloquien finden ergänzend regelmäßige Diskussionen und somit eine regelmäßige Reflexion des Forschungsprozesses statt. Mit der Datenerhebung in Anlehnung an die Methoden des problemzentrierten Interviews sowie der Steuerung des Forschungsprozesses durch ausgewählte Verfahren der Grounded Theory erfolgt eine Orientierung an zuvor formulierten Vorgehensweisen und somit an kodifizierten Verfahren.

Indikation des Forschungsprozesses

In der vorliegenden Studie wird begründet, für welche Teilbereiche der Untersuchung ein Vorgehen nach qualitativen Verfahrensweisen angemessen ist. Während des gesamten Forschungsprozesses wird zudem durch die Orientierung an den Grundsätzen zur Durchführung problemzentrierter Interviews überprüft, inwieweit die eingesetzten Methoden für den Gegenstand angemessen erscheinen. Auch kann aufgrund der offenen Gestaltung der Interviews davon ausgegangen werden, dass subjektive Perspektiven und Bedeutungsstrukturierungen der untersuchten Personen zum Ausdruck gebracht werden. Dies geschieht beispielsweise durch den einleitenden Hinweis, dass zwar ein Interviewleitfaden vorliegt, dieser jedoch lediglich eine Gedächtnisstütze darstellt und dass es vielmehr darum geht zu erfassen, was aus Sicht der Interviewpartner relevant erscheint. Die zur Transkription der Gespräche eingesetzten Regeln werden ebenfalls beschrieben (vgl. Kapitel 6.2.3). Ausgewählte Samplingstrategien orientieren sich an theoretischen Kriterien und erfolgen, soweit es der Untersuchungsgegenstand ermöglicht, in Anlehnung an die Methoden des theoretischen Samplings.

Empirische Verankerung

Die Verankerung der Ergebnisse in den empirischen Daten wird u. a. durch die Schritte des theoretischen Kodierens sichergestellt (vgl. Kapitel 6.2.4). Zudem werden definierte Kategorien sowie Beziehungen einzelner

113

Kategorien zueinander durch Hinzuziehen weiterer Textstellen aus den Interviews modifiziert und spezifiziert. Eine kommunikative Validierung, d. h. direkte Gespräche mit den in die Studie einbezogenen Personen über ermittelte Befunde, findet in eingeschränktem Maße Anwendung. So werden Befunde aus den Experteninterviews im Rahmen von Präsentationen auf Kongressen den für diese Studie ausgewählten Experten vorgelegt und mit ihnen diskutiert.

Neben diesen exemplarisch dargestellten Kriterien werden die Kriterien berücksichtigt, die für die jeweiligen methodischen Vorgehensweisen im Rahmen der Interviews sowie der einzelnen Schritte der Grounded Theory als Grundpositionen bzw. Grundprinzipien gelten.

6.4.2 Gütekriterien für quantitative Verfahren

Die aus der klassischen Testtheorie abgeleiteten zentralen Testgütekriterien *Objektivität, Reliabilität* und *Validität*[63] finden auch im quantitativen Teil dieser Studie Berücksichtigung. So wird beachtet, dass die Datenerhebung und –analyse unabhängig von der Forscherin erfolgen, indem während der Datenerhebung ein Einfluss durch die Forscherin möglichst gering gehalten wird. Gelegentliche Rückfragen durch Studienteilnehmerinnen beim Ausfüllen des Fragebogens werden daher in der Regel durch Wiederholen der Instruktionen beantwortet. Die Auswertung und Interpretation der Daten orientiert sich an der Fragestellung und erfolgt auf Grundlage definierter Vergleichswerte bzw. vorliegender Studien. Zur Sicherstellung der Reliabilität und Validität eingesetzter Instrumente wird weitgehend auf bereits etablierte und publizierte Instrumente zurückgegriffen. Auf diese Weise kann auf die vorliegende Beurteilung der Güte dieser Instrumente zurückgegriffen werden (vgl. hierzu Kapitel 6.1).

6.5 Eingrenzung der Untersuchungsgruppen

Die Eingrenzung der Untersuchungsgruppen auf übergewichtige und adipöse Schwangere und Wöchnerinnen auf der einen Seite und betreuende Hebammen und Ärzte auf der anderen Seite orientiert sich am von der WHO (2001) veröffentlichten Verständnis, nach dem als Einflussfaktoren auf Gesundheit und Krankheit sowohl personenbezogene Aspekte als auch Umweltfaktoren definiert sind (vgl. Kapitel 4.4). Zur Ermittlung eines möglichst umfassenden Einblicks in Gesundheit und Wohlbefinden übergewichtiger Schwangerer und Wöchnerinnen werden in dieser Studie sowohl betroffene Frauen als auch maßgeblich an der gesundheitlichen Versorgung und Betreuung rund um die Geburt beteiligte Berufsgruppen einbezogen (vgl. Kapitel 4).

---

63 Erwähnt werden darüber hinaus die folgenden Nebengütekriterien: Ökonomie, Vergleichbarkeit, Nützlichkeit, Normierung (vgl. Raithel 2006, S. 42).

Um die vielfältigen Sichtweisen betroffener Frauen weitgehend erfassen zu können, findet eine möglichst geringe Eingrenzung der Untersuchungsgruppe statt. Die definierten Beschränkungen leiten sich aus dem Forschungsinteresse, ersten empirischen Befunden und der Literatur ab. Da nur Frauen, die bereits vor der Schwangerschaft übergewichtig oder adipös sind, in die Phasen Schwangerschaft, Geburt und Wochenbett als übergewichtige bzw. adipöse Frauen mit entsprechenden Erfahrungen hineingehen und sich das Forschungsinteresse auf das Erleben der Frauen im jeweiligen Gesamtlebenskontext richtet, wird als Einschlusskriterium das präkonzeptionelle Gewicht zugrunde gelegt. Nicht berücksichtigt werden in dieser Studie demnach die Frauen, die im Verlauf der Schwangerschaft übergewichtig oder adipös werden. Aus Gesprächen mit Professionellen im Rahmen der ersten Feldphase leitet sich darüber hinaus ab, dass sowohl übergewichtige[64] als auch adipöse Frauen sinnvoller Weise in die Studie einzubeziehen sind. So sei hier die Chance, eine ausreichende Anzahl an Untersuchungsteilnehmerinnen gewinnen zu können, deutlich erhöht (vgl. Anhang A-1: Memo E 5). Zudem lassen erste Interviews mit übergewichtigen, nicht aber adipösen Frauen Phänomene deutlich werden, die den Untersuchungsgegenstand weiter erhellen, in ersten Gesprächen mit adipösen Frauen jedoch nicht auftauchen (z.B. die geäußerte Angst übergewichtiger Frauen, evt. aufgrund der Gewichtszunahme in der Schwangerschaft zukünftig zur Gruppe adipöser Frauen zu gehören).

Eine weitere Eingrenzung der Untersuchungsgruppe betroffener Frauen bezieht sich auf den Erhebungszeitpunkt. Den Strategien des theoretischen Samplings folgend orientiert sich die Auswahl der Untersuchungsgruppe an dem Ziel, möglichst viele Phänomene detailliert zu erfassen (vgl. Kapitel 6.2.1). Daher scheint die zuvor definierte Beschränkung auf Frauen im Puerperium nicht sinnvoll, da diese Phase durch das Geburtserlebnis sowie die aktuellen Veränderungen geprägt ist. Da jedoch auch Erfahrungen im Zusammenhang mit der Schwangerschaft im Rahmen dieser Studie interessieren, werden ergänzend Schwangere in die Untersuchung einbezogen. Der Zeitraum der Datenerhebung wird auf sechs Monate post partum festgelegt, da ein längerer Zeitraum bis zu einem Jahr nötig erscheint, um sich von den physischen und psychischen Folgen der Geburt zu erholen und an die neue Lebenssituation anzupassen (Hasseler 2002, S. 20–22, vgl. auch Kapitel 1).

Für die einzubeziehenden Hebammen und Gynäkologen stellen zu Beginn der Studie die formale Qualifikation und die praktische Berufserfahrung in

---

64 Zur Vereinfachung der praktischen Umsetzbarkeit wird in Aushängen und Fleyern Übergewicht nach dem Broca-Index definiert als Körperlänge in cm –100+20% und mehr (dies entspricht in etwas einem BMI von 28). Hierbei handelt es sich um einen groben Richtwert, der verhindern soll, dass sich Frauen zur Teilnahme an der Studie melden, die normalgewichtig sind, sich aber übergewichtig fühlen. Grundsätzlich werden Frauen ab einem BMI von 25 in die Studie einbezogen (vgl. Deutsche Adipositas-Gesellschaft et al. 2007).

der Geburtshilfe die einzigen Einschlusskriterien dar. Im Verlauf der Daten-erhebung und –analyse wird die Untersuchungsgruppe dahingehend einge-grenzt, dass gleichermaßen ambulant und stationär tätige Hebammen und Ärzte befragt werden. Darüber hinaus wird deutlich, dass Professionelle, die es gewohnt sind sich auch mit psychosomatischen Aspekten auseinander zu setzen, andere Phänomene beschreiben als Personen ohne derartige Erfah-rungen. Auch schildern Personen in leitenden Positionen andere Erfahrungen als nicht leitende Mitarbeiter, weshalb darauf geachtet wird, Professionelle unterschiedlicher Spezialisierungen und hierarchischer Positionen einzube-ziehen.

6.6   Feldzugang

Zur Durchführung der Studie sind umfangreiche Vorbereitungen erforder-lich. Dem qualitativen Forschungsverständnis folgend prägen diese Schritte und die in diesen Phasen gesammelten Eindrücke und Erfahrungen den Pro-zess der Datenerhebung und –interpretation. Sie im Einzelnen darzustellen, scheint im Rahmen dieser Arbeit allerdings zu umfangreich, weshalb Tabelle 8 einen zusammenfassenden Überblick über den Arbeits- und Zeit-plan zur Vorbereitung und Durchführung der Datenerhebung gibt. Auf aus-gewählte Aspekte, die die *Feldphase* und die *Datenerhebung mit Professio-nellen* und übergewichtigen/adipösen Schwangeren bzw. Wöchnerinnen charakterisieren, wird im Anschluss an die Tabelle beschreibend eingegan-gen. Abschließend werden *ethische Aspekte* und deren Berücksichtigung im Rahmen dieser Studie aufgegriffen.

Tabelle 8: Arbeits- und Zeitplan zur Vorbereitung und Durchführung der Datenerhebung

Zeiten	Kurzbeschreibung
Oktober 2005 bis Dezember 2005	Hospitation bei einer freiberuflichen Hebamme, einer niedergelassenen Gynäkologin, in der geburtshilflichen Abteilung einer Klinik; Expertengespräch mit dem Leiter einer Adipositasambulanz
Januar 2006	Entwicklung von Interviewleitfäden und Fragebögen für Pretests mit adipösen Wöchnerinnen und Hebammen/Ärzten
Februar 2006 bis März 2006	Durchführung und erste Analyse von Pretest-Interviews und Testung erster Fragebögen mit 1 adipösen Schwangeren, 1 adipösen Wöchnerin, 3 Hebammen und 2 Ärztinnen
April 2006	Überarbeitung der Leitfäden und Fragebögen; Kontaktaufnahme mit niedergelassenen Ärzten, Hebammen und Kliniken zur Gewinnung von Interviewpartnern unter den Professionellen
Mai 2006 bis Juli 2006	Vorstellung und Präsentation der Studie in 5 Krankenhäusern, bei 10 niedergelassenen Professionellen, 10 Kursen zur Erwachsenenbildung und Freizeitgestaltung für Schwangere und Wöchnerinnen zur Anregung der Vermittlung von Studienteilnehmerinnen (übergewichtigen/adipösen Schwangeren und Wöchnerinnen)
Mai 2006 bis Dezember 2006	Durchführung der Haupterhebungsphase (14 übergewichtigen/adipöse Schwangere bzw. Wöchnerinnen, 20 Hebammen/Ärzte); regelmäßige persönliche oder telefonische Rücksprache mit kooperierenden Einrichtungen und niedergelassenen Professionellen

Der Einstieg wird über eine *Feldphase* gewählt. Um Besonderheiten im Hinblick auf die Versorgungsgestaltung insbesondere adipöser Frauen erfassen zu können, erfolgen Begleitungen und Hospitationen bei der Wochenbettbetreuung durch eine Hebamme (vgl. Memo E 1), in einer Frauenarztpraxis (Memo E 2 & E 8) sowie in der geburtshilflichen Abteilung einer Klinik (Memo E 3-E 7). Zusammenfassend leiten sich aus den ausführlich in diesen Zeiten angefertigten Memos einige Besonderheiten ab:

– Bereits bei der telefonischen Kontaktaufnahme gibt die *Hebamme* an, sehr selten adipöse Frauen zu betreuen. Daher wird sie bei einer »normalen Nachsorge« begleitet. Auffällig erscheint hierbei, dass auf eine formelle Anrede zwischen Wöchnerin und Hebamme verzichtet wird. Auch der gesamte Umgang lässt sich als vertraut, beinahe freundschaftlich beschreiben. Unabhängig von Routineuntersuchungen bei Mutter und Baby geht die Hebamme auf geäußerte Wünsche und Probleme der Frau ein, berät und bietet praktische Hilfestellung z.B. beim ersten Baden des Babys an. Sie vermittelt Ruhe und Zeit und erfragt mehrfach Wünsche und Bedürfnisse der von ihr betreuten Frau. Die 2-jährige Tochter wird in die Handlungen der Hebamme einbezogen.

117

– Die Hospitation in der *Frauenarztpraxis* bietet einen Einblick in die ärztliche Schwangerenvorsorge sowohl aus Sichtweise einer Ärztin als auch aus der Perspektive einzelner (normalgewichtiger) Schwangerer. Probleme bei der Schwangerenbetreuung adipöser Frauen werden im Vergleich zur Betreuung normalgewichtiger Frauen aus ärztlicher Sicht geschildert und am Beispiel von Ultraschalluntersuchungen bei einer normalgewichtigen und einer übergewichtigen Frau (nach vorheriger Rücksprache mit den Frauen) demonstriert.

– In der *geburtshilflichen Abteilung einer Klinik* wird verstärkt das Thema Übergewicht und Adipositas im direkten Zusammenhang mit der Geburt thematisiert. Hierdurch ist ein umfassender Einblick in unterschiedliche Perspektiven von Ärzten, Hebammen, Pflegenden, Diätberaterinnen, Psychologinnen sowie drei betroffenen Schwangeren möglich. Da eine Angliederung an die Berufsgruppe der Ärzte erfolgt, kann insbesondere der ärztliche Kontakt zu Schwangeren, Gebärenden und Wöchnerinnen beobachtet werden. Dieser gestaltet sich freundlich, die Frauen werden als Patientinnen ernst genommen und Partner bzw. andere Familienangehörige auf Wunsch in Gespräche mit einbezogen. In Gesprächen über Übergewicht und Adipositas wird deutlich, dass sowohl betreuende Professionelle als auch betroffene Frauen Vergleiche zwischen übergewichtigen bzw. adipösen und normalgewichtigen Frauen anstellen. Insbesondere die Professionellen betonen dabei eine Gleichbehandlung adipöser und normalgewichtiger Frauen.

Die Vorbereitung der *Datenerhebung mit Professionellen* erfolgt im ersten Schritt durch telefonische Kontaktaufnahmen und zusätzlich teilweise kurze Vorabgespräche in den Praxen der angefragten niedergelassenen Gynäkologen und freiberuflichen Hebammen. Bei der Auswahl wird berücksichtigt, dass neben Personen, zu denen bereits Kooperationskontakte bestehen auch bislang unbekannte Professionelle einbezogen werden. Zwar weisen die um ein Interview gebetenen Ärzte und Hebammen teilweise auf Zeitmangel hin, erklären sich jedoch (mit einer Ausnahme) zu einem Interview bereit. Ebenfalls telefonisch werden Kontakte zu Kliniken hergestellt. Die angesprochenen Pflegedienstleitungen bzw. ärztlichen Leitungen bitten in der Regel um schriftliche Anfragen, eine kurze Studienbeschreibungen sowie das Zusenden von Interviewleitfäden bzw. Fragebögen. In allen Kliniken ist die Zustimmung des Chefarztes der geburtshilflichen Abteilung erforderlich, in einer Klinik muss zusätzlich der Vorstand, in einer weiteren der leitende Pädiater zustimmen. Nach erfolgter Zusage wird die Koordination der Interviews in drei Kliniken durch die leitenden Ärzte, in zwei Kliniken durch die Pflegedienstleitungen übernommen. Insgesamt fällt auf, dass Interviews mit Ärzten in nicht leitenden Positionen zeitlich schlecht im Vorfeld festzulegen sind und Absprachen in der Regel flexibel erfolgen. Von den 25 Experten, die in die Studie einbezogen werden, haben zum Zeitpunkt des Interviews fünf Ärzte und vier Hebammen bereits an Studien zu psychosomatischen Themen teilgenommen[65]. Insgesamt setzt sich die Gruppe wie folgt zusammen:

Tabelle 9: Einbezogene Experten sortiert nach Position und Arbeitskontext

Kennzeichen	Anzahl
Hebammen freiberuflich	3
Hebammen stationär, nicht leitend	4
Hebammen in gynäkologischer Praxis	2
Hebammen in Leitungsposition	1
Hebammen mit Unterrichtsfunktion	2
Ärzte in niedergelassener Praxis	7
Ärzte stationär, nicht leitend	3
Ärzte in Leitungsposition (Ober – oder Chefärzte)	3

Für die Datenerhebung mit *übergewichtigen/adipösen Schwangeren und Wöchnerinnen* sowohl mittels Interview als auch mittels Fragebogen werden unterschiedliche Strategien eingesetzt. Nach erfolgter Zustimmung einer Unterstützung der Studie werden in den *Praxen* der niedergelassenen Professionellen Informationszettel, Flyer und Fragebögen hinterlegt. Auf regelmäßige Rückfragen in den Arztpraxen[66] werden jedoch Schwierigkeiten hinsichtlich der Informationsweitergabe an geeignete Frauen geäußert. Zur Veranschaulichung sollen die in Form von Memos festgehaltenen Äußerungen der niedergelassenen Ärzte exemplarisch dargestellt werden:

»Ich schaffe das zurzeit nicht, die Frauen anzusprechen, habe zuviel zu tun« (vgl. Memo E 12).
»Wer gibt denn schon zu, dass er übergewichtig ist?« (vgl. Memo E 10).
»Frau Makowsky, ich denke bei jeder dicken Schwangeren an Sie. Aber Sie wissen ja, es ist schon heikel, denen zu sagen, sie müssen jetzt bei 'ner Studie zu Übergewicht mitmachen« (vgl. Memo E 11).

Vereinzelt vermitteln insbesondere Gynäkologen, zu denen langjährige Kooperationsbeziehungen bestehen, Interviewpartnerinnen und verteilen Fragebögen. Nach ca. 14 Wochen werden die nicht ausgefüllten Fragebögen von den niedergelassenen Professionellen zurückerbeten (vgl. Memo E 13).

Da die angefragten *Kliniken* neben der Kontaktherstellung zu Interviewpartnern unter den Professionellen auch die Unterstützung die Vermittlung adipöser Schwangerer und Wöchnerinnen zusagen, wird in einer Klinik eine

---

65 Eine detaillierte Beschreibung der in die Studie einbezogenen Experten erfolgt im Rahmen der Darstellung der Ergebnisse orientiert am anonymen Kurzfragebogen (vgl. Kapitel 7.5).
66 Die angesprochenen Hebammen weisen in der Regel darauf hin, keine oder kaum adipöse Frauen zu betreuen.

Fortbildungsveranstaltung für Mitarbeiter des Pflege- Hebammen- und Ärzteteams durchgeführt, in den anderen Kliniken erfolgen ausführliche Vorstellungen der Studie in den jeweiligen Teams getrennt. Gemeinsam mit den Professionellen vor Ort wird überlegt, welche Strategien und Personen die Umsetzung der Studie unterstützen können. Als Ansprechpartner fungieren Pflegekräfte der Wöchnerinnenstation, Ärzte, Hebammen und eine Stillberaterin. Auf Rückfragen werden unter Anderem folgende Erfahrungen der Professionellen geäußert:

> »Meine Kollegen weigern sich, die Fragebögen zu verteilen, ich mache das jetzt. Weil ich selber auch ein bisschen stämmiger bin, kann ich die Frauen auch drauf ansprechen, aber es ist schon schwierig. Oft sind die Frauen hinterher auch grantig und sauer« (vgl. Memo E 15).
> »Es besteht eine fast unüberwindbare Hürde, dass diese dicken Frauen einen Fragebogen ausfüllen. Ich habe mit Engelszungen geredet, aber anscheinend gibt es da keine oder wenig Bereitschaft. (...). Ich habe bei unserem adipösen Klientel noch das Problem, dass diese Frauen fast alle aus einem sozial schwachen Umfeld kommen. Und die sind ganz schwer zu überzeugen, etwas für ihre Gesundheit zu tun« (vgl. Memo E 16).
> »Angemerkt wird zudem, dass sich das Ansprechen von Frauen auf ihr Übergewicht negativ auf den Ruf des Hauses auswirken könne und diesbezüglich keine Relevanz bestehe. So äußert ein Arzt, ihm sei die ›Dikke, die zwar Risiken mitbringt, sich aber an [seine] Anweisungen hält lieber, als die schlanke Rechtsanwältin, die alles hinterfragt und [seinen] Rat nicht befolgt‹« (vgl. Memo E 14).

Auch in der Zusammenarbeit mit den Kliniken zeigt sich, dass insbesondere Mitarbeiter der Häuser, zu denen bereits Kontakte unabhängig von der eigenen Studie bestehen, Fragebögen zurücksenden und vereinzelt Interviewpartnerinnen vermitteln.

Um trotz dieser Erschwernisse eine angemessene Anzahl an Studienteilnehmerinnen insbesondere für den quantitativen Teil der Studie zu erreichen, wird verstärkt der *direkte Kontakt* zu Schwangeren und Wöchnerinnen beispielsweise im Rahmen von Geburtsvorbereitungskursen und Kursen zur Freizeitgestaltung nach der Geburt gesucht. Nach vorheriger Rücksprache mit den Einrichtungsleiterinnen und den Kursleiterinnen wird die Studie den Teilnehmerinnen dieser Kurse präsentiert, so dass sich Frauen ggf. selbst zu einem Interview und/oder dem Ausfüllen eines Fragenbogens bereit erklären oder Informationen weiterleiten können. Darüber hinaus wird im privaten und beruflichen Umfeld mehrfach über die Studie informiert. Ein Internetaufruf stößt zudem auf Interesse und es werden Fragebögen per E-Mail versendet und zurückerhalten[67]. In einer Klinik erfolgt die direkte Kontaktaufnahme zu geeigneten Schwangeren und Wöchnerinnen in Form von regelmäßigen Besuchskontakten über einen Zeitraum von ca. sechs Wochen. Insgesamt betrachtet kann die durch die Professionellen beschriebene Beobachtung, auf Ablehnung bei betroffenen Frauen zu stoßen, durch eigene Erfahrungen nicht bestätigt werden. So lehnt lediglich eine Frau das Ausfüllen des Fragebogens komplett ab (vgl. Memo E 18). Zusammenfassend zeigen sich folgende Vorgehensweisen für die Gewinnung von Interviewpartnerinnen erfolgreich:

Tabelle 10: Erfolgreiche Strategien zur Gewinnung von Interviewpartnerinnen

Strategie	Anzahl
Ärzte	3
Ärzte in Anwesenheit der Forscherin	2
Interviewpartnerinnen (Frauen) vermitteln weitere Frauen	2
Kurse der Erwachsenenbildung und Freizeitgestaltung	2
Auf Fragebogen Telefonnummer hinterlassen	1
Sonstige	6

Bereiterklärt zur Teilnahme an einem qualitativen Interview einschließlich Ausfüllen eines Fragebogens und zum alleinigen Ausfüllen eines Fragebogens haben sich Frauen mit folgendem präkonzeptionellen BMI:

Tabelle 11: Gewichtseinteilungen Studienteilnehmerinnen (vgl. Deutsche Adipositasgesellschaft et al. 2007)

BMI vor der Schwangerschaft	Anzahl der Interviewpartnerinnen	Studienteilnehmerinnen (Frauen) insgesamt
25–29,9	2	10
30–34,9	2	12
35–39,9	6	10
40 und mehr	6	10
	N=16	N=42[68]

Für die Teilnahme am Interview einschließlich des Ausfüllens eines Fragebogens erhalten die Frauen eine Aufwandsentschädigung von 20 Euro. Insgesamt werden neun Schwangere und sieben Wöchnerinnen in den quali-

---

67 In diesem Zusammenhang erfolgen auch kritische Rückmeldungen. So vermissen die Frauen Fragen über Erfahrungen mit Professionellen sowie zur Versorgung und zu erhaltenen Hilfsmitteln (die nicht Gegenstand des Fragebogens, wohl aber der Interviews sind) (vgl. Memo E 17).

68 Ein Fragebogen wird aus der Gesamtstichprobe herausgenommen, da er nicht im vorgegebenen Zeitraum bis max. sechs Monate post partum ausgefüllt ist.

tativen Teil und zehn Schwangere und 32 Wöchnerinnen in den quantitativen Teil der Studie, einbezogen[69].

Vor der Durchführung von Studien wie dieser, die zu intensiven Auseinandersetzungen mit persönlichen Einstellungen, Gedanken und Gefühlen anregen, ist sicherzustellen, dass *ethische Aspekte* in angemessener Form Berücksichtigung finden. Daher wird der Nutzen dieser Studie möglichen Nachteilen gegenübergestellt. Durch die Einbeziehung der Nutzerinnen- und Professionellenperspektive sollen Befindlichkeiten und Erfahrungen übergewichtiger Frauen in diesen Phasen beleuchtet werden. Hieraus können durch weitere Forschung Konzepte abgeleitet werden, mit dem Ziel, die geburtshilfliche Versorgung übergewichtiger Frauen in Deutschland bedarfsgerecht und qualitativ hochwertig zu gestalten. Damit dienen die Ergebnisse sowohl den betroffenen Frauen, deren Wünsche und Bedürfnisse zukünftig vermehrt in der geburtshilflichen Betreuung Berücksichtigung finden können, als auch den betreuenden Professionellen, die Hilfestellungen für den Umgang mit übergewichtigen Frauen in der Geburtshilfe erhalten, die an ihrer derzeitigen Versorgungspraxis anknüpfen. *Nachteilig* auf das Befinden der Befragten könnte sich im Verlauf der Interviews oder beim Ausfüllen eines Fragebogens die hierdurch angeregte Beschäftigung mit belastenden oder sensiblen Themen und den hiermit verbundenen Erfahrungen auswirken. Diese Gefahr wird im Rahmen der vorliegenden Studie insbesondere bei den Interviews gesehen, da hier möglicher Weise Bereiche oder Themen angesprochen werden, die die Befragten überraschen und über die sie nicht sprechen möchten. Berücksichtigt werden daher die von Hopf (2005) definierten allgemeinen Prinzipien der informierten Einwilligung und Nicht-Schädigung der Studienteilnehmer. Für die konkrete Umsetzung dieser Prinzipien in der vorliegenden Studie finden folgende Vorgehensweisen Anwendung[70]:

– Auf die Freiwilligkeit zur Teilnahme am Interview werden die Teilnehmenden nach vorheriger Information über die Studie explizit hingewiesen. Dabei verfügen die befragten Schwangeren, Wöchnerinnen, Hebammen und Ärzte in den meisten Fällen über schriftliche, immer aber über mündliche Informationen im Vorfeld des Interviews (s. Anhang A-2).
– Zeit und Ort des Interviews richten sich nach den Wünschen und Bedürfnissen der Interviewpartner.
– Im Rahmen der Kontaktphase erfolgt erneut die Aufforderung, das zu erzählen, was den Befragten wichtig erscheint und die Bereiche, über

---

69 Eine genaue Beschreibung der in die Studie einbezogenen Personen erfolgt bei der Darstellung der Ergebnisse (Kapitel 7.1).
70 In entsprechend modifizierter Form lassen sich die an dieser Stelle für die Interviews formulierten Aspekte selbstverständlich gleichermaßen auf den quantitativen Teil dieser Studie übertragen.

die sie nicht berichten möchten, auszulassen. Ebenso wird betont, dass eine Beendigung des Interviews jederzeit ohne negative Konsequenzen möglich ist.

– Im Rahmen der Gesprächsführung wird darauf geachtet, Rückfragen vorsichtig zu formulieren und tiefer gehende Fragen nur in dem Umfang zu stellen, in dem es die Gesprächssituation erlaubt.

– Das Gesagte wird vertraulich behandelt, Weitergabe an Personen, die die Studie unterstützen (z.B. im Rahmen von Forschungsworkshops, vgl. Kapitel 6.4.1) und Veröffentlichungen erfolgen ausschließlich in anonymisierter Form.

Um auf eventuelle Nachteile aufmerksam zu werden, die die Forscherin selbst möglicher Weise übersehen hätte, wird die Studie dem unabhängigen Gremium der Ethik-Kommission der Universität Osnabrück vorgestellt. Sie wird für ethisch unbedenklich befunden.

7 Ergebnisse

Die Darstellung der Ergebnisse erfolgt entlang der drei definierten Themenbereiche und der untergeordneten Forschungsfragen. Aufbauend auf einer Beschreibung der in die Studie einbezogenen Stichprobe übergewichtiger und adipöser Schwangerer bzw. Wöchnerinnen (Kapitel 7.1) wird zunächst für jede der drei an die Frauen gerichteten Forschungsfragen (vgl. Kapitel 5) eine Achsenkategorie als zentrales Phänomen vorgestellt. Orientiert am paradigmatischen Modell der Grounded Theory (vgl. Kapitel 6.2.4) werden dieser jeweils die im Material gefundenen und in allen Interviews deutlich gewordenen Subkategorien zugeordnet. Im Anschluss daran erfolgt die Erläuterung des zentralen Phänomens. Dabei werden die ihm zugeordneten Subkategorien durch besonders prägnant erscheinende Zitate in unterschiedlichen Eigenschaften und Dimensionen veranschaulicht und wenn möglich durch Befunde aus dem quantitativen Datenmaterial dieser Studie ergänzt und verdichtet[71] (Kapitel 7.2–7.4).

Im zweiten Teil der Ergebnisdarstellung wird die Untersuchungsgruppe der in die Studie einbezogenen Professionellen mit Hilfe der im Kurzfragebogen erhobenen Aspekte vorgestellt (7.5). Orientiert an den Themenbereichen (vgl. Kapitel 6.1) sowie den für die Professionellen definierten drei Forschungsfragen (vgl. Kapitel 5) werden dann die Befunde der qualitativen Datenanalyse gleichermaßen wie für die Frauen entlang der aus der Grounded Theory abgeleiteten Verfahren dargestellt (Kapitel 7.6–7.8)[72]. Eine Verknüpfung der auf diese Weise ausführlich beschriebenen sechs Achsenkategorien erfolgt im Anschluss daran im Rahmen der Diskussion (vgl. Kapitel 8).

Die im Rahmen dieser Studie erstellten Falldarstellungen (vgl. Kapitel 6.2.4, s. Anhang B-1) werden nicht gesondert aufgegriffen. Sie stellen einen Schritt der systematischen Auswertung dar und bieten eine Möglichkeit, den während der Datenanalyse berücksichtigten Kontext auch für Außenstehende transparent zu gestalten. Die ergänzend in Form diagnostischer Befunde stichpunktartig aufgeführten Ergebnisse der quantitativen Befragung der

---

71 Diese Befunde werden in Abhängigkeit vom Forschungsinteresse teilweise bereits an dieser Stelle mit Ergebnissen anderer Studien in Verbindung gesetzt, besonders prägnant erscheinende Ergebnisse werden in der anschließenden Diskussion aufgegriffen.

72 Die einzelnen Achsenkategorien werden zudem in Form einer beschreibenden Geschichte zusammengefasst, um den Gesamtzusammenhang aufzuzeigen (vgl. Anhang B-2-1 bis B-2-6).

Schwangeren bzw. Wöchnerinnen lassen zudem erkennen, dass sich bezüglich dieser Ergebnisse die in die qualitative Studie einbezogene Untersuchungsgruppe nicht signifikant von der quantitativen Gesamtstichprobe dieser Studie unterscheidet[73].

7.1 Beschreibung der Stichprobe übergewichtiger und adipöser Frauen

Die in die Studie einbezogene Stichprobe besteht aus insgesamt N=42 übergewichtigen oder adipösen Schwangeren und Wöchnerinnen[74]. Zur Altersverteilung finden sich folgende Zuordnungen:

Tabelle 12: Alter zum Befragungszeitpunkt

	Häufigkeit	Prozent	Gültige Prozente	Kumulierte Prozente
<18	1	2,4	2,4	2,4
18–29	18	42,9	42,9	45,2
30–34	11	26,2	26,2	71,4
35–39	11	26,2	26,2	97,6
über 40	1	2,4	2,4	100,0
Gesamt	42	100,0	100,0	

Die Tabelle verdeutlicht, dass 28,6% der Befragten ihr Alter mit über 35 Jahren angeben, nur eine Studienteilnehmerin (2,4%) ist unter 18. Ihren Familienstand geben 90,2% (n=37) der Frauen mit verheiratet oder in einer Lebensgemeinschaft lebend an[75].

Um zu erfassen, wie lange ggf. das Geburtsereignis zum Befragungszeitpunkt zurückliegt, wird nach dem Geburtsdatum des Kindes und dem Aus-

---

73 Diese Befunde werden zwar im Rahmen der Analyse überprüft, jedoch nicht im Einzelnen aufgeführt, weil sich keine nennenswerten Unterschiede zeigen. Durch die Durchsicht der im Anhang beigefügten Falldarstellungen ist jedoch eine Nachvollziehbarkeit für Außenstehende möglich.

74 2 Frauen dieser Gruppe werden im Rahmen einer ersten Datenerhebung ähnlich eines Pretests befragt. Aus einer ersten Analyse der hier gewonnenen Daten ergeben sich Anhaltspunkte für die nähere Gestaltung des quantitativen Erhebungsinstruments und die Interviewführung. Soweit es möglich und sinnvoll erscheint, fließen auch diese Daten in die weitere Analyse.

75 Verglichen mit den Daten der Niedersächsischen Perinatalerhebung 2006, nach denen 23% der Frauen 35 und älter sind, gehören im Rahmen dieser Stichprobe mehr Frauen einer höheren Altersklasse an; weniger Frauen als im Niedersächsischen Durchschnitt geben ihren Familienstand mit allein stehend an (14,7% in Niedersachsen) (Zentrum für Qualität und Management im Gesundheitswesen 2007).

fülldatum des Fragebogens gefragt. Hieraus leiten sich folgende Befragungs-zeitpunkte ab:

Tabelle 13: Alter des Babys zum Befragungszeitpunkt

	Häufigkeit	*Prozent*	*Gültige Prozente*	*Kumulierte Prozente*
Schwanger	10	23,8	23,8	23,8
bis 1 Monat pp	19	45,2	45,2	69,0
bis 2 Monate pp	5	11,9	11,9	81,0
bis 3 Monate pp	3	7,1	7,1	88,1
bis 4 Monate pp	4	9,5	9,5	97,6
bis 6 Monate pp	1	2,4	2,4	100,0
Gesamt	42	100,0	100,0	

Wie im Methodenteil bereits erwähnt, werden insgesamt n=10 Schwange-re und n=32 Wöchnerinnen bis maximal sechs Monate post partum befragt[76]. Von diesen N=42 Frauen sind 57,1% (n=24) erstgebärend. Verglichen mit dem Niedersächsischen Durchschnitt von 47,4% Erstgebärenden im Jahre 2006, liegt der Anteil der Erstgebärenden in dieser Stichprobe relativ hoch. Zum aktuellen Stillverhalten unabhängig vom Befragungszeitpunkt äußern sich N=31 Wöchnerinnen. Davon geben 55,8% (n=17) an voll, und 12,9% (n=4) teilweise zu stillen, 16,1% (n=5) hätten zu keinem Zeitpunkt gestillt[77]. Damit liegt die Anzahl voll stillender Mütter unter dem von von Moeller (2007) an einer Stichprobe bestehend aus N=528 Wöchnerinnen ermittelten Wert von 64,7%. Diese Unterschiede sind möglicher Weise auf teilweise unterschiedlichen Befragungszeitpunkte im Vergleich mit der eigenen Stich-probe zurückzuführen, da in die Studie von von Moeller (2007) ausschließ-lich sich noch im Krankenhaus befindende Wöchnerinnen eingeschlossen sind (von Moeller 2007, S. 127).

Neben der mütterlichen Größe und dem mütterlichen Gewicht vor der Schwangerschaft werden auch Größe und Gewicht des Partners erfragt. In Anlehnung an die WHO-Klassifikation (und bei den Müttern ergänzend an eine eigene Erweiterung) ergeben sich daraus für diese Stichprobe für die Mütter folgende BMI-Zuordnungen:

---

76 Zur Verteilung ausschließlich mittels quantitativer Befragungen einbezogener Frauen, sowie der Frauen, die zusätzlich in Form eines Interviews befragt sind s. Kapitel 6.6.

77 Betrachtet man das Stillverhalten in Abhängigkeit vom Befragungszeitraum lässt sich erwartungsgemäß feststellen, dass sich die meisten Frauen, die voll oder teil-weise stillen, in der Gruppe bis ein Monat post partum befinden. Da jedoch die Gruppengrößen sehr unterschiedlich sind, wird auf eine Interpretation dieses Be-fundes verzichtet.

Tabelle 14-1: BMI-Klasse Mutter

	Häufig-keit	Prozent	Gültige Prozente	Kumu-lierte Prozente
25–29,9	10	23,8	23,8	23,8
30–34,9	11	26,2	26,2	50,0
35,0–39,9	11	26,2	26,2	76,2
40–44,9	7	16,7	16,7	92,9
ab 45	3	7,1	7,1	100,0
Gesamt	42	100,0	100,0	

Und für die Väter folgende BMI-Klassifikationen:

Tabelle 14-2: BMI-Klasse Partner

		Häufig-keit	Prozent	Gültige Prozente	Kumulierte Prozente
Gültig	bis 24,9	16	38,1	42,1	42,1
	25–29,9	18	42,9	47,4	89,5
	30–34,9	2	4,8	5,3	94,7
	35–39,9	2	4,8	5,3	100,0
	Gesamt	38	90,5	100,0	
Feh-lend	9,0	4	9,5		
Gesamt		42	100,0		

Da als Voraussetzung zur Teilnahme an der Studie ein BMI >25 definiert ist, beginnt bei den Frauen die erste BMI-Klasse mit diesem Wert, wohingegen bei den Partnern die erste BMI-Klasse mit bis 24,9 beginnt. Deutlich wird, dass 76,2% (n=32) der Frauen als adipös (BMI >30) und 10,5% ihrer Partner (n=4) als adipös einzustufen sind. Auch finden sich unter den Studienteilnehmerinnen 23,8% (n=10) mit einem BMI von über 40, bei den Partnern wird diese Gewichtsklasse nicht erreicht.

Gefragt nach dem Geburtsgewicht des Kindes finden sich folgende Maße:

Tabelle 15: Geburtsgewicht Kind

		Häufigkeit	*Prozent*	*Gültige Prozente*	*Kumulierte Prozente*
Gültig	< 2500	1	2,4	3,3	3,3
	2500–<3000	3	7,1	10,0	13,3
	3000–<3500	5	11,9	16,7	30,0
	3500–<4000	13	31,0	43,3	73,3
	4000–<4500	6	14,3	20,0	93,3
	ab 4500	2	4,8	6,7	100,0
	Gesamt	30	71,4	100,0	
Fehlend	9999	12	28,6		
Gesamt		42	100,0		

Von den N=30 Wöchnerinnen, die sich diesbezüglich äußern, geben n=8 Frauen (26,7%) an, ein makrosomes Kind geboren zu haben (>4000g)[78]. Damit liegt der Anteil der makrosom geborenen Kinder in dieser Stichprobe deutlich über dem durchschnittlichen Anteil in Niedersachen (2006) von 11,7% (Zentrum für Qualität und Management im Gesundheitswesen 2007). Darüber hinaus wird der Geburtsmodus erfasst:

---

78 Das hier aufgezeigte niedrige Geburtsgewicht von unter 2500g an (»low birth weight«) wird von einer Mutter angegeben, die Zwillinge zu früh geboren hat.

Tabelle 16: Geburtsmodus

		Häufig-keit	Prozent	Gültige Prozente	Kumu-lierte Prozente
Gültig	Spontan	17	40,5	54,8	54,8
	Zange/ Saugglocke	4	9,5	12,9	67,7
	geplanter Kaiser-schnitt (pri-märe Sectio)	7	16,7	22,6	90,3
	ungeplanter Kaiser-schnitt (sekundäre Sectio)	3	7,1	9,7	100,0
	Gesamt	31	73,8	100,0	
Fehlend	9	11	26,2		
Gesamt		42	100,0		

Demzufolge haben von N=31 Frauen 54,8% (n=17) ihre Kinder spontan und ohne vaginal-operative Maßnahmen geboren, 32,3% (n=10) sind durch primäre oder sekundäre Sectio entbunden. Damit liegt die Sectio-Rate in dieser Stichprobe über dem niedersächsischen Durchschnitt für 2006 von 29,5% für Schwangere generell und 28,8 für Einlingsschwangere (vgl. Zentrum für Qualität und Management im Gesundheitswesen 2007). Zusätzlich werden Angaben zum sozialen und beruflichen Status der Frauen und ihrer Partner erfasst. Diesbezüglich äußern sich N=40 Frauen. 27,5% (n=11) der Frauen geben ein monatliches Haushaltseinkommen von unter 1250 Euro, 55% (n=22) zwischen <1250 und 2500 Euro und 17,5% (n=7) über 2500 Euro an. Als höchsten Bildungsabschluss verfügen n=20 (47,6%) Frauen über Fachhochschulreife, Abitur, oder einen (Fach)Hochschulabschluss und n=17 (40,5%) über einen Realschulabschluss. 5 Frauen (11,9%) geben an, einen Hauptschulabschluss oder keinen Abschluss zu besitzen.

Befragt nach der Berufstätigkeit der Frau vor dem Mutterschutz finden sich folgende Zuordnungen:

Tabelle 17: Berufstätigkeit vor dem Mutterschutz

	Häufig-keit	*Prozent*	*Gültige Prozente*	*Kumulierte Prozente*
nein	13	31,0	31,0	31,0
ja, in Vollzeit	17	40,5	40,5	71,4
ja, in Teilzeit	12	28,6	28,6	100,0
Gesamt	42	100,0	100,0	

Deutlich wird, dass vor Beginn des Mutterschutzes 69,1% (n=29) der Befragten eine Voll- oder Teilzeitbeschäftigung ausüben[79]. Zur Art der beruflichen Tätigkeit vor Beginn des Mutterschutzes lassen sich für die in die Studie einbezogenen Frauen und ihre Partner folgende Angaben machen:

Tabelle 18: Art der Berufstätigkeit (beide)

Hausfrauentätigkeit	4 Frauen, 2 Männer
Ausbildung/Studium	5 Frauen, 1 Mann
un-/oder angelernte Arbeiten	2 Frauen, 4 Männer
Facharbeiter/einfache Beamte	12 Frauen, 17 Männer
mittlere/leitende Beamte	7 Frauen, 5 Männer
sonstige Tätigkeiten	6 Frauen, 10 Männer

Dieser Überblick über die in die Studie einbezogene Stichprobe übergewichtiger und adipöser Frauen erleichtert die Einschätzung der nun folgenden weiteren Darstellung der Ergebnisse orientiert am paradigmatischen Modell der Grounded Theory.

7.2 Bedeutung von Schwangerschaft, Geburt und Wochenbett – übergewichtige und adipöse Frauen

Die Frage, welche Bedeutung das Erleben von Schwangerschaft, Geburt und Wochenbett im Leben übergewichtiger Frauen einnimmt und wie die Frauen diese Lebensphase bewältigen, lässt sich in dieser Studie mit dem Phänomen *Lebensstilmodifikation* beantworten. Aufgrund der Literatur ist zwar davon auszugehen, dass sich insbesondere dieses Phänomen inhaltlich in ähnlicher Form bei Frauen aller Gewichtsklassen beim Übergang zum Mutterwerden zeigt. Es wird jedoch dennoch aufgegriffen, da es das Erleben der im Rahmen dieser Studie befragten übergewichtigen und adipösen Frauen

---

79 Verglichen mit dem Niedersächsischen Durchschnitt von 42,7% sind in dieser Stichprobe im Jahre 2006 deutlich mehr Frauen vor dem Mutterschutz berufstätig (Zentrum für Qualität und Management im Gesundheitswesen 2007).

abbildet, unabhängig davon, ob sich die hier befragten übergewichtigen/adipösen Frauen in allen deutlich gewordenen Aspekten von Schwangeren anderer Gewichtsklassen unterscheiden oder nicht. Abbildung 5 gibt einen Überblick über die zentrale Kategorie Lebensstilmodifikation und die ihr zugeordneten Subkategorien, die in den Kapiteln 7.2.1–7.2.4 genauer erläutert werden:

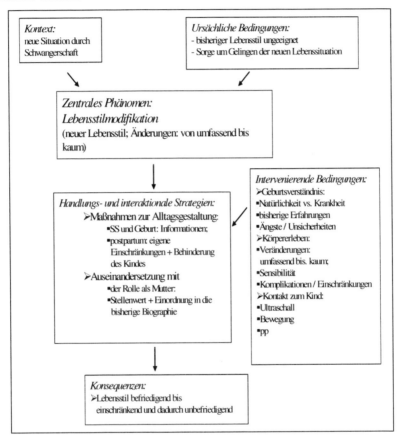

Abbildung 5: Achsenkategorie Lebensstilmodifikation

7.2.1 Zentrales Phänomen: Lebensstilmodifikation (s. Anhang B-2-1)

Schwanger sein und ein Kind gebären bedeutet für die befragten Frauen umfassende Auseinandersetzungen mit dem bisherigen und nach der Geburt zu erwartenden *Lebensstil*. Wichtig erscheint den Frauen dabei, einen Lebensstil zu finden oder beibehalten zu können, der zu ihnen und dem Kind passt. Dies beschreibt eine Interviewpartnerin:

»(…) i will jetz einfach net von heute auf morgen Hausfrau und Mutter sein, das passt, glaub ich, a gar net zu mir (lacht). Auf jeden Fall kann i mir das net vorstellen. Und das sagt halt, dass wir von Anfang an den Alltag brauchen, der für uns beide einigermaßen ordentlich is (…)« (HF1, 413–416).

Unterschiede scheinen in den Dimensionen zu bestehen, inwieweit es wichtig erscheint, bisherige Lebensgewohnheiten beizubehalten. Einigen Befragten ist es offensichtlich wichtig, ihr bisheriges Leben zumindest in Ansätzen auch nach der Geburt des Kindes weiterzuführen. Dies bezieht sich auf persönliche Lebensformen wie das Leben mit Haustieren oder beispielsweise auf das Verfolgen beruflicher Ziele:

»Und wie wird das mit dem Studium, is jetzt gerade das Ende vom Studium und wie geht das dann weiter, dauert das noch lange, Kinderkrippe is jetzt, dass ich mich da angemeldet hab schon« (HF4, 19–21).

Für diese Frauen orientieren sich Maßnahmen zur Lebensstilmodifikation daran, ihren bisherigen Lebensstil möglichst weitgehend beizubehalten. Andere Frauen beschreiben im Unterschied dazu, dass sie ihren Lebensstil zunehmend umgestalten:

»(…) ich krieg jetz nich 'n Kind, um direkt, (…) wieder urbeiten zu gehen, (…) dafür is mir das dann auch, (…) zu wichtig (…)« (HF6, 205–207).

7.2.2 Ausgangsfaktoren zur Lebensstilmodifikation

Umfangreiche Auseinandersetzungen mit dem bisherigen und zukünftig zu erwartenden Lebensstil lassen sich insbesondere dann feststellen, wenn die Frauen durch die Schwangerschaft mit einer *neuen Situation* konfrontiert werden. Diese Auseinandersetzungen zeigen sich für die Phasen Schwangerschaft, Geburt und Wochenbett gleichermaßen. So beschreiben Interviewpartnerinnen ihr Erleben der Schwangerschaft beispielsweise:

»Also wirklich so dieses Überfluten der, das halt wirklich so ganz !massiv so !wahnsinnig viel davon einströmt also gerad so an (…) Emotionen dann auch, und dann natürlich an Sorgen und an Gedanken, wie wird 's weiter geh 'n (…)« (HF1, 35–37).

Als ursächliche Bedingung, die zur Modifikation des bisherigen Lebensstils führt lässt sich feststellen, dass den Frauen ihr *bisheriger Lebensstil nicht* für ein Leben mit (noch) einem Kind *geeignet* erscheint. Diese Auseinandersetzungen werden in unterschiedlichen Äußerungen deutlich. Eine Interviewpartnerin schildert beispielsweise:

» (…) dass ich mir gedacht hab, es is ja a so 'n ganz anderes Leben dann, ja? (…) am Anfang war 's echt (Pause), ja, so 'n Zusammenklappen von 'nem Kartenhaus (…) 'ne völlig neue !Herausforderung« (HF1, 304–309).

Neben der Notwendigkeit, den bisherigen Lebensstil umzugestalten, zeigt sich in Äußerungen wie dieser auch die *Sorge*, inwieweit die Frauen den zukünftigen Lebensabschnitt meistern werden und ob es ihnen gelingt, eine für sie zufrieden stellende Rolle als Mutter zu finden und einzunehmen.

Ergänzend wird aus den quantitativen Befunden dieser Studie zu den Ausgangsfaktoren, die zur Lebensstilmodifikation führen, das Kohärenzgefühl (vgl. Kapitel 2.2.1) definiert, da davon auszugehen ist, dass dieses auch die Modifikation des bisherigen Lebensstils im Kontext von Schwangerschaft, Geburt und Wochenbett maßgeblich beeinflusst. Die Ergebnisse der SOC-L9-Scale, die zur Ermittlung des Kohärenzgefühls eingesetzt wird, zeigen folgende Werte:

Tabelle 19: SOC-L9 Schwangere/Wöchnerinnen

N	Gültig	39
	Fehlend	3
Mittelwert		49,05
Standardabweichung		6,283
Minimum		32
Maximum		62

Da zur Interpretation der Werte kein Cutt-Off-Point definiert ist (vgl. Kapitel 6.1), werden die errechneten Werte mit denen anderer Studien verglichen. Demzufolge liegt der in der hier vorliegenden Stichprobe deutlich gewordene Mittelwert von 49,05 mit einer Standardabweichung von 6,28 bei annähernder Normalverteilung innerhalb der Standardabweichung der von von Moeller (2007) an einer N=505 umfassenden Wöchnerinnenstichprobe mit einem Mittelwert von 49,83 und einer Standardabweichung von 6,02, dem von Hellmers (2005) an einer N=365 Schwangere umfassenden Stichprobe (Mittelwert: 50,36, Standardabweichung: 6,74) und dem von Schumacher et al. (2000) im Rahmen einer repräsentativen Befragung an N=384 Frauen im Alter zwischen 18 und 40 Jahren gefundenen Werte von 48,05 mit einer Standardabweichung von 8,55. Tendenzielle Unterschiede scheinen sich im Rahmen der in diese Studie einbezogenen Stichprobe bei der Betrachtung der Erhebungszeitpunkte und der Gewichtsklassen zu ergeben. Bezüglich des Erhebungszeitpunktes finden sich die höchsten Mittelwerte in der Schwangerschaft (50,1; n=9). Hinsichtlich der unterschiedlichen Gewichtsklassen liegt der höchste SOC-Mittelwert in der BMI-Klasse zwischen 35 und 39,9 (51,18; n=11). Eine weiterführende Interpretation dieser Ergebnisse scheint jedoch aufgrund der kleinen Teilstichproben wenig sinnvoll. Übergreifend lassen sich aus den hier ermittelten Werten keine spezifischen Eigenschaften oder Tendenzen für die Gruppe übergewichtiger und adipöser Schwangerer bzw. Wöchnerinnen hinsichtlich des Kohärenzgefühls ableiten, die von den o. g. Befunden abweichen.

7.2.3 Strategien zur Lebensstilmodifikation

Die Strategien, die zur Modifikation des Lebensstils eingesetzt werden, orientieren sich an den identifizierten Bedingungen. Als eingesetzte Strategien finden sich vielfältige Maßnahmen zur *Alltagsgestaltung*, die sich auf die Phasen Schwangerschaft, Geburt und Wochenbett beziehen. Diese sind eng mit der Auseinandersetzung mit *gesellschaftlich geprägten Vorstellungen und Erwartungen* und der *Einordnung in die bisherige Biographie* verbunden. Da eine Geburt umfassende Änderungen im gesamten Lebensstil erfordert (vgl. Kapitel 2), zeigt sich eine große Bandbreite an eingesetzten Strategien zur Modifikation des Lebensstils.

Die *Alltagsgestaltung* in der Schwangerschaft ist gekennzeichnet durch vielfältiges Planen und Organisieren, das sich sowohl auf die Schwangerschaft selbst, als auch auf die Geburt und die erste Zeit mit dem Kind bezieht. Organisatorische Maßnahmen in der *Schwangerschaft* werden insbesondere dann für nötig erachtet, wenn körperliche Einschränkungen bestehen. So beschreibt beispielsweise eine Interviewpartnerin:

> »(…) es gab halt immer wieder Komplikationen, also 's war einfach nich so !einfach. Ich hatte dann am Anfang Zwischenblutungen, und dann, (…) mit dem zweiten Kind, man muss das natürlich alles 'n bisschen organisiern, das is nich ganz so einfach, und, ja, (Pause) na ja, und dann so (…) vom Rücken her und so, das is halt alles im Moment nich so« (HF2, 5–9).

In Bezug auf die anstehende *Geburt* werden in Abhängigkeit vom jeweiligen Geburtsverständnis (vgl. Kapitel 7.2.4) Aktivitäten beschrieben, die sich auf die Auswahl des Geburtsortes beziehen. Auch äußern Interviewpartnerinnen, an einem Geburtsvorbereitungskurs teilzunehmen (vgl. Kapitel 7.4.4). Bei der Auswahl des Geburtsortes spielen unterschiedliche Aspekte eine Rolle. So ist für einige Frauen das Vorhandensein umfassender technischer Möglichkeiten bedeutsam, die sich sowohl auf die Mutter als auch auf das Baby beziehen:

> »(…) weil 's eh, 'n Lehrkrankenhaus der Universitätsklinik (…) is. (…) Weil ich halt wusste, wird 'ne OP, wird 'n Kaiserschnitt. (…) Ich glaube schon, dass die Kompetenz dann wahrscheinlich höher is. (…) ich gucke dann in letzter Zeit immer in der Zeitung, wo mehr Kinder geboren werden (…) wenn ich jetzt sehen würde, (…) da kommen nur die Hälfte der Kinder auf die Welt wie sonst, dann würde ich mich wahrscheinlich um entscheiden« (HF4, 255–564).

Andere Frauen legen Wert auf atmosphärische oder die Arbeitsorganisation betreffende Dinge. Wichtig erscheinen beispielsweise die Größe der Klinik und eine gewisse Vertrautheit:

> »Also so 'n großes Klinikum muss ich nich unbedingt habm, das is mir einfach zu groß und vielleicht zu unpersönlich da (…) wenn man auf so 'ner großen Station da liegt, wo einfach noch !dreißig andere Frauen lie-

135

gen (…) is dann mehr nur so reger Betrieb, als wenn man jetz in [Name des Ortes] was doch relativ !klein is, wo man die Leute vorher kennen lernt, und (…) die denn (…) !irgendwann wieder trifft.(…) Das finde ich (…) schöner« (HF8, 364–371).

Die Ausstattung der Räumlichkeiten, Größe der Einrichtungsgegenstände und die Chance, bevorzugt behandelt zu werden:

»(…) die haben richtig 'n Sternenhimmel abgebildet. (…) Das war halt klasse. Is was anderes als diese scheiß Neonbeleuchtung. (…) und auch die Einrichtung. (…) die is gemütlich, das war halt sehr warm. Alles angenehm eingerichtet. Das Bett, (…) war groß, die Badewannen waren größer als im anderen Krankenhaus. (…) die hatten welche, die hätte ich glaube ich nich benutzten können (…) im andern Krankenhaus. (…) Und weil da jemand arbeitet, die in der Küche arbeitet, da wird man bevorzugt behandelt« (HF14, 87–105).

Sowie die vermutete Atmosphäre während der Geburt und die Entscheidungsfreiheit von Hebammen:

» (…) also ich hatte vor, in [Name des Krankenhauses] zu entbinden, und nachdem ich dann rausbekommn hab, dass das da doch alles sehr !statisch abläuft, sehr festgefahrn, die Hebammen sehr wenig Entscheidungsfreiheit habm, und das auch sehr !hektisch da teilweise, sei, (…) hab dann danach ausgewählt, (…) dass !Hebammen auch 'ne gewisse !Entscheidungsfreiheit habm, weil ich das Gefühl habe, dass die (…) den Menschen (…) besser kennen lernen in der Zeit« (HF10, 183–192).

Geschildert wird zudem die Organisation von Unterstützung für die *Zeit nach dem Klinikaufenthalt*. Diese bezieht sich sowohl auf die Organisation einer Nachsorge durch Hebammen (vgl. Kapitel 7.3.2) als auch auf die Unterstützung durch die Mutter, wie eine Wöchnerin rückblickend beschreibt:

»Ich hatte meine !Mama da (…) die hat früher (…), im Krankenhaus gearbeitet (…) auf der Säuglingsstation, (…) war auch schon bei mehreren Geburten von ihrer (…) Schwägerin und Schwester dabei, (…) hat (…) selber zwei Kinder bekommn, und kennt sich also wirklich gut aus, und die hat mir unglaublich gut getan« (HF10, 870–875).

Unterschiedlich werden das Bedürfnis nach *Informationen*, sowie die Wirkung dieser Informationen beschrieben. So wird der Wunsch geschildert, sich ausführlich über die Entwicklung des Kindes sowie Abläufe bei der Geburt zu informieren, um sich hierdurch zu beruhigen:

»Also wenn ich mi jetz über über Geburts (…) Abläufe oder so informiere (…) oder irgendwelche Reportagen (…) aus 'm Fersehen (…) das nimmt mir einfach dann die !Angst oder (…) gibt mir auch ganz viel !Information, wie 's abzulaufen hat und was passiern kann, und (…) geh ich da dann 'n bisschen beruhigter rein« (HF5, 80–84).

Im Unterschied dazu beschreiben andere Frauen jedoch auch die Gefahr der Verunsicherung durch zu viele Informationen:

»(…) man kann ja auch so viel !lesen, !Internet, was für schreckliche Sachen !passiern (…) dass halt so einfach so !hochgespielt alles wird (…) Und das, glaub ich, das kommt einfach dadurch, dass man viel mehr !Informationen heutzutage bekommt als früher (…) dadurch !wird man verunsichert (…) ich hab dann auch irgendwann nicht mehr im Internet gelesen« (HF10, 360–361; 373–374; 383–386; 392–393).

Erkennen lässt sich zudem, dass sich die Frauen auf *Einschränkungen* für die erste Zeit nach der Geburt des Kindes einstellen. Dies bezieht sich auf den Alltag, die Freizeitgestaltung oder auch auf Reisen:

»(…) unser Erster, der hat !Asthma bronchiale, mit dem war ich dann noch zur Kur gewesen, dass ich das noch ma abhakt hatte, weil das is ja dann ers ma mit ihr auch nich möglich (…) das war auch so noch (Pause) sehr schön. Das hab ich dann auch noch genossen (…) noch so 'n kleinen Urlaub dann noch, schwanger gemacht zu habm« (HF9, 936–942).

Sorgen, die die Frauen im Zusammenhang mit der Schwangerschaft beschreiben, lassen sich übergreifend zusammenfassen in Sorgen um den *Verlust des Kindes*:

»(…) hoffentlich !überlebt 's das. Weil das dann ja doch immer 'n bisschen stressig is, so mit Kisten schleppen und so weiter« (HF10, 209–210).

Um *Behinderung* des Kindes bzw. das Leben mit einem behinderten Kind:

»(…) das Schlimmste wär (…) wenn (…) des Kind dann währnd (…) der Geburt irgend 'nen Schaden (Pause) erleiden müsste und behindert wär (…) 's macht das Ganze noch schwieriger (…) wenn dann (…) irgendwie was is, dass es eben geistig behindert wär durch Sauerstoffmangel (…) Nabelschnurvorfall und das ganze Horrorszenario, des wär halt einfach furchtbar (…) das wär absolut alles neu organisiern müssen« (HF1, 407–419).

Und Sorgen um die finanzielle Situation nach der Geburt:

»(…) die finanzielle Situation war noch net geklärt, (Pause) weil 's mit dem Bafög ja doch immer 'n bisserle dauert, und dann war überhaupt net klar, wie ich das Finanzielle alles schaffen soll, beziehungsweise ob ich dann überhaupt weiter studieren kann« (HF1, 269–271).

Unter anderem im Zusammenhang mit der Sorge um ein behindertes Kind wird auch die Auseinandersetzung mit *eigenen Einstellungen und Vorstellungen zu gesellschaftlichen (Rollen)Erwartungen* deutlich:

»(…) heutzutage wird man dafür verantwortlich gmacht, wenn ma so (Pause) 'n behindertes Kind zur Welt kommen lässt, wenn die Behinderung schon intrauterin festgestellt worden (…) is, oder eben festgestellt werden kann, (…) es is schon immer so dann Verantwortung, Schuldgefühle und dann halt (Pause) so das Wissen, dass es dann halt um so schwieriger wird, (…) in der Gesellschaft zurecht zu kommen oder dann,

ja, ob das Kind dann irgendwann einma eigenständig leben kann, oder
ob man da, die Kraft hat, das 'n ganzes Leben lang mitzumachen« (HF1,
475–485).

Nach der jeweils aktuellen Lebenssituation richtet sich zudem der *Stellenwert,* den der Übergang zur Mutterschaft im Leben der Frau einnimmt:

»(…) Und weil ich da jetz auch einfach die Zeit für habe, mich auch zu
informiern. (…) Ich glaub, wenn ich arbeitn würde den ganzen Tag,
dann wär 's etwas !stressiger einfach (…)« (HF5, 904–907).

Deutlich wird auch, dass Schwangerschaft und Mutterschaft, auch wenn
sie ungeplant waren, in die *bisherige Biographie* und aktuelle Lebenssituation eingeordnet werden:

»(…) es war nie die Autobahn (lacht), sondern halt immer so 'n kleiner
!Trampel (…) Pfad, den nur ganz wenige gehen, (…) im Endeffekt is es
eigentlich ganz klassisch für mich und mein Leben (…) Aber dann denk
ich mir immer wieder, es würd gar net zu mir passen, .. verheiratet zu
sein, Mutter und Hausfrau zu sein, ein eigenes Haus zu ham, (…) zwo
Autos vor (…) der Tür, also ich glaub, damit wär i gar net glücklich«
(HF1, 828–837).

7.2.4 Intervenierende Bedingungen

Als intervenierende Bedingungen, die die Strategien der Lebensstilmodifikation beeinflussen, werden in dieser Studie das *Geburtsverständnis,* das
eigene *Körpererleben* und der *Kontakt zum Kind* definiert.

Die befragten Frauen schildern unterschiedliche *Vorstellungen* im Hinblick auf die Auseinandersetzung mit der *Geburt,* die teilweise abhängig von
bisherigen Geburtserfahrungen sind. Für einige Frauen stellt die Geburt einen
natürlichen Vorgang dar, den sie bewältigen werden:

»(…) ich denk wirklich net, dass was passiern wird (…) denk ich mir,
!nee, eigentlich is 's ja was ganz Natürliches, in der Steinzeit sind schon
Kinder geborn worden (lacht), und da hatten ma keine Krankenhäuser
und a kein Ultraschall, und trotzdem wurden die Kinder gsund, also warum soll das jetz ausgerechnet (Pause), (…) bei mir jetz so wahnsinnig
schwierig werden,(…) ich beruf mich da immer auf die Natur, die wird
es schon irgendwie hinkriegen« (HF1, 508–521).

Eine andere Frau greift auf die Erfahrungen bei ihrer ersten Geburt zurück:

»Man kennt das ja eben so von von ihr schon, und eigentlich freu ich
mich da schon richtig drauf, man weiß zwar, dass 's 'n kein Zucker-
schlecken is, aber es is doch irgendwie is 's doch was Schönes dann«
(HF2, 22–24).

Insbesondere wenn vorherige Geburtserfahrungen als belastend bewertet
werden, schildern die Befragten auch Ängste und Unsicherheiten:

»(…) so 'n bisschen .. !Schiss kriegste ja doch !irgendwie, nich richtig Angst, (…) Dass ich (…) gedacht hab, oh, wenn 's jetzt losgeht, kriegse Panik. !Überhaupt nich. Aber schon so 'n bisschen, (…) und dann denkt man schon, oh Gott, hoffentlich wird die zweite Geburt nich wieder so katastrophenmäßig« (HF9, 548–561).

Darüber hinaus wird Geburt auch mit Krankheit assoziiert:

»(…) Geburt is für mich eigentlich Krankenhaus, OP und danach werde ich wahrscheinlich erst mal 'n bisschen flachliegen und hoffe auf meine robuste Natur, dass ich ziemlich schnell wieder fit bin. Und dann is wahrscheinlich auch alles Neue viel aufregender, wie dann diese, ja, diese Schmerzen« (HF4, 71–75).

Das *Körpererleben* im Rahmen von Schwangerschaft, Geburt und Wochenbett wird von den Frauen auf vielfältige Weise beschrieben. Einige Frauen nehmen umfassende Veränderungen ihrer Empfindungen und ihres Körperbildes wahr:

»(…) auf der ganz elementar körperlichen Ebene verändert sich so wahnsinnig viel. (…) das is sehr intim, aber ich hätt eigentlich jetzt ununterbrochen Sex haben können (…) am Anfang von der Schwangerschaft, und dann hat 's irgendwann (…) etwas !nachgelassen« (HF1, 14–21).

Angesprochen werden in diesem Zusammenhang auch Veränderungen der Figur:

»(…) man seinen Körper besser kennen lernt und vor allem auch besser akzeptiern lernt. (…) Ich hatte (…) bis vor der, (…) Schwangerschaft immer 'ne sehr schmale Taille, (…) und das is (…) jetzt schon so 'n bisschen weg, (…) war mir halt klar, dass mein Körper sich verändert, und ich glaube, man kriegt halt einfach so mehr Gefühl für seinen Körper« (HF10, 806–812).

Andere Interviewpartnerinnen berichten im Unterschied dazu über eher geringe körperliche Veränderungen und beschreiben zudem vermutete oder geäußerte Wahrnehmungen anderer:

»(…) ich hatte da keinen typischen Schwangerschaftsbauch, es fällt auf, klar nur ich hab jetzt diese Rollen und (…) weiß nicht jeder oder meint nicht jeder, dass ich schwanger bin. Einige denken einfach, ach, die hat wieder zugenommen. Ist bei mir immer mal, (…) ich hab nicht einen Schwangerschaftsstreifen, (…) mein Bauch (lacht) der sieht so aus wie immer, weil einfach dieses Gedehnte das ist einfach sowieso da gewesen« (HF12, 407–420).

Darüber hinaus wird über psychische Verstimmungen und verstärkte Sensibilität in der Schwangerschaft und post partum berichtet:

»Und die Stimmungsschwankungen, also mir ging 's die ersten vier Monate in der Schwangerschaft eigentlich schon immer wieder so Richtung Weltuntergangsstimmung, was ziemlich anstrengend war (…)« (HF1, 21–23).

Und eine Frau, die ihr zweites Kind erwartet beschreibt rückblickend:

> » (...) diese !postnatale !Depriphase (...) hatte ich letztes Mal ohne wei-
> teres, also es gab so drei Tage nach der Geburt, da hab ich gedacht, also
> man steht ja so neben sich, man versteht das nachher selber gar nich
> mehr. (Pause) Finde ich doch sehr überraschend« (HF8, 994–997).

Diese Befunde lassen sich durch Ergebnisse aus den quantitativen Daten
dieser Studie ergänzen. Der hier eingesetzte Fragebogen zu *Depressivität und
Wohlbefinden* zeigt folgende Werte:

Tabelle. 20: WHO-5 Aussagen zu Aspekten des Wohlbefindens

N	Gültig	39
	Fehlend	3
Mittelwert		15,41
Standardabweichung		4,678
Minimum		6
Maximum		25

Für den WHO-5 ist ein Mittelwert von ≤ 13 als Cutt-Off-Wert für Depressivität definiert (vgl. Kapitel 6.1). Der Mittelwert von 15,41 bei einer Standardabweichung von 4,68 und ungefährer Normalverteilung weist daher auf
ein durchschnittlich hohes Wohlbefinden der in die Studie einbezogenen
Schwangeren und Wöchnerinnen hin. Bei der Betrachtung einzelner Zuordnungen wird deutlich, dass n=13 Frauen (33,3%) einen Summenwert von ≤ 13
angeben, was für eine Neigung zu Depressivität spricht. Vergleicht man die
Anzahl der Frauen mit einem Summenscore von ≤ 13 mit den von Hellmers
(2005, S. 169) in der Schwangerschaft (33,79%) und post partum (21,6%)
ermittelten Werten zeigen sich für die Schwangeren in der eigenen Stichprobe hierzu keine Unterschiede. Jedoch lässt sich feststellen, dass sich nicht wie
bei Hellmers (2005) der Anteil zu Depressivität neigender Frauen post partum verringert, sondern dass in der eigenen Stichprobe sowohl 1/3 der
Schwangeren, als auch 1/3 der Wöchnerinnen einen Summenscore von unter
13 angeben[80]. Analysiert werden zudem die Mittelwerte sortiert nach Gewichtsklassen. In der vorliegenden Stichprobe lässt sich auf das höchste
Wohlbefinden bei Frauen in den Gewichtsklassen zwischen 35–39,9 (16,55;
n=11) und 25–29,9 (16,45; n=9) schließen. Die niedrigsten Wohlbefindenswerte finden sich hingegen in den Gewichtsklassen 40–44,9 (13,86; n=7) und
30–34,9 (14,3; n=10). Diese Befunde, die aufgrund der sehr kleinen Teil-

---

80 Aufgrund der sehr kleinen Stichprobe im Rahmen dieser Studie von n=9 Schwangeren und n=30 Wöchnerinnen und den sehr unterschiedlichen Erhebungszeit-
punkten soll dieser Befund nicht näher interpretiert werden und lediglich als Anregung gelten, in einem größeren Sample von adipösen Frauen erneut untersucht zu
werden.

stichproben nur als Tendenzen betrachtet werden, deuten auf Unterschiede in Wohlbefinden und Neigung zu Depressivität in den verschiedenen Gewichtsklassen hin.

Berichtet wird zudem von *körperlichen Komplikationen*. Inwieweit die Frauen davon ausgehen, dass diese auch mit ihrem Übergewicht zu tun haben könnten, wird in Kapitel 7.3.3 deutlich. Auf die Frage, wie es den Frauen in der *Schwangerschaft* ging, beschreiben die Befragten beispielsweise:

»Anfang der Schwangerschaft war nicht so schön. Also, die ersten 8 Wochen war okay, und dann hat halt das Kotzen angefangen und (…) die Übelkeit, (…) war schon recht, (…) ich sag jetzt mal, belastend« (HF3, 11–13).

Geschilderte körperliche Einschränkungen werden insbesondere dann als Belastung empfunden, wenn sie nicht durch therapeutische Interventionen zu beeinflussen sind:

»Also sind eigentlich mehr so die kleinen körperlichen Veränderungen, die mich nach wie vor recht stressen mit diesen, dass das ganze Gewebe besser durchblutet is, und dass sich das ganze Gewebe auflockert und so, (…) dass ich die ganze Schwangerschaft über Zahnfleischbluten hab, und des krieg i a net weg, also das wird sich jetzt bis das alles widder normal is in Anführungszeichen einfach weiterziehn (…)« (HF1, 384–388).

Eine andere Frau beschreibt hierzu:

»(…) also ich hab halt versucht, (…) als mir so übel war, es gibt halt so diese 1000 Hausmittelchen, die man da halt nehmen kann oder es auch lassen kann, weil im Grunde hat das nie irgendwie was genützt,(…) irgendwann hat es einfach aufgehört.(…) Es war einfach diese anhaltende Übelkeit und dieses Gefühl, es könnte jetzt jeder Zeit wieder nach oben kommen. (…) ab der 2. Woche, wo ich nich mehr brechen musste, war es echt, ja, ich hatte auch den Eindruck, dass der Körper sich beruhigt hat« (HF3, 217–231).

Zu Komplikationen in der Schwangerschaft äußern sich auch N=39 Frauen im Rahmen der standardisierten Befragung. Dabei geben 71,8% (n=21) an, dass in ihrer Schwangerschaft Komplikationen aufgetreten seien. Orientiert am *Fragebogen* werden folgende *Komplikationen* im Rahmen der *Schwangerschaft* genannt:

Tabelle 21-1: Schwangerschaftskomplikationen und Häufigkeit des Auftretens

Ödeme	*16*
Schwangerschaftsinduzierte Hypertonie	*6*
Gestationsdiabetes	*6*
Zeichen der Plazentainsuffizienz	*1*

Ergänzend nennen die Frauen:

Tabelle 21-2: Ergänzung Schwangerschaftskomplikationen

Blutungen	3
Varizen	2
Vorzeitige leichte Wehen	1
Ischiasbeschwerden	1

Bei der Betrachtung der aufgetretenen Komplikationen nach Gewichts-klassen wird über das Auftreten von Ödemen in allen Gewichtsklassen etwa gleichermaßen berichtet, die schwangerschaftsinduzierte Hypertonie findet sich bei 4 von 6 Frauen der Gewichtsklasse von 35–39,9, der Gestationsdiabetes wird in der hier vorliegenden Stichprobe ab einem BMI von 30 (6 Frauen) berichtet.

Ergänzend werden Komplikationen unter der *Geburt* standardisiert erfragt. Von den N=30 Wöchnerinnen, die sich diesbezüglich äußern, geben 63,3% (n=19) Komplikationen unter der Geburt an. Auch hier erfolgen die Antworten anhand der Vorgaben im Fragebogen ergänzt durch freie Angaben:

Tabelle 22-1: Geburtskomplikationen und Häufigkeit des Auftretens

Dammriss/Scheidenriss/Dammschnitt	10
Geburt wurde eingeleitet	8
Beckenendlage des Kindes	2
Wehenschwäche	2
Komplikationen bei der Anlage der PDA	2
Unterversorgung des Kindes	1

Ergänzend nennen die Frauen:

Tabelle 22-2: Ergänzung Geburtskomplikationen

Herztöne des Kindes gingen herunter	2
Frühgeburt in der 33+6 SSW	1
Geburtsstillstand	1
Kopf ging nicht tief genug ins Becken	1
Lungenkollaps bei Sectio	1
Sehr schnelle Geburt 10 Minuten	1
Übelkeit	1

Im Hinblick auf die unterschiedlichen Gewichtsklassen lässt sich erkennen, dass vier von zehn Frauen, die einen Scheiden- bzw. Dammriss oder Dammschnitt angeben, der BMI-Gewichtsklasse zwischen 40 und 44,9 angehören. Weitere Auffälligkeiten finden sich bei der Verteilung genannter Komplikationen bezogen auf die Gewichtsklasse nicht.

Als belastend werden auch körperliche Einschränkungen der Frauen im *Wochenbett* geschildert. Diese werden sowohl im Krankenhaus im Hinblick auf die veränderte Umgebung deutlich als auch beispielsweise bezogen auf die generelle Mobilität post partum:

> »(…) Ich hatte im (…) Wochenbett wirklich ganz !starke Schwierigkeiten, ich hatte, (…) 'n Dammriss, und der hat mich wirklich sehr beeinträchtigt, also das hab ich mir natürlich nich so vorgestellt und auch anders gewünscht, (…) aber das is ja dann nich zu beeinflussen, (…) meine Mobilität einfach nach der Geburt, die hat da unglaublich gelitten.(…) Ich, (…) hab wirklich nur gelegen und konnte unter !Schmerzen wirklich nur duschen, dass ich hinterher so weiß war, dass ich dachte, ich fall um vor Schmerzen. Das war echt schlimm« (HF10, 855–862)

Auch mittels standardisierter Befragung werden Komplikationen im Wochenbett erfasst. Von N=31 Frauen geben 61,3% (n=19) Komplikationen im Wochenbett an. Anhand des Fragebogens lassen sich folgende Komplikationen feststellen:

Tabelle 23: Wochenbettkomplikationen und Häufigkeit des Auftretens

Wunde Brustwarzen	10
Rückenschmerzen	4
Erschöpfung	4
Verstopfung	4
Hämorrhoiden	4
Schmerzen im Dammbereich / Nahtproblem	4
Traurigkeit/Heultage	3
Entzündung der Kaiserschnittwunde / Rötung	2
Schlafstörungen	1
Urininkontinenz	1
Stuhlinkontinenz	1
Kopfschmerzen	1
Ängstlichkeit	1
Thrombose	1

Über die hier am häufigsten genannte Komplikation »wunde Brustwarzen« klagen n=5 Frauen, die der Gewichtsklasse zwischen einem BMI von 30–34,9 angehören. Zudem gehören alle Frauen, die Hämorrhoiden angeben, ebenfalls dieser Gewichtsklasse an. Weitere Besonderheiten lassen sich im Zusammenhang mit der Gewichtsverteilung nicht erkennen.

Der *Kontakt zum Kind* im Rahmen der Schwangerschaft beeinflusst hauptsächlich die Auseinandersetzung mit der Rolle als Mutter und gibt zudem Auskunft über die Rolle, die dem Fötus in der Schwangerschaft zugeschrieben wird. Geschildert wird in diesem Zusammenhang die Ultraschalluntersuchung, die allen Frauen für die Wahrnehmung des Kindes in ihrem Körper bedeutsam erscheint:

>»Ich sehe es ja nur praktisch immer wenn ich zum Arzt gehe (…) Deshalb finde ich auch das mit dem Ultraschall, fand ich und finde ich sehr gut, weil man da eben wirklich sieht, okay, jetzt gibt 's schon 'n Rückrat und man sieht die Knochen oder man sieht (…) später is es wirklich so 'n Mensch und dann siehst du, wie sich dann die Arme bewegen und das finde ich superschön« (HF4, 308–323).

Auch das Spüren der kindlichen Bewegungen, und diesbezügliche Einschränkungen, andere daran teilhaben zu lassen, werden beschrieben:

>»Meine Freundin meinte mal oh darf ich mal fühlen, ja ich sag, (…) aber man fühlt es gar nicht richtig, weil es muss ja auch durch die Fettschicht (…) das bewegt sich unwahrscheinlich, ich merk das, aber wenn [Name des Partners] sagt, lass mal fühlen, dann legt der die Hand drauf (…) Dass er es dann fühlt. Aber bisher, er fühlt nicht viel, (…) dass er mal gefühlt hat, das war ganz selten« (HF12, 453–459).

Unterschiedlich dargestellt wird auch die Möglichkeit, mit dem Kind in Kontakt zu treten. Geschildert wird sowohl die Vorstellung, den Kontakt zum Kind nicht aktiv beeinflussen zu können:

>»(…) dass der schon seinen eignen Kopf hat. (…) das Verrückte dran finden, was die Situation so irreal macht, is, also ich hab net des Gfühl, dass ich 'ne Möglichkeit hab, mit ihm in Kontakt zu treten (…) und dann zappelt das im ganzen Bauch (…) es is net (…) immer der gleiche Punkt (…) wo man sich dran gwöhnen kann, und wo man dann weiß, na ja, nach drei Stunden oder so widder, sondern.. !überall (…) es is irgendwie so (Pause), weiß ich net, also is schon irgendwie so 'n Lebeninnenleben (…)« (HF1, 345–357).

Als auch die Möglichkeit einer Kontaktaufnahme:

>»(…) ich mir schon 'ne Spieluhr ausgesucht, die hatte so 'ne schöne beruhigende Melodie (…). Und dann bin ich dahin, hab die wieder aufgezogen und dann kam da von ihr sofort, Bewegungen. Dachte ich, nee, jetzt hat sie 's entschieden (…) Jetzt musst du sie doch kaufen. Und dann habe ich die Abends auf meinen Bauch gelegt und dann haben wir uns unterhalten« (HF14, 299–305).

Deutlich wird dadurch auch, wie viel Raum der Fötus bereits im Rahmen der Schwangerschaft für die Frauen einnimmt. Als besonderes belastend wird die Situation nach der Geburt beschrieben, wenn Komplikationen die natürliche Kontaktaufnahme und den Bindungsaufbau zum Kind erschweren. In diesem Zusammenhang werden sowohl emotionale als auch organisatorische Schwierigkeiten geschildert. Eine Frau sagt beispielsweise:

>»(…) man nie gedacht hätte so was passiert meinen Kindern (…) dass die (…) ins Krankenhaus müssen gleich im Anschluss. (…) das war (…) ein Gefühl, man fährt jetzt da ins Krankenhaus, aber man besucht ir-

gendjemanden. Man hat ja überhaupt keine Beziehung zu dem Kleinen,(…) Man hat ihn ja auch gar nicht mehr gehabt, der ist ja gleich weg und man konnte gar keine Beziehung aufbauen und dann hat man halt vor diesem Bettchen gestanden ja, das ist er jetzt. Also es war schon grausam.(…) Ich bin immer mittags, hab ich mich dann rüber fahren lassen nach (Stadt) und abends wieder nach Hause.(…) [I:(…) und die anderen Beiden?] Mein Mann hat sich krankschreiben lassen.(…) Das war auch so 'ne Sache (…) was ich ja nicht für einfach empfunden habe. Weil (…) für die Kinder wollt man irgendwie auch da sein (…) was ich halt furchtbar fand, ich war dann zu Hause wieder und der Kleine lag immer noch in (Stadt)« (HF13, 582–615).

7.3 Vorstellungen von Übergewicht und Adipositas im geburtshilflichen Kontext: übergewichtige und adipöse Frauen

Übergewicht und Adipositas beeinflussen das alltägliche Leben und die Phasen Schwangerschaft, Geburt und Wochenbett aus der Perspektive betroffener Schwangerer und Wöchnerinnen dahingehend, dass sich die Frauen hierdurch mit einer *Sonderrolle* konfrontiert sehen. Graphisch soll dieses zentrale Phänomen zusammenfassend dargestellt (Abbildung 6), und in den Kapiteln 7.3.1–7.3.4 mit den ihm zugeordneten einzelnen Subkategorien beschrieben werden:

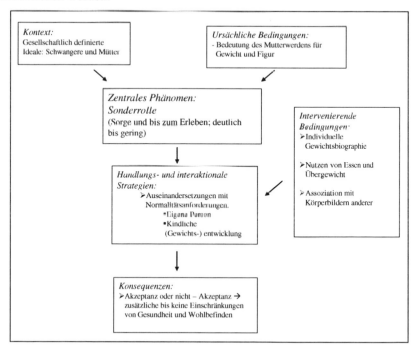

Abbildung 6: Achsenkategorie Sonderrolle

7.3.1 Zentrales Phänomen: Sonderrolle (s. Anhang B-2-2)

Übergewicht und Adipositas generell und speziell im geburtshilflichen Kontext führt für betroffene Frauen zu einer Konfrontation mit ihrer gesellschaftlichen *Sonderrolle* im Vergleich zu normalgewichtigen Frauen. Dieses Phänomen beschreibt beispielsweise eine Interviewpartnerin bezüglich ihrer generellen Erfahrungen im Umgang mit ihrer Adipositas folgendermaßen:

>»Man wird prinzipiell, wenn man zu dick is, von der Gesellschaft !eeh !anders behandelt. Aber ich denke, da machen wa einfach ma, beschwern wa uns ma über die !Medien, und dann !passt das schon.(…) Weil, (…) es wird !akzeptiert, eh, nicht akzeptiert, wenn jemand völlig dünn is. Und !magersüchtig is ja !krankhaft, (…) wenn jemand aber zum Beispiel zu !dick is, heißt es einfach, der !frisst zu viel« (HF7, 458–464).

Und eine andere schildert ihre Erfahrungen im geburtshilflichen Kontext:

>»(…) dass war 'ne Frauenärztin, die war so total locker und auch nett, nur ich also (…) mein Mann und ich, wir hatten beide das Gefühl, sobald da jemand kam, der halt mehr gewogen hat das, da war die, das hat, glaub ich, nicht in ihren Plan gepasst«(HF13, 81–84).

An einer anderen Stelle sagt sie:

>»(…) na ich mein normal ist es ja nicht, dass man jetzt so ein hohes Gewicht hat (…)« (HF13, 159–160).

Das Gefühl, eine Sonderrolle einzunehmen wird auf verschiedene Art und Weise beschrieben und in unterschiedlichen Dimensionen dargestellt. Deutlich wird dabei, dass sich adipöse Frauen stärker mit dieser Sonderrolle konfrontiert sehen als übergewichtige:

>»(…) Ich hab mir schon in 'ner Kneipe, hab ich mir schon 'n Spruch anhörn müssen zu Karneval, guck ma, sie hat sich als !Elefantenkuh verkleidet. (…) Bin (…) auf Toilette gegangn und wiedergekommn, (…) Ich sag (…) du findest dich besonders intelligent, (…) nur mit einem Unterschied, ich bin dick, du bist doof, (…) ich kann abnehmn, (…) und bei dir wird sich der Zustand nie mehr ändern« (HF7, 565–570).

Übergewichtige Frauen beschreiben eher die Sorge, aufgrund der Gewichtsveränderungen im Rahmen der Schwangerschaft zukünftig mit einer solchen Rolle konfrontiert zu werden:

>»(…) ich hatte schon auch Schiss, dass ich 20, 25 Kilo zunehme und hinterher aussehe wie 'n Nilpferd und das hinterher gar nich mehr wegkriege. Also, die Angst war schon da. (…) Das für mich auch ganz klar war, ich will auf keinen Fall hinterher 'rumrollen und das nich mehr 'runterkriegen« (HF4, 425–430).

7.3.2 Ausgangsfaktoren zur Sonderrolle

Die Sonderrolle scheint den Frauen insbesondere dann bewusst zu werden, wenn sie sich mit gesellschaftlich definierten *Normal- bzw. Idealvorstellun-*

gen bezüglich des Körperbildes konfrontiert sehen. Dies ist beispielsweise beim Kauf von Kleidung in der Schwangerschaft der Fall:

> »(…) weil man, ja, ich solche Frauen, Mutter-Klamotten gar nich anziehen kann. Hätte ich schon gern. So musste ich in Männer-Klamotten 'rumlaufen. Männer-Oberteil. Eine Hose habe ich gehabt, die habe ich gekriegt (…) Das fand ich schon schade, weil ich schon stolz darauf war (…) Das ist halt, die Frauennorm is halt woanders. (…) Da kann ich ja überhaupt nich mithalten« (HF 14, 363–370).

oder auch beim direkten Vergleich mit schlanken Schwangeren im Hinblick auf das Körpererleben und die körperlichen Veränderungen:

> »Hab 'ne Freundin, die ist genau zur glei (bricht ab), also ist jetzt auch in der gleichen Woche, wie ich, (…) vor (…) zwei Monaten, wo wir uns getroffen haben, (…) da hab ich gedacht ouh, (…) jetzt glau(bricht ab), sieht man schon richtig Bauch. Und dann denk ich immer ah, so sähe dein Bauch jetzt aus, wenn du schlank wärst« (HF12, 527–533).

Als ursächliche Bedingung, die zu einer Konfrontation mit der Sonderrolle durch Übergewicht und Adipositas führt, lässt sich für diese Studie die subjektive *Bedeutung des Mutterwerdens für das eigene Gewicht bzw. die Figur* identifizieren. Die *Gewichtszunahme* bzw. antizipierte Gewichtszunahme im Zusammenhang mit der *Schwangerschaft* wird von den Befragten kritisch betrachtet. So schildern auch adipöse Frauen die Sorge, durch die Schwangerschaft langfristig noch mehr zuzunehmen. Insbesondere dann, wenn die Frauen vor der Schwangerschaft abgenommen hatten, wird die schwangerschaftsbedingte Gewichtsveränderung auch als Rückschritt betrachtet:

> »(…) Hab da also (…) gelernt, auf was man achten muss, wenn man Gewicht reduzieren muss. (…). Ich hab (…) sechsunddreißig Kilo weniger, als vor 'nem Jahr noch. (…) hat mich erst ein bisschen geärgert in Anführungsstrichen, dass ich dachte Menschenskind, jetzt hast du endlich (…) diesen Schritt gemacht und bist das angegangen und jetzt ausgerechnet bist du schwanger und es schmeißt dich total aus der Bahn« (HF11, 292–303).

Andere Aussagen hingegen lassen auf eine gewisse Sorglosigkeit in Bezug auf die Gewichtszunahme in der Schwangerschaft schließen. So beschreiben Frauen auch, dass sie die Schwangerschaft genießen woll(t)en und sich daher nicht mit Sport oder der Überwachung des Gewichts belasten möchten:

> »Nur, dann kam die Schwangerschaft und (…) dann ist es auch wieder dabei nicht dass ich jetzt in der Schwangerschaft nicht walken gehen würde, nur da war jetzt auch die Kondition schon wieder nicht mehr so und da hab ich gesagt, nee, was sollst du dich da jetzt mit rumplagen (…) lässt du' s jetzt erst wieder« (HF12, 786–789).

Und eine Wöchnerin beschreibt diese Sorglosigkeit in ähnlicher Form rückblickend:

»(...) Also ich hab dann schon mal gesagt, !oh, schon wieder 'n Kilo, !mh. Aber (...) ich mochte jetzt auch nicht, (....) mir in der Schwangerschaft alles !verwehren. (...) Vielleicht hätt ich das ein oder andere mir verwehren sollen. So im Nachhinein denk ich schon (...) Die Gewichtszunahme? (...) ich hab mir da, ehrlich gesagt, nich so 'n Kopf gemacht, (...) wahrscheinlich auch, weil ich meine Schwangerschaft einfach genießen wollte, weil 's mir sons so gut ging« (HF10, 563–574).

Auf eine im Rahmen der Schwangerschaft *geringe Gewichtszunahme* sowie eine schnelle *postpartale Gewichtsabnahme* machen die Frauen ebenfalls aufmerksam. Nicht ohne Stolz weisen die Frauen darauf hin, sich mit ihrer Gewichtszunahme in der Schwangerschaft im Bereich des Normalgewichtigen oder sogar Untergewichtigen zu befinden:

»Bei mir war das ganz normal. Bei ihm und bei ihr auch genauso, also, ich hab nur zugenommen und ich kann jetzt meine alten Hosen wieder anziehen. Also, ich hab nich wirklich. (...) meins ist wieder weg« (HF14, 348–355).

Und an einer anderen Stelle sagt sie:

»(...) wenn ich wirklich 30 Kilo zugenommen hätte. Hab ich damals schon gesagt, weiß ich nich. (...) aber das war ja, (...) nich wirklich übergewichtig« (HF14, 624–626).

Genannt wird die Schwangerschaft selbst oder der Wunsch nach einem zweiten Kind zudem als *Grund*, um nicht abnehmen zu können:

»(...) Deshalb hatte ich auch irgendwie (lacht) in der letzten Zeit nichts mehr so, (...) in Angriff genommn diätmäßig. (...) Wir wollten dann da noch 'n zweites Kind, dann hatte ich das immer so 'n bisschen im Kopf und dachte, hach, das is ja eeh alles dann, unnütz« (HF9, 620–624).

Unterschiedlich schildern die Wöchnerinnen, wie sie die durch die Schwangerschaft erlebten *Veränderungen ihrer Figur* für sich bewerten. So wird die Gewichts- und Figurveränderung als normal anerkannt und akzeptiert:

»Also ich empfinde es nicht als negativ, (...) dass meine Figur noch mehr !ruiniert is als vorher. (...) das is halt so. (...) Aber das war mir auch klar.(...) dass ich 'n schlechtes Bindegewebe hab, und dass diese Schwangerschaft nich spurlos an mir vorüber geht, (...) jeder, der (...) mich, (...) sieht und sagt, Mensch, die is ja noch unförmiger als vorher, kann ich nur sagen, ja, krieg du halt mal 'n Kind, und dann gucken wa ma weiter. (...) dass sich (...) Körperproportionen deswegen verändern, (...) das war mir klar« (HF10, 814–830).

Oder auch Enttäuschung diesbezüglich zum Ausdruck gebracht:

»(...) ich hab dann !zugenommn, und durch die Schwangerschaft, (...) diese zwanzig Kilo, und die hab ich auch nich abgenommn, also ich mein, klar, dadurch, wo se dann geborn wurde, warn ja 'n paar Kilo weg, aber auch danach, hatte mich so auf das Stillen verlassn, weil immer so viele gesagt ham, durch das Stillen verliert man soviel Pfunde, aber war überhaupt nich, war ich auch sehr enttäuscht« (HF2, 349–354)

Beschrieben werden auch positive Veränderungen des Körperbildes und *Vorteile* gegenüber normalgewichtigen schwangeren Frauen und im Vergleich zur eigenen, nicht-schwangeren Figur. So werde man beispielsweise nicht, wie Normalgewichtige, nur auf den Bauch reduziert:

»(…) i persönlich bin jetz ganz froh, (…) da meine Statur eh schon sehr !großzügig is, (…) dass es relativ lang gedauert hat, bis es so offensichtlich is, (…) dass ich wirklich schwanger bin. Des hat mei Schwester (…) wahnsinnig gstresst, (…) dass man irgendwann als Frau nur noch auf den Bauch reduziert wird, und das passiert mir ja jetz gar net« (HF1, 365–369).

Habe endlich einen Grund, seinen Bauch zu zeigen:

«(…), ich fühle mich da überhaupt nicht (…) gehandicapped durch das Übergewicht. Im Gegenteil. (…) ich denke, wenn ich 'n Grund habe, meinen Bauch zu zeigen, dann jetzt» (HF3, 407–409).

Und die Aufmerksamkeit anderer werde von anderen Körperteilen abgelenkt:

»(…) positiv?, .. das Einzigste, was schon is, die Leute achten mehr auf 'n Bauch und nich auf das andere also auf den Hintern oder auf die Beine (…)« (HF2, 331–332).

7.3.3 Strategien zur Sonderrolle

Werden übergewichtige und adipöse Frauen beispielsweise aufgrund von Schwangerschaft, Geburt und Wochenbett und den damit einhergehenden gesellschaftlich definierten Vorstellungen zur idealen Schwangerenrolle inklusive den hiermit verbundenen Gewichtsveränderungen mit ihrer eigenen Sonderrolle konfrontiert, zeigen sich in dieser Studie zahlreiche *Auseinandersetzungen mit Normalitätsanforderungen.* Diese beziehen sich einerseits auf die *eigene Person* und andererseits auf die *kindliche (Gewichts-) entwicklung.*

Bezogen auf die *eigene Person* lassen sich diese Auseinandersetzungen übergreifend in die Bereiche Akzeptanz, Attraktivität, Leistungsfähigkeit, Gesundheit und Zufriedenheit/Befinden untergliedern. Die gedankliche Beschäftigung mit der *Akzeptanz* der eigenen Person inklusive des Übergewichts im gesellschaftlichen Umfeld erfolgt von den Befragten sowohl im Hinblick auf unbekannte Personen als auch hinsichtlich des Partners und des Freundeskreises. Im Kontakt mit unbekannten Personen werden sowohl positive Erfahrungen geschildert:

» (…) ich war immer so wie alle anderen, immer gleichgestellt, ich hab nie zu spüren gekriegt, (…) dass ich zu dick bin, (…), weder in der Schule, von anderen Kindern, als im Beruf oder (…) in der Clique, dass ich irgendwie deswegen (…) gehänselt, oder irgendwie dass mir irgendeiner mal was gesagt hat, ääääahhh, ne? du bist ja dick, oder nee« (HF12, 639–643).

Als auch negative:

»(…) egal was in welchem (…) Lebm, (…) man (…) zieht ja schon den !Kürzeren. Absolut. Ob das !Kinder sind, ob das !Erwachsene sind, man kriegt blöde Sprüche, egal wo man is. (…) Natürlich is 's manchma !gemein, (…) ob man dreizehn is oder Mitte dreißig, .. und man geht halt durch 's Freibad oder sonst was und sucht sich sein Plätzchen, und da, (…) liegen 'n paar Jugendliche, wo man genau, man merkt die !Blicke, und man kriegt 'n blöden Spruch geboten, man !hört ihn einfach, ob se 's laut machen oder eigentlich nur unter sich, man hört ihn trotzdem, (…) dass ich sage, es is mir !egal, is ja auch gelogen« (HF8, 886–899).

Von dem persönlichen sozialen Umfeld fühlen sich die Befragten mit ihrem Gewicht in der Regel akzeptiert:

»Ich mein, bei meinen Freunden weiß ich, die wissen, wie ich bin, und nehmn mich so, wie ich bin« (HF6, 417–418).

Ergänzend wird im Rahmen der standardisierten Befragung die empfundene *soziale Unterstützung* mit Hilfe der MSSS erfasst (vgl. Kap. 6.1). Dabei zeigt sich die folgende Verteilung:

Tabelle 24-1: MSSS – Maternity Social Support Scale

		Häufigkeit	*Prozent*	*Gültige Prozente*	*Kumulierte Prozente*
Gültig	15	1	2,4	2,9	2,9
	17	2	4,8	5,9	8,8
	21	1	2,4	2,9	11,8
	22	1	2,4	2,9	14,7
	25	3	7,1	8,8	23,5
	26	6	14,3	17,6	41,2
	27	7	16,7	20,6	61,8
	28	8	19,0	23,5	85,3
	29	2	4,8	5,9	91,2
	30	3	7,1	8,8	100,0
	Gesamt	34	81,0	100,0	
Fehlend	99	8	19,0		
Gesamt		42	100,0		

Die Analyse der Daten hinsichtlich des für adäquate Unterstützung definierten Cut-off-Points von >24 lässt darauf schließen, dass sich von N=34 Frauen 85,2% (n=29) adäquat unterstützt fühlen. Der für geringe Unterstützung definierte Bereich bis 18 (vgl. Kapitel 6.1) wird im Rahmen dieser Stichprobe von drei Frauen (8,8%) angegeben.

Zur Einschätzung der sozialen Unterstützung wird zudem der Mittelwert in dieser Stichprobe bestimmt und mit dem von Webster et al. (2000) im Rahmen einer Routinedatenerhebung an N=2127 Schwangeren in Australien erfassten Wert verglichen. Auf Grundlage dieser Daten wird ein Mittelwert von 26,5 bei einer Standardabweichung von 3,91 errechnet. Die folgende Tabelle zeigt im Vergleich dazu Mittelwert und Standardabweichung der Stichprobe der in diese Studie einbezogenen Frauen:

Tabelle 24-2: Mittelwert MSSS

N	Gültig	34
	Fehlend	8
Mittelwert		26,00
Standardabweichung		3,618
Minimum		15
Maximum		30

Schlussfolgern lässt sich aus der Analyse dieser Werte, dass sich die übergewichtigen und adipösen Schwangeren bzw. Wöchnerinnen dieser Stichprobe hinsichtlich der Einschätzung ihrer sozialen Unterstützung nicht signifikant von den Schwangeren der zufällig ausgewählten Stichprobe unterscheiden[81].

Vorstellungen zur eigenen *Attraktivität* werden insbesondere im Zusammenhang mit Kleidung sowohl im Kontext der Schwangerschaft als auch generell geschildert. Deutlich wird aus den Aussagen, dass den Befragten ihr Aussehen und ihre Kleidung wichtig sind:

> »(…) Man will [sich] ja auch, (…) selber (…) ein bisschen schön fühlen in der Schwangerschaft. Man ist ja nicht im Ganzen denn halt nur dick (…) der Bauch ist ja denn auch (…) (…) würde man vielleicht denken wenn dann jemand kommt und, (…) nicht so gerade die Auswahl hat an Anziehsachen und Wuppischlabbersachen (…) Was ist denn das jetzt für einer, (…) Wie sieht denn der jetzt aus? Also das fand ich immer, das hat mich schon gestört« (HF13, 375–374).

Angesprochen wird auch die aktuelle Mode für Schwangere, und das Bedauern adipöser Frauen, diese nicht tragen zu können:

> »(…) das is einfach schwierig, für (…) Leute, die mehr als Größe sechs'nvierzig tragen, (…) da war 's jedenfalls schwierig, was zu fin-

---

81 Einschränkend muss bei der Interpretation dieses Befundes angemerkt werden, dass die Häufigkeitsverteilung der in diese Studie einbezogenen Stichprobe keine Normalverteilung aufweist.

den.(…) Und dann ham die jetz alle diese tollen Baucheinsätze, und genau da, wo ich meinen breitesten Punkt hab, (…), is die dann einfach zu
eng die Hose. (…) Da hab ich mich drüber geärgert, (…) Normalgewichtige, (…) brauchen diese Hosen gar nich. Aber die, die dann wirklich mit
ihren Hosen so nich mehr klar kommn, die kriegen auch keine zu kau-
fen. (…) Das fand ich doof« (HF10, 913–939).

Ein weiterer Aspekt, den die Befragten bezüglich gesellschaftlich definierter Normvorstellungen thematisieren, ist die *Leistungsfähigkeit*. Deutlich
wird, dass die Frauen ihre eigene Leistungsfähigkeit sowohl im Hinblick auf
Schwangerschaft, Geburt und die körperliche Fitness nach der Geburt, als
auch hinsichtlich körperlicher Betätigung generell hinterfragen. Im geburtshilflichen Kontext finden sich Vergleiche mit normalgewichtigen Schwangeren, Gebärenden und Wöchnerinnen. Die Aussagen lassen darauf schließen,
dass sich die Frauen durch ihr Übergewicht in diesen Phasen in ihrer Leistungsfähigkeit nicht wesentlich mehr eingeschränkt fühlen, als sie dies bei
normalgewichtigen Frauen beobachten:

> »(…) jetzt so zum Ende hin, wenn der Bauch immer dicker wurde, (…)
> dass man so das Gefühl hat, boah, fällt einem alles so !schwer, so (…)
> Treppe hoch, Treppe runter, hab dann aber auch bei meiner Schwägerin
> gesehen, die is ganz !dünn eigentlich gewesen, dass der das genauso
> ging, dass die auch keine Luft gekriegt hat (…)« (HF6, 366–369).

Und eine adipöse Wöchnerin, die von Beruf Hebamme ist, berichtet:

> »(…) tendenziell würd ich sagen, gerade die Frauen, die wissen, und ich
> weiß es von mir ja auch, dass ich wirklich 'n Schwergewicht bin, die
> kommen besser auf die Füße, als die Schmalen, interessanterweise. (…)
> ich hatte keine Schwierigkeiten, aus dem Bett zu kommen (…) nach
> meinem Kaiserschnitt und ich hab nach drei Tagen (…) alles ganz nor-
> mal gemacht. Inklusive (…) nach zwei Tagen (…) mein Kind gewickelt
> und versorgt (…). Ich sehe sehr viele normalgewichtige Frauen, die (…)
> vier, fünf Tage mit krummer Achtzighaltung übern Flur schleichen (…)«
> (HF11, 382–392).

Im alltäglichen Leben hingegen wird auf Einschränkungen der eigenen
Leistungsfähigkeit insbesondere dann hingewiesen, wenn die Befragten
selbst einen direkten Vergleich mit ihrem eigenen Gewicht haben:

> »Wenn ich vergleiche, als ich zum Beispiel (…) 10 Kilo dünner war, is
> es mir schon wesentlich leichter gefallen, Sport zu machen. (…) Und das
> ist halt echt etwas, was 'n bisschen stört. (…) Dass man (…) nich mehr
> so fit ist einfach« (HF3, 437–441).

Geschildert wird in Bezug auf das Übergewicht auch die Auseinandersetzung mit der eigenen *Gesundheit*. Eine Befragte äußert sich auf die Frage,
was Übergewicht Positives bringt dahingehend, was ihrer Vorstellung nach
andere über die Gesundheit Übergewichtiger denken:

»Was bringt Übergewicht Positives? Ach du je mi ne. Das is ja, das is ja irgendwie so 'n !falscher, ne?, weil man immer sagt, es is eigentlich !falsch übergewichtig zu sein, is 's ja im Grunde für die Gesundheit« (HF8, 1072–1074).

Äußerungen zur Gesundheit in der Schwangerschaft lassen stellenweise auch auf generelle Erfahrungen mit der eigenen Gesundheit schließen:

»Also das, was ich ohne Schwangerschaft !auch hab. (…) Die !Knochen sind extrem belastet durch dieses Gewicht« (HF7, 391–392).

An einer anderen Stelle sagt sie:

»(…) das dauert alles !länger, wenn man so !dick is. (…) Is einfach so. (…) Weil wenn jemand anders was an der Lunge hat, der legt sich hin, da drückt 's ja nich gleich das ganze Körpergewicht drauf. Aber das kommt bei !mir ja dann noch hinzu« (HF7, 519–525).

Darüber hinaus wird deutlich, inwieweit die Befragten Komplikationen in der Schwangerschaft mit dem eigenen Übergewicht in Verbindung bringen:

»(…) Und gesundheitlich,(…) also mir selber macht das körperlich nichts zu schaffen, nur ich hatte ja [in] der elften, (…) Schwanger-schaftswoche dann Bluthochdruck bekommn« (HF9, 677–679).

Und an einer anderen Stelle erläutert sie:

»(…) Ich denke den Bluthochdruck. (…) Ich denke schon, dass der da mit rein spielt, dass ich das vielleicht nich gehabt hätte. (…) Mit 'm normalen Gewicht« (HF9, 757–763).

Im Unterschied dazu eine andere Frau:

»(…) Also für mich ist das nicht der ausschlaggebende Grund, dass das Übergewicht vorher da ist und daraus sich dieser Blutdruck (…) entwik-kelt. Das hat oft andere Hintergründe (…) Glaube ich. (…) Wenn man da eine Veranlagung zu hat, dann kriegt man das. (…) Ich könnte mir vorstellen, dass wenn man dann noch (…) auf dieses Übergewicht so immens zunimmt, dass das dann dazu führen kann, eher. Aber das muss auch nicht so sein (…)« (HF11, 499–507).

Die standardisierte Befragung lässt auf Vorstellungen zur subjektiven Ein-schätzung des Gesundheitszustandes vor und während der Schwangerschaft und nach der Geburt schließen.

Die folgende Tabelle gibt einen Überblick über die Einschätzungen der Frauen *vor der Schwangerschaft*:

Tabelle 25-1: Subjektiver Gesundheitszustand vor der Schwangerschaft

		Häufig-keit	*Prozent*	*Gültige Prozente*	*Kumulierte Prozente*
Gültig	ausgezeichnet	3	7,1	7,3	7,3
	sehr gut	6	14,3	14,6	22,0
	gut	26	61,9	63,4	85,4
	weniger gut	5	11,9	12,2	97,6
	schlecht	1	2,4	2,4	100,0
	Gesamt	41	97,6	100,0	
Fehlend	9	1	2,4		
Gesamt		42	100,0		

Von N=41 Befragten bezeichnen demzufolge 85,4% (n=35) ihren Gesundheitszustand vor der Schwangerschaft als ausgezeichnet, sehr gut oder gut.

Zur Erfassung des Gesundheitszustandes *in der Schwangerschaft* zeigt sich folgende Verteilung:

Tabelle 25-2: Subjektiver Gesundheitszustand in der Schwangerschaft

		Häufig-keit	*Prozent*	*Gültige Prozente*	*Kumulierte Prozente*
Gültig	ausgezeichnet	3	7,1	7,3	7,3
	sehr gut	7	16,7	17,1	24,4
	gut	23	54,8	56,1	80,5
	weniger gut	8	19,0	19,5	100,0
	Gesamt	41	97,6	100,0	
Fehlend	9	1	2,4		
Gesamt		42	100,0		

Deutlich wird, dass der subjektive Gesundheitszustand in der Schwangerschaft im Durchschnitt etwas schlechter beurteilt wird. In der Schwangerschaft geben 80,5% (n=30) ihren Gesundheitszustand mit gut oder besser an.

Die befragten N=32 WÖCHNERINNEN schätzen darüber hinaus ihren aktuellen Gesundheitszustand nach der Geburt ein:

Tabelle 25-3: Subjektiver Gesundheitszustand nach der Geburt

		Häufig-keit	Prozent	Gültige Prozente	Kumulierte Prozente
Gültig	ausgezeichnet	2	4,8	6,3	6,3
	sehr gut	8	19,0	25,0	31,3
	gut	19	45,2	59,4	90,6
	weniger gut	2	4,8	6,3	96,9
	schlecht	1	2,4	3,1	100,0
	Gesamt	32	76,2	100,0	
Fehlend	9	10	23,8		
Gesamt		42	100,0		

Die Tabelle zeigt, dass 90,6% (n=29) der Wöchnerinnen ihren Gesundheitszustand mit ausgezeichnet, sehr gut oder gut bezeichnen und der Gesundheitszustand von den Befragten demzufolge besser eingeschätzt wird als vor und in der Schwangerschaft. Im Vergleich zu den von Borrmann (2005) ermittelten Werten zur Einschätzung des subjektiven Gesundheitszustandes vor und in der Schwangerschaft an N=87 Wöchnerinnen schätzen die in die eigene Studie einbezogenen Frauen ihren allgemeinen Gesundheitszustand schlechter ein. Borrmann (2005) zeigt, dass 91% ihren Gesundheitszustand vor der Schwangerschaft und 85% ihren Gesundheitszustand in der Schwangerschaft mit ausgezeichnet bis gut angeben (Borrmann 2005, S. 73–74). Insgesamt betrachtet gibt keine der Befragten ihren Gesundheitszustand als »ganz schlecht« an, zudem bezeichnet keine der Frauen ihren Gesundheitszustand in der Schwangerschaft als »schlecht«. Bei der Betrachtung des subjektiv eingeschätzten Gesundheitszustandes *vor der Schwangerschaft* in Abhängigkeit vom Gewicht zeigen sich in den ersten drei Gewichtsklassen (BMI 25–29,9; 30–34,9; 35–39,9) bei ungefähr gleichgroßer Teilstichprobengröße (10/10/11) kaum Unterschiede. *Während und nach der Schwangerschaft* lassen sich tendenziell Unterschiede feststellen. So beurteilen alle Befragten der Gewichtsklasse von 35–39,9 (n=11; pp n=8) ihren subjektiven Gesundheitszustand als mindestens gut, wohingegen sich sowohl in den niedrigeren als auch in den höheren Gewichtsklassen auch negativere Einschätzungen finden.

Die Beschreibung der *Zufriedenheit oder des Befindens* mit dem Gewicht und dem eigenen Körper erfolgt ebenfalls in Auseinandersetzung mit gesellschaftlich definierter Normalität. Diese Einschätzungen variieren in ihren Dimensionen. So wird hervorgehoben, sich mit dem eigenen Körper wohl (und möglicher Weise wohler als Normalgewichtige, s. u.) zu fühlen:

»(...) wenn man (...) feststellt für sich (...) ich fühl mich damit nicht mehr wohl dann ist es in Ordnung, aber ich glaube für die, die diesen Punkt nicht finden und sich so wohl fühlen ist es genauso in Ordnung mit diesem Gewicht einfach zu leben und...(...) Und ich glaub auch nicht, dass die damit unbedingt schlechter (...) leben, als andere (...) Ich hab mich ja auch Jahre lang so wohl gefühlt« (HF11, 610–614 und 634–635).

Wohingegen andere Frauen beschreiben, dass sie sich in bestimmten Situationen wahrscheinlich als normalgewichtige wohler fühlen würden. Dabei wird sich auf den Kauf von Kleidung (s. o.) oder auf Partnerschaften bezogen:

»(...) zu Beginn von irgendwelchen Partnerschaften,(...) dadurch, dass ich so massive Gewichtsveränderungen hatte, hab ich natürlich auch schon lang vor der Schwangerschaft die Dehnungsstreifen ghabt, die natürlich nie mehr wieder weggehn, (...) die Haut bis zum 'nen gewissen Grad schon 'nen Makel is, ja?, wo ich mir dann schon denk, (...) wenn ich noch nie übergewichtig gwesen wäre, wär 's wahrscheinlich net so, könnt ich mich vielleicht etwas !wohler in meiner Haut fühlen« (HF1, 685–692).

Hingewiesen wird zudem darauf, dass man sich mit einem adipösen Körper nicht wohl fühlen könne:

»(...) Ich fühl mich nich wirklich hundertprozentig wohl damit, weil (...) ich immer sage, jemand mit meiner !Statur, der sagt, ich fühl mich wohl, der !lügt.(...) Weil !der !lügt. (...) Definitiv! (...)« (HF7, 540–548).

Weitere Auseinandersetzungen mit Normalitätsanforderungen erfolgen im Hinblick auf die *kindliche Entwicklung*. Aus den Aussagen der Frauen wird deutlich, dass das eigene Übergewicht ihrer Überzeugung nach entweder keinen Einfluss auf die kindliche Entwicklung in der *Schwangerschaft* nimmt oder aber einen positiven:

»(...) den beiden Zwillingen hat 's nich geschadet. (...) Weil die sich von meinen !Fettreserven ernährt habm. (...) das hat denen 'ne ganze Menge gebracht, (...) weil die Plazenten auch alters!entsprechend durchblutet warn, und, (...) wenn 'ne !Schwester da zu mir kommt und sagt, die hatten solche Nabelschnüre, (...) dann kann man sich ausrechnen, wie gut die Versorgung war« (HF7, 427–437).

Geschildert wird auch, dass die kindliche Gewichtsentwicklung des *Säuglings und Kleinkindes* genau beobachtet wird:

»(...) bei unserm ersten Kind, der wog also gleich vier Kilo, und, (...) war dann auch bis er laufen konnte oder so bis zu einem Jahr (...) immer so dicke Pausbacken, (...) ho man, der wiegt schon so viel und der is so propper (...) nich dass der nachher, (...) is wie ich (...) sobald er dann lief, war das alles weg« (HF9, 867–876).

Deutlich wird zudem der Wunsch, die Kinder mögen nicht so dick werden wie die Mütter:

> »(…) Bitte nich so wie !Mama. Aber das (…) ging meiner Mutter, (…) Die hat sich auch immer gewünscht, um Gottes Willen, lass meine Kinder nich so !rund werden wie !ich, und was kann man da machen? (…) Ich wünsch mir das natürlich auch nich« (HF8, 921–925).

Frauen mit *älteren Kindern* machen in diesem Zusammenhang darüber hinaus auf die Gewichtsentwicklung dieser Kinder aufmerksam:

> »(…) Dass sie nich in diese Verlegenheit kommt, übergewichtig zu sein (…) Dass sie halt nich leiden müssen. Aber, er muss ja schon leiden. (…) Der war vorher !noch dicker. Der hat dann die Hänseleien in der Schule gehabt.(…) Und dann is er natürlich zu Hause nich mehr los. (…) War ganz schlimm. (…) Und dann hat er 6 Wochen alleine Kur gemacht und da hat er abgenommen« (HF14, 534–545).

7.3.4 Intervenierende Bedingungen

Als intervenierende Bedingungen, die die Strategien zur Auseinandersetzung mit der Sonderrolle im Rahmen dieser Studie beeinflussen, lassen sich die *individuelle Gewichtsbiographie*, der *Nutzen von Essen bzw. Übergewicht* sowie *Assoziationen mit den Körperbildern anderer* identifizieren.

Zur *Entstehung des Übergewichts* werden aus den Erzählungen der Befragten unterschiedliche Entwicklungswege im Verlauf der jeweiligen Biographie deutlich. Beschrieben wird, dass Gewicht *bereits als Kind* eine Rolle gespielt habe:

> »(…) Is schon immer. (…) Meine Mutter war immer übergewichtig. Ich hab drei Schwestern, die sind !alle übergewichtig .. !gewesen zum Teil, (…) man hat ja schon alles Mögliche mal ausprobiert, aber ich war schon immer auch schon in 'ner Schule .. übergewichtig, schwer, ich war schon mit dreizehn bei 'n Weight Watchers, das is über zwanzig Jahre her. (…) Man braucht viel !Selbstdisziplin. Und die hab ich manchma nich« (HF8, 653–659).

Andere Frauen beschreiben Gewichtsveränderungen *im Laufe des (frühen) Erwachsenenlebens*. Beispielsweise führen Veränderungen im Tagesablauf zu verstärkter Gewichtszunahme. Dies wird im Zusammenhang mit dem Beginn der Berufstätigkeit und den hiermit verbundenen verstärkten Anforderungen geschildert:

> »(…) hab ich (…) im ersten Staatsexamen, im Referendariat (…) relativ (…) stark zugenommn, (…) am Anfang, (…) als ich so !viel, (…) unterrichten musste, und dann auch als ich jetz meine erste Vollzeitstelle hatte. (…) Da hab ich dann halt einfach, (…) !unkontrolliert gegessen oder auch Sachen gegessen, (…) von denen ich vielleicht weiß, die sind nich !gesund, aber ich hab jetz auch keine Zeit, was Gesundes zu essen, oder zu machen« (HF10, 498–506).

Oder dem Beenden regelmäßiger sportlicher Betätigung:

> »(…) ich hab früher sehr viel Sport gemacht, und als ich dann angefangn hab, in (Name der Stadt) zu arbeitn, warn dann irgendwie (…) die Vereine alle weg. (…) Und (…) dann hab ich leider halt nich mehr so viel Sport gemacht, sehr viel im Büro gesessen« (HF6, 271–276).

Oder auch, dass das Kennen lernen des Partners bzw. der damit verbundene Lebensstil die Gewichtszunahme begünstigt habe:

> »(…) Also eigentlich ging es erst richtig rapide hoch, als ich mit meiner Ausbildung angefangen habe. (…) Da war man dann auch erst spät abends zu Hause, dann hab ich meinen Mann kennen gelernt, dann war natürlich das Essen abends immer schön gemütlich« (HF13, 344–348).

Geschildert wird zudem die verstärkte Gewichtszunahme im Rahmen von *Schwangerschaft (s.o.) und Stillzeit:*

> »Und richtig doll zugenommen hab ich nach der ersten Schwangerschaft. In der Stillzeit. (…) Da hatte ich wahrscheinlich besonders viel Stress« (HF11, 341–344).

Darüber hinaus werden *einschneidende Ereignisse* im Lebenslauf:

> »(…) Und dann, als meine Mutter gestorbm is, also da war ich fünfzehn, (…) dann ging das auch so richtig in die Höhe« (HF5, 581–583).

Nebenwirkungen von Medikamenten:

> »(…) meine Bauchspeicheldrüse produziert (…) zu viel Insulin, !was dazu führt, dass mein Körperfett (…) wesentlich besser und !mehr verbrennt als andere Leute, das heißt, mein Körper saugt das Fett (…) wie 'n Schwamm auf. (…) Das hat extrem angefangn mit dem Spritzen von Kortison. (…) Weil (…) diese Entzündung ewig nich weg ging. (…) Hab ich dann jahrelang Kortison gespritzt gekriegt« (HF7, 368–379).

oder negative Auswirkungen von Diäten:

> »(…) in 'ner Pubertät wurde ich so 'n bisschen Pummelchen, (…) Ich hab letztens noch 'n Tagebucheintrag gefunden, ich bin 1 Meter 60 groß und ich hab irgendwie 50 Kilo gewogen und meinte schon damals, ich müsste mich auf 'ne Diät setzen. (…). Und ich hab dann auch ziemlich viele Diäten gemacht, habe immer wieder abgenommen, aber dann (…) noch mehr zugenommen, als ich vorher gewogen habe, (…) und irgendwann habe ich aufgehört, Diäten zu machen« (HF3, 319–327).

als begünstigend für einen vermehrten Gewichtsanstieg angegeben. Übergreifend lässt sich aus den dargestellten Gewichtsbiographien herausfiltern, dass die Vermehrung und Aufrechterhaltung des Übergewichts im Wesentlichen mit Stress, Frust und belastenden Situationen bzw. Ereignissen in Verbindung gebracht wird. Dies bezieht sich sowohl auf die rückblickende Einschätzung der Gewichtsentwicklung als auch auf Vorstellungen zur postpartalen Gewichtsreduktion:

»(…) Ja (…) dann (…) hinterher (…) so dieses Abnehmen (…) dass man das alles so durchzieht, (…) wenn irgendwas nich klappt (…) oder (…) wenn eim irgendwas belastet, hach, dann isst man dann doch ganz gerne Mal wieder was« (HF2, 481–484).

Um weitere Einblicke in das generelle Essverhalten dieser ausgewählten Untersuchungsgruppe zu gewinnen, wird mit Hilfe quantitativer Instrumente erfasst, inwieweit die Befragten ihr *Essverhalten kognitiv steuern* und somit *kontrollieren* (vgl. Kapitel 3.3.2). Dabei wird davon ausgegangen, dass das Ziel der Einschränkung der Nahrungsaufnahme die Gewichtsabnahme bzw. Vermeidung der Gewichtszunahme darstellt. Als Messinstrument wird im Rahmen dieser Studie die Skala 1 des FEV (Pudel & Westenhöfer 1989) eingesetzt (vgl. Kap. 6.1). Zum Vergleich geben die Autoren Mittelwerte unterschiedlicher Stichproben an. Für die Stichprobe übergewichtiger und adipöser Frauen im Rahmen dieser Studie zeigen sich folgende Werte:

Tabelle 26-1: FEV-Skala 1 Mittelwerte

N	Gültig	34
	Fehlend	8
Mittelwert		9,26
Standardabweichung		4,166
Minimum		1
Maximum		17

Der hier deutlich gewordene Mittelwert von 9,26 mit einer Standardabweichung von 4,17 liegt damit innerhalb der Standardabweichung einer Vergleichsstichprobe (=unselektierte Stichprobe) bestehend aus Interessentinnen an verschiedenen experimentellen Studien (N=1087 Frauen) mit einem Mittelwert von 8,22 (SD=5,03) und einer Stichprobe aus Leserinnen einer Frauenzeitschrift (N=35877 Frauen) mit einem Mittelwert von 10,62 (SD 4,7). Bei der Interpretation des hier errechneten Mittelwerts lassen sich demzufolge keine Auffälligkeiten im Vergleich zu den von den Autoren angegebenen Werten anderer Stichproben finden[82]. Zur Beurteilung des Umfangs der kognitiven Kontrolle des Essverhalten wird ein Summenscore zwischen 0 und 21 errechnet, wobei hohe Werte Personen mit stark ausgeprägt gezügeltem Essverhalten charakterisieren. Studien zufolge können diese Personen ihr Gewicht zwar erfolgreicher reduzieren, neigen jedoch vermehrt zu Schwierigkeiten dieses Gewicht zu halten. Im Rahmen dieser Studie lassen sich aus den Angaben der Befragten folgende Verteilungen ableiten:

---

82 Einschränkend ist auch hier anzumerken, dass die Werte der eigenen Stichprobe nicht normalverteilt sind.

Tabelle 26-2: FEV-Skala 1 Häufigkeiten

		Häufig-keit	Prozent	Gültige Prozente	Kumulierte Prozente
Gültig	1	1	2,4	2,9	2,9
	2	1	2,4	2,9	5,9
	3	1	2,4	2,9	8,8
	4	2	4,8	5,9	14,7
	5	3	7,1	8,8	23,5
	6	3	7,1	8,8	32,4
	8	3	7,1	8,8	41,2
	9	3	7,1	8,8	50,0
	10	3	7,1	8,8	58,8
	11	1	2,4	2,9	61,8
	12	3	7,1	8,8	70,6
	13	4	9,5	11,8	82,4
	14	4	9,5	11,8	94,1
	15	1	2,4	2,9	97,1
	17	1	2,4	2,9	100,0
	Gesamt	34	81,0	100,0	
Feh-lend	99	8	19,0		
Gesamt		42	100,0		

Orientiert an der o. g. unselektierten Stichprobe wird ab einem Summenwert von 10 von hoher kognitiver Kontrolle des Essverhaltens ausgegangen. Für die in diese Studie einbezogene Stichprobe lässt sich feststellen, dass bei 50% (n=17) der Befragten von hoher oder sehr hoher kognitiver Kontrolle des Essverhaltens auszugehen ist[83]. Vergleichsstichproben zur Interpretation der festgestellten Summenwerte liegen nicht vor, zudem empfehlen Pudel & Westenhöfer (1989) von einer generellen Interpretation errechneter Werte Abstand zu nehmen.

Übergewicht und Essen erfüllen für die Interviewpartnerinnen sowohl im alltäglichen Leben als auch im Zusammenhang mit Schwangerschaft, Geburt und Wochenbett in einigen Bereichen einen NUTZEN. Hervorgehoben wird in diesem Zusammenhang beispielsweise das *Genießen können*:

> »(...) Und irgendwie ich glaube auch dass (...) übergewichtige Menschen in manchen Situationen einfach besser !genießen können, (...) so Leute, die einem so jedes Essen in Kalorien vorzähln, da denk ich im-

---

83 Bei der Betrachtung der kognitiven Kontrolle des Essverhaltens im Hinblick auf die in diese Studie einbezogenen Gewichtsklassen lassen sich keine Auffälligkeiten erkennen.

mer, hm, da bin ich doch lieber 'n bisschen dicker und einigermaßen ausgewogen, und man kann mit mir auch einfach mal Essen gehen« (HF10, 715–725).

Oder auch Vorteile im *Berufsleben* hinsichtlich der eigenen Akzeptanz:

»(…) da kam 'ne Frau, die hat bei uns trainiert, und 'n paar, (…) Wochen später kam ihr Mann mit, und dann hab ich sie beraten, !ihn, und der sagt, (…) wenn meine Frau mir nich erzählt hätte, dass du hier hinter der Theke auch so 'n bisschen übergewichtig [bist], wär ich jetz nich gekommn, das wär mir zu peinlich gewesen, (…) die !Leute habm (…) die Hemmschwelle nich mehr so, als wenn da lauter durchtrainierte, !hübsche, !junge !Fraun, !Hüpfer, !Männer sonst wie stehen (…)« (HF8, 865–872).

Neben den bei der Bedeutung des Mutterwerdens für das Gewicht bereits geschilderten Vorteilen wird das Übergewicht auch im Zusammenhang mit peripartalen Phasen als positiv eingeschätzt:

»(…) Ich denke (…) dass man's vielleicht ein bisschen einfacher hat (…) ich denk mal (…) wo man halt fülliger ist, gebärfreudiger ist (…), man sagt ja immer »gebärfreudiges Becken«(…) (HF13, 483–490).

Die Art der Auseinandersetzung mit Normalitätsanforderungen wird darüber hinaus durch unterschiedliche *Assoziationen mit den Körperbildern anderer* beeinflusst. So wird beispielsweise das *Schlank-Sein, Dünn-Sein oder Normalgewichtig-Sein* mit bestimmten Verhaltensweisen, Charaktereigenschaften, Befindlichkeiten oder Vorstellungen von Gesundheit und Krankheit in Verbindung gebracht, wovon sich die Befragten distanzieren. Beschrieben werden beispielsweise Verhaltensweisen:

»(…) komisch verhalten, weil ich halt lache. Haben mir alle gleich strafende Blicke gegeben. (…) Meine Güte. Humor haben die auch nich, die Dünnen. Dann werde ich nie dünn, dann bleibe ich lieber so«(HF14, 487–491).

Oder auch Vorstellungen zur Zufriedenheit:

»(…) so Leute, die !normalgewichtig sind und die immer hungern und (…) beim Grillen sagen, !nein, bitte nur ein Stück Pute, und ich glaub, die sind viel unglücklicher als ich manchmal«(…) (HF10, 481–483).

Distanziert wird sich in diesem Zusammenhang aber auch von Personen mit Essstörungen:

»(…) Und !magersüchtig is ja !krankhaft, (…) wenn jemand aber zum Beispiel zu !dick is, heißt es einfach, der !frisst zu viel. (…) Dass jemand, der zu dick is, genau wie der Magersüchtige genauso !krank ist eventuell, weil Adipositas !ist 'ne Krankheit. Das wird von den Leuten nicht gesehen. (…) Und nich jeder, der adipös is, wie in meinem Fall, !isst rund um die Uhr. (…) ich bin auch nich einer, der nachts an Kühlschrank ran geht und !Fressattacken kriegt«(HF7, 462–476).

7.4 Geburtshilfliche Versorgung durch Hebammen und Ärzte
– übergewichtige und adipöse Frauen

Die Frage, wie übergewichtige und adipöse Frauen die professionelle Versorgung durch Hebammen und Ärzte in den Phasen Schwangerschaft, Geburt und Wochenbett erleben und welche Erwartungen sie an die sie betreuenden Personen stellen, lässt sich mit dem Phänomen des *Dirigierens* durch diese Phasen beschreiben. Auch bei diesem Phänomen ist davon auszugehen, dass sich viele Aspekte unabhängig vom Gewicht beim Übergang zum Mutterwerden finden (vgl. Kapitel 4). Es lässt sich wie folgt graphisch darstellen (Abbildung 7) und erläutern (Kapitel 7.4.1–7.4.4):

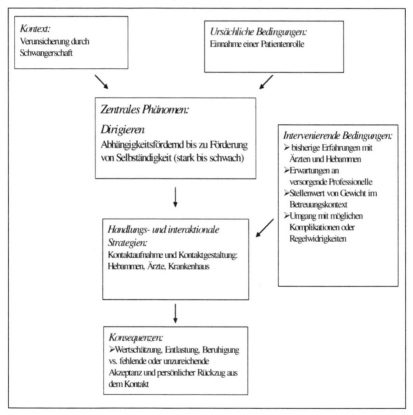

Abbildung 7: Achsenkategorie Dirigieren

7.4.1 Zentrales Phänomen: Dirigieren (s. Anhang B-2-3)

Mit der geburtshilflichen Versorgung und Betreuung verbinden die Befragten, dass sie durch diese Phasen *dirigiert werden*. Hebammen und Ärzte nehmen in diesen Zeiten richtungsweisende Funktionen ein. Dies beginnt mit der Bestätigung der meist selbst festgestellten *Schwangerschaft* durch den Gynäkologen:

> »(…) es war dann offensichtlich, zwei Streifen (lacht) und ich hab mich
> halt total gefreut und hab da 'rum geschrieen und bin da halt voll ausge-
> flippt, (…).Dann musste ich das aber irgendwie noch mal bestätigt haben
> und bin dann auch direkt zum Arzt, und der hat mir das auch noch mal
> bestätigt« (HF3, 204–208).

Und setzt sich, verbunden mit dem Wunsch nach Beruhigung, im weiteren Verlauf der Schwangerschaft fort:

> »(…) Also ich denk, in erschter Linie is es wirklich so, (…) beruhigt zu
> werden. (…) ich denk, also das Wesentliche für mich is eigentlich, wenn
> ich dann jetz alle vierzehn Tage zur Untersuchung muss, zu erfahren, dass
> alles im normalen Rahmen is, (…) und dass alles gut läuft, und dass ich
> mir keine Sorgen machen muss« (HF1, 13–147).

Im Kontakt zu Hebammen heben die Befragten die für sie richtungswei-sende Funktion im Verlauf der Schwangerschaft:

> »(…) die kann ich auch immer anrufen, wenn irgendwas is, auch jetz,
> wenn ich hier im Krankenhaus bin, hat se gesagt, wenn was is, du ver-
> stehst was nich, ruf mich an. (…) Ich helf dir dann. (…) Und beantworte
> deine Fragn, vielleicht kann ich dir, (…) noch irgendwie noch 'n !Tipp
> gebm (…)« (HF6, 71–77).

im Hinblick auf die *Geburt*:

> »ich (…) brauch (…) jemanden, der mich sehr bestimmt (…) irgendwo
> hindirigiert. Auch wenn ich selber meinen Hintern nicht hochkriege«
> (HF11, 171–172).

und auch im *Wochenbett:*

> »(…) bei dem Ersten hätt ich nie gedacht, dass man so eine Hebamme
> auch braucht, aber hinterher fand ich' s echt schon wichtig. (…) Das war
> nicht ganz so einfach, weil, einmal diese Verantwortung für diesen klei-
> nen Wurm (…) und jetzt ist man zu Hause und ist verantwortlich dafür,
> das er groß wird und gesund ist und das fand ich schon heftig. (…) klar
> zu kommen, mit diesem Gefühl. (…) [I: (Hebamme geholfen? (…)] Ja.
> Über lange Dauer (…) Manchmal war man schon ein bisschen genervt
> (…)« (HF13, 120–134).

positiv hervor. Deutlich wird in diesen Aussagen auch, dass sich die ge-schilderten Erwartungen der Frauen an Ärzte von den Erwartungen an Heb-ammen in einigen Punkten unterscheiden (vgl. Kapitel 7.4.4). Darüber hinaus lassen sich Unterschiede in den Dimensionen erkennen, in denen richtungs-weisendes oder dirigierendes Verhalten gewünscht wird. Geäußert wird so-wohl der Wunsch, möglichst wenig durch Professionelle in eine bestimmte Richtung gedrängt zu werden:

> »(…) Meine erste Frauenärztin hat sehr, (…) immer !betont, das es, was
> es so für Möglichkeiten gibt (…) Untersuchungen zu machen. (…) und

das empfand ich schon so, dass mich das manchmal 'n bisschen verunsichert hat (...)« (HF10, 309–313).

als auch der Wunsch, konkrete Ratschläge durch die Professionellen zu erhalten:

»(...) Und der Arzt, der muss wirklich sagen, !so, !Fakten sind, das is alles !gesund, und das !muss untersucht werden und so weiter« (HF8, 243–244).

7.4.2 Ausgangsfaktoren zum Dirigieren

Im Kontext der Konfrontation und mit der *Schwangerschaft* und der hierdurch erlebten *Verunsicherung* (vgl. Kapitel 7.2.1 und 7.2.2) wird die Erwartung an Professionelle, durch die Schwangerschaft dirigiert und geleitet zu werden, dann deutlich, wenn sich die Befragten im Kontakt zu Hebammen und Ärzten in einer *Patientinnenrolle* erleben. Im Vergleich zu anderen Besuchen bei Ärzten beschreiben die Befragten unterschiedliche Erfahrungen. Geschildert wird die Erfahrung, sich in der Schwangerschaft anders betreut und behandelt zu fühlen als bei sonstigen Kontakten:

»(...) ich weiß es net, (...) is irgendwie .. schon 'ne Ebene, also (...) ma wird net als krank hingstellt (...) weil irgendwie hat 's ja a wenig mit Krankheit zu tun. (...) schon so (...) auf die einzelne Frau so bedürfnisorientiert« (HF1, 166–169).

Im Unterschied dazu äußern andere Befragte, sich nicht anders betreut oder behandelt zu fühlen, als bei sonstigen Arztbesuchen:

»(...) diese Behandlung in der Schwangerschaft, das is, ich fühle, (...) ich werde zwar behandelt, aber ich fühle mich nich als schwanger behandelt, sondern ich könnte auch ganz normal zur Vorsorge gehen und ich denke, es wäre nichts anders wie so jetzt« (HF4, 501–504).

Auf unterschiedliche Weise beschreiben die Befragten, inwieweit sie sich *selbst* im Umgang mit Ärzten *als Handelnde erleben*. Aus den Schilderungen lässt sich eine eher auf Passivität abzielende Betreuung ableiten, in der sich die Befragten an die Anweisungen betreuender Ärzte zu halten haben:

»Ich hätte nicht hingehen müssen, aber dann hätt 's halt hinterher wieder geheißen, ha, sie habm selber Schuld, wenn dann was gewesen wär« (HF10, 893–894).

Erkennbar ist zudem der deutliche Wunsch, mit den betreuenden Personen *möglichst gut zurecht zu kommen*, was sich im Einnehmen einer unauffälligen und anspruchslosen Patientinnenrolle ausdrückt:

»(...) und die [Hebamme] war so eine, (...) die fand dat furchtbar, wenn sich jemand anstellte. Und ich hab bei meinen Geburten eigentlich (...) nie wirklich wat gesagt. Also. Mi mich schrecken Geburten auch nich, klar tut dat weh, aber das is halt ebm so« (HF7, 125–128).

7.4.3 Strategien zum Dirigieren

Eng verbunden mit der Beschreibung der Patientinnenrolle sind auch die Handlungen und Interaktionen, über die die Frauen in ihrer *Kontaktaufnahme* und *Kontaktgestaltung* mit betreuenden Professionellen berichten. Im Kontakt zu Professionellen beschreiben die Befragten, inwieweit sie sich *ernst genommen, als Person angesprochen* oder *routinemäßig betreut* fühlen. Diesbezüglich werden sowohl positive als auch negative Erfahrungen mit Professionellen deutlich.

In Bezug auf das Gefühl, *ernst genommen* zu werden, beschreibt beispielsweise eine Interviewpartnerin negative Erfahrungen mit einer Ärztin:

> »(…) ich stand halt vor dieser Entscheidung, (…) wird jetz die Geburt eingeleitet oder !nicht? Und (…) ich hatte halt das Gefühl, dass es eigentlich nich !notwendig is, weil es eigentlich losgeht. Sowieso! (…) Also !irgendwie (…) hatte ich das Gefühl dann (…) ich sträubte mich halt davor. Und dann sagte sie irgendwann, (verstellt die Stimme/schnippisch) Ja, sie müssen das jetz schon selber wissen, (…) je länger sie warten, desto höher is die Wahrscheinlichkeit, dass das Kind irgendwann tot is. (Stimme normal) (…) ich finde, in so 'ner Situation (…), sind das einfach nich die richtigen Worte. (…) Also der Ton macht dann vielleicht auch die Musik« (HF10, 75–84).

Wichtig erscheint den Frauen zudem, *als Person angesprochen* zu werden und sich im Kontakt mit betreuenden Professionellen wohl zu fühlen. Positive Erfahrungen diesbezüglich schildern die Frauen sowohl mit Ärzten:

> »Dann saßen wir also beide da wie die Karnickel mit roten Augen, und er witzelt dann so, na ja, wahrscheinlich geht 's von uns drei ihrem Kind am besten. (Lacht) Und das is halt schon so 'ne Atmosphäre, wo das Ganze net so tragisch is, (…) und das is schon recht angenehm (…)« (HF1, 171–175).

Als auch mit Hebammen:

> »(…) dann hat irgendwann die Hebamme gesagt, o. K., sie !müssen das hier nich machen, (…) wenn sie das Gefühl habm, das !muss so nich sein, dann geb ich ihnen jetz, wenn sie möchten, 'n paar !Kügelchen, damit sie ruhiger werden, und dann können sie wieder nach Hause gehen, wenn sie möchten. (…) !das fand ich einfach !toll. (…) da war ich halt nich nur 'n !Patient sondern 'n !Mensch. (…) ich wurde auch !ernst genommn« (HF 10, 140–148).

Als negativ beschreiben die Befragten den Eindruck, *routinemäßig* behandelt zu werden. Im ambulanten Bereich wird dieser Eindruck nur im Hinblick auf Ärzte geschildert, im stationären Rahmen werden diesbezügliche Erfahrungen mit Hebammen und Ärzten geäußert:

> »(…) ich bin fast !geplatzt vor Freude (…) und irgendwie kam da nichts zurück, (…) das war alles so ganz !normal, (…) ich wusste dann auch nich, worauf ich jetz !acht gebm soll und (…) stand da in dem Mutter-

pass drin, worüber ich alles Beratung erhalten habm sollte, (…) und das hab ich alles gar nich bekommn, und dann dacht ich nur, das kann so ja nich !sein. Und das fand ich ganz !fürchterlich« (HF5, 222–227).

Und im Kontakt mit Hebammen im Krankenhaus:

»(…) denkt man, dass die Hebamme öfter !da is, auch zur Unterstützung beim Atmen. Die leitet einen nich an zum Atmen. Das macht man alles !selber.(…) Oder mit seinem Mann. (Pause) Weiß ich nich. (…) Wenn man so (…) darüber redet, denkt man immer, die is mehr !dabei.(…) Aber die ham natürlich auch dann zwei Geburten gleichzeitig ja oft« (HF9, 318–325).

7.4.4 Intervenierende Bedingungen

Die Befragten beschreiben vielfältige Bedingungen, die die Strategien der Kontaktaufnahme und Kontaktgestaltung zu Professionellen beeinflussen. Im Rahmen dieser Studie werden *bisherige Erfahrungen mit Ärzten und ggf. Hebammen, Erwartungen an versorgende Professionelle,* der *Stellenwert von Gewicht im Betreuungskontext* und der *Umgang mit (möglichen) Komplikationen oder Regelwidrigkeiten* zu den intervenierenden Bedingungen definiert.

Die *bisherigen Erfahrungen,* die die Befragten mit *Ärzten* beschreiben, beziehen sich sowohl auf Arztkontakte generell als auch auf Arztkontakte im geburtshilflichen Kontext durch vorangegangene Geburten. Auffällig erscheint hierbei, dass sich bisherige *Kontakte* zu Ärzten im Umgang mit Übergewicht (s. u.) von der Betreuung im geburtshilflichen Bereich zu unterscheiden scheinen. Angesprochen auf bisherige Erfahrungen mit Ärzten schildert beispielsweise eine Wöchnerin:

»(…) Schon, nett, sehr nett (ironisch). Da kommt das Gewicht dann wieder zum Vorschein. Ich hab 'ne Arbeit, die körperlich sehr anstrengend war, (…) es is keine Frauenarbeit. Aber wir Frauen haben es gemacht oder ich, und dabei is mir die Achillessehne kaputt gegangen. (…) gehe ich (…) zur Ärztin (…) ja nehmen sie erst mal ab. Das ist doch die Nummer, ne? (…) Finde ich, das is 'ne blöde Nummer.(…) wenn man zuerst hinkommt und erst sagen sie, ja, nehmen sie doch mal ab. Da weiß ich nich, finde ich ganz schön, daneben. Weil es damit nichts zu tun hat« (HF14, 175–186).

Deutlich wird auch, dass sich die Befragten mit ihrem Anliegen, das sie zum Arzt führt, vielfach *nicht ernst genommen* fühlen (s. o.). Auch lässt sich schlussfolgern, dass sie den Eindruck haben, *auf ihr Übergewicht reduziert* zu werden. Geschildert wird zudem die Erfahrung, von Ärzten eher *nebenbei* behandelt zu werden und sich mehr Aufmerksamkeit für die eigene Situation gewünscht zu haben:

»(…) Also, was ich mir, im Nachhinein anders gewünscht hätte, wäre zum Beispiel bei dem Frauenarzt, (…) also, ich bin hingegangen, hab gesagt, (…) ich hab so 'n Test gemacht und ich denke, ich bin schwanger. Und er hat das dann halt überprüft und hat gesagt, okay, ja. Kommen se in zwei Wochen noch mal wieder. (…) meine Freundin (…) hat 'n Haufen Prospekte (…) bekommen (…) Infomaterial (…) ich musste mir das alles irgendwie zusammen suchen. (…) Was ich mir wünsch is, (…) nich so 'ne Nummer zu sein, lieber dass die Ärzte Zeit haben« (HF4, 113–123).

Neben diesen negativen Erfahrungen werden zahlreiche positive Erfahrungen mit Ärzten beschrieben. Diesbezüglich heben die Frauen den *gelungenen Umgang mit dem Übergewicht*, *Humor* sowie *Information und Beruhigung* positiv hervor. Zum *Umgang* mit dem Übergewicht äußert sich beispielsweise eine Interviewpartnerin:

»(…) gibt natürlich Ärzte, die einfach sagn, Frau (Name), sie müssen was tun. ( ) Aber das is ja nich !fies gemeint (…) das is ja in dem Fall, die klären einen über die Risiken !auf, die dieses Übergewicht !hat. (…) Das is ja jetzt nichts !Bösartiges, wie jetz jemand, der in der Stadt is und , boah, guck dir ma die !Dicke an. !So is das bei dem Arzt ja nich. (…) das macht mir dann auch kein Problem. (…) Weil !der meint 's dann ja wirklich nur gut« (HF7, 493–507).

Humorvolles Verhalten in eigentlich für die Frauen unangenehmen und/oder beängstigen Situationen hebt u. a. diese Wöchnerin hervor:

»(…) der Anästhesist hatte seine liebe Müh, meine !Mähne da zu bändigen, (…) verdammt noch ma, (…) ich krieg ihre !Haare nich unter diese Haube. (…) meint so, Scheiße, da hängt ja noch 'n ganzer Zopf dran, (…) Und das im Kreißsaal, wenn man wirklich grad in, ja, ich bin ja nun nich die Schlankste, (…) man fühlt sich wie 'n aufgeplatzter !Wal, (…) splitternackt (…) das is nich sehr !angenehm, aber wenn dann jemand is, der da einfach so drüber !hinweg guckt und dann mit einem !Blödsinn macht, dat war einfach !schön (…) da wusste ich vor lauter !lachen, obwohl ich wusste, dass man mir fünf Minuten später den Bauch aufschneidet. (…) dat war ma wat, dat war wirklich !nett. Also dat fand ich gut« (HF7, 147–159).

Information und Beruhigung durch einen Arzt erfährt beispielsweise eine Interviewpartnerin im Rahmen ihrer Diabetesbehandlung:

»(…) Als ich mich ( ) beim Doktor (Name) vorstellen musste mit meinen (…) Zuckerwerten, (…) den fand ich (…) total !super, (…) !nett. Der hat sich total viel !Zeit genommn, (…) hat mir !ganz viel (…) erklärt, (…) dass ich mir nich so viele Sorgen machen brauche, und das hat mir ganz viel von meiner !Angst eigentlich genommn. (…) Von dem hab ich mich wirklich !super gut, (…) betreut gefühlt« (HF6, 103–109).

Auch im Kontakt zu *Hebammen* werden sowohl positive als auch negative *Erfahrungen* berichtet. *Negative Erfahrungen* mit Hebammen werden beispielsweise im Rahmen von *Geburtsvorbereitungskursen* geschildert:

167

»(…) sehr, sehr negativ (…) so dieses Angst-Machen. (…) auch die Hebamme (…) So nach dem Motto, ihr könnt die erste Zeit sowieso nich schlafen (…) Geht gar nich (…) Und (…) auch das mit dem Stillen, dass sie dann sagte, (…) diese Entspannungsübungen und das Atmen, was wir machen, könnt ihr auch machen beim Stillen, weil, es wird alles wund sein und das is dann angeknabbert die Brustwarze, (…) dann könnt ihr (…) so huhuhu (hechelt) und könnt das Kind dann anlegen, wo ich denke, muss doch nich sein! Weil da hat man ja gleich schon schiss, nach dem Motto, okay, jetzt muss ich stillen und in drei Tagen hab ich dann so 'ne entzündete Brustwarze« (HF4, 617–629).

Beschrieben werden auch unbefriedigende Erfahrungen mit Hebammen im Kreissaal:

»(…) man liegt dann da, und (…) die geben eim immer dann so tolle Ratschläge, die man in dem Moment !gar nich gebrauchen kann, aber ja gut, die wissen halt auch nich, was se machen solln« (HF2, 96–99).

Positiv wird die oft ständige *Verfügbarkeit und Erreichbarkeit* von Hebammen, ihre *Zeit und Ansprechbarkeit* bei Fragen hervorgehoben.

»(…) Bei der Hebamme (…) Die (…) hat immer, (…) mit der hab ich immer bestimmt so 'ne Stunde anderthalb (…) Zeit verbracht, wenn die auch die Akupunkturnadeln gesetzt hat, (…) die kann ich auch immer anrufen, wenn irgendwas is« (HF6, 69–76).

Und auch das Vermitteln von *Verständnis* und umfassenden *Informationen* im Hinblick auf die Geburt:

»(…) !Geburtsvorbereitungskurs. (…) Unsere !Hebamme. (…) die hat uns also so wirklich so 'n paar ganz !gute Tipps noch gegebm, die ich (…) noch nich wusste. (…) Sehr gut fand ich von ihr, dass sie (…) die (…) verschiedenen (…) !Geräte (…) vorstellte (…) ich finde (…) dass dieses Erklärn und Erzähln, (…) Ängste abbaut. (…) Und was ich auch super fand von ihr, (…) Sie sagte (…) wenn ihr 'n Kaiserschnitt !habt, (…) am besten redet ihr dadrüber (…) !warum das jetz so gekommn is, (…) allein für 's Verarbeiten für 'n !Kopf her. (…) Und das fand ich super wichtig, und !das hätte ich damals !gebraucht« (H9, 55–88).

Sowie deren *Einfühlungsvermögen* und *Rücksichtnahme* im Rahmen der Geburt (teilweise auch im Unterschied zu Ärzten):

»(…) Unglaublich !einfühlsam und, (…) ham auch ganz !viel eigentlich darauf Rücksicht genommn, was man selbst will« (HF10, 130–131).

und an einer anderen Stelle sagt sie:

»(…) ich wurde auch !ernst genommn. (…) Nich so wie bei dieser !Ärztin, (…) Das steht so im !Buch, (…) die hat wirklich mich als !Mensch gesehen« (HF10, 146–155).

Erwartungen an versorgende Professionelle lassen sich teilweise bereits aus den Schilderungen bisheriger Erfahrungen ableiten. Bei der konkreten Nachfrage, welche Erwartungen an Ärzte auch im Unterschied zu Hebammen gestellt werden, lässt sich eine Differenzierung zwischen diesen Berufsgruppen erkennen.

Die *Erwartungen*, die an *Ärzte* gestellt werden, beziehen sich in erster Linie auf körperliche Aspekte im Zusammenhang mit der eigenen Gesundheit und der Gesundheit des Kindes und eine hiermit verbundene Aufklärung. Dies drückt sich beispielsweise folgendermaßen aus:

> »(…) Von den Ärzten erwart ich auf jeden Fall, (…) diese ganze gesundheitliche, (…) Kontrolle, (…) dass sie !echt gucken, ob mit !mir alles in Ordnung is, ob mit dem !Baby alles in Ordnung is, und, (…) mich auch über (…) Möglichkeiten, / jetz zum Beispiel liegt bei jetz an dieser (…) Schwangerschaftsdiabetes, dieser !Test, den man da machen kann, (…) einfach darüber informiert zu werden, (…) und auch, (…) erklärt zu bekommn, wie das dann abläuft« (HF5, 156–161).

Ein als positiv erlebter zwischenmenschlicher Kontakt zu Ärzten wird von den Befragten begrüßt (s. o.). Zudem lässt sich aus den Interviews schlussfolgern, dass die diesbezüglich gestellten Erwartungen eher niedrig zu sein scheinen:

> »(…) Also durch die Bank weg warn die alle nett und freundlich (…) Na ja (…) wenigstens so einfühlsam, wie man 's vom Arzt erwartet. Also ich hatte jetz nich das Gefühl, ich werd da abgehandelt wie 'n Stück (…) Fleisch (…)« (HF10, 171–173).

Ableiten lässt sich aus den Schilderungen auch eine gewisse Nachsicht bei Fehlern bzw. Versäumnissen. Eine Befragte, deren Gestationsdiabetes durch Zufall bei einer Routinevorstellung im Krankenhaus festgestellt wird, beschreibt zum Beispiel:

> »(…) ich bin zwar jetz bei meiner Frauenärztin gebliebm, weil im Prinzip is es auch wohl 'ne !Gute, es hängt ja auch nich alles nur vom Ultraschall ab, aber in dem Falle wär es eigentlich sinnvoll gewesen, es wär mehr kontrolliert wordn. (…) Aber das hat sie halt nich gemacht« (HF6, 53–56).

Frauen, die bereits in der Schwangerschaft Kontakt zu Hebammen haben, schildern *Erwartungen an bzw. Erfahrungen mit Hebammen*, die sich auf die *Vorbereitung auf die Geburt* und die Auseinandersetzung mit der *Zeit danach* beziehen.

> »(…) von 'ner Hebamme andre Sachen erwarte, die sie !anspricht, (…) ich sag ma, auch vielleicht die Fraun unter sich, (…) wie das bei 'ner Geburt abläuft, (…) die Erstgebärenden sich nich so !trauten !nachzufragen, und aber die, (…) Zweiten sagten, (…) wie sieht das aus, (…) unter der Geburt, (…) wenn man da plötzlich so 'n Druck auf den Darm bekommt, oder ob man vorher 'n Einlauf, das sind so !Themen, (…) eher die !Hebamme, die 's dann auch wirklich anspricht (…) Da würde man nie zu 'nem Arzt gehen« (HF8, 227–237).

169

Weitere Erwartungen an Hebammen richten sich an die *Betreuung unter der Geburt*:

>»(…) ich hab jetz net das Bedürfnis mit der Hebamme 'n recht inniges Verhältnis einzugehn, die hat das einfach glernt, und die is einfach dafür doa, 'n Kind auf die Welt zu bringen, und das wird sie schon gut machen, hoff ich jetz Mal« (HF1, 197–200).

Und im Wochenbett Hilfestellungen beim *Stillen*:

>»(…) mit den Hebammen, da geht 's mir glaube ich mehr so um die Geburt. Also, ich hätte gerne 'ne Wassergeburt (…) und (…) möchte halt auch eine von diesen Beleghebammen dann buchen (…), ich möchte halt schon einfach die Betreuung in der Geburt und nach der Geburt von der selben Frau einfach wissen. (…) ich stelle mir das einfach angenehmer vor (…) wenn ich einmal so 'ne Art Vertrauensverhältnis geschaffen habe, (…) glaube ich is es einfacher (…) Probleme zu schildern, wenn irgendwelche auftreten.(…) wie zum Beispiel, also ich möchte gerne Stillen, dann klappt das mit dem Stillen nicht so, also, ich glaube, ich hätte da wes Hemmungen, dann eher, (…) wenn das dann verschiedene Frauen wären, denen ich dann jedes Mal meine Brustwarzen zeigen müsste (…)« (HF3, 58–63, 79–88).

Übergreifend zeigt sich, dass die *Beziehung* zur Hebamme im Vergleich zur Arzt-Patientinnen-Beziehung als persönlicher dargestellt wird und dass an Hebammen auch Erwartungen gestellt werden, die sich auf psycho-soziale Aspekte der Betreuung beziehen:

>»(…) Hebammen, find ich, sind mehr für die Betreuung, (…) na ja, so 'n bisschen die !Empathie und, (…) auch die !psychologische Seite, eigentlich noch !mehr (…) als dann die rein !medizinische, so würd ich das empfinden, wobei Hebammen ja auch medizinische Gebiete abdecken, aber (…) ich find, das is mehr so die !Seele dabei« (HF10, 121–126).

Zusätzlich zu den bereits geschilderten *Erwartungen an Krankenhäuser* (vgl. Kapitel 7.2.3) beziehen sich Erwartungen an die Betreuung in Krankenhäusern auf *Absprachen* unterschiedlicher Professioneller untereinander, Sicherstellung eines *reibungslosen Ablaufes*, *Ruhe* und *Freundlichkeit* des Personals, *Zeit* und *persönliche Ansprache* bei Problemen.

Im Hinblick auf *Absprachen betreuender Professioneller* untereinander schildert eine Befragte ihre Erfahrungen mit der Kinderintensivstation:

>»(…) die eine Schwester hier sagt (…) so ab 12 Uhr können se kommn dann, um ihre Kinder dann einfach mal im Arm halten zu können, und die nächste dann sagt, nee, dat gibt es nur ab nachmittags, und, (…) dass so (…) die linke Hand nich wusste, was die rechte tut« (HF7, 76–80).

Eine andere Interviewpartnerin beschreibt, dass ihr die Sicherstellung eines *reibungslosen Ablaufes* unter der Geburt wichtig erscheint:

>»(…) Erwart ich halt, dass das einigermaßen von (…) der Atmosphäre her net so arg stressig wird, weil ich bin so 'n Mensch, wenn das stressig

wird, das stresst mich dann ja noch viel mehr, als dass ich jetz eigentlich gestresst wär (…) und jeder weiß, was a zu tun oder was a zu lassen hat, und dass man sich halt so !nonverbal auf was einigen kann« (HF1, 203–208).

Den Wunsch nach *Ruhe und Freundlichkeit* des Personals beschreibt z. B. eine Schwangere:

> »Ich glaube, es gibt nur 2-Mann-Zimmer im (Name Krankenhaus) das finde ich sehr schön (…) ich war mal (…) im Krankenhaus, da lagen (…) 14 Leute, wo ich denke (…) so was muss ich nich haben (…) soweit es möglich is, auch Ruhe. Und (…) Freundlichkeit, ich denke, das war 's dann schon fast« (HF4, 243–247).

Einen hohen Stellenwert im Krankenhaus nehmen für die Befragten auch die zur Verfügung stehende *Zeit* und eine gewisse *persönliche Ansprache* ein:

> »(…) von dieser Stillberaterin (…) die find ich auch total sympathisch, und die hat auch ganz viele Sachen (…) gesagt, (…) wie was !laufen kann und welche Möglichkeiten es gibt, (…) ausschlaggebend einfach, dass (…) das (…) so 'n bisschen persönlicher war, und dass ich da das Gefühl hatte, wenn ich da echt 'n Problem habe, dann (…) bin ich da gut aufgehobm. (…) Im (Name Krankenhaus) war das mehr so (Pause), (…) wenn sie da 'n Problem ham, dann müssen se das schon sagen, weil sons wissen wa 's nich. Ne? So!« (HF5, 273–295).

Auch der *Stellenwert von Gewicht im Betreuungskontext* nimmt Einfluss auf die Kontaktgestaltung zu Professionellen. Auffällig erscheint, dass die Befragten den Stellenwert von Gewicht im Behandlungskontext fast ausschließlich im Kontakt zu Ärzten beschreiben. Nur eine Befragte schildert Vermutungen hinsichtlich des Stellenwerts von Gewicht für Hebammen:

> »(…) Also, ich sag mal (…) Hebammenkontakt, für die ist das, hoff ich doch, denk ich mal egal, ob sie jetzt so eine da liegen haben oder so eine. (…) Ich denk mal, was da halt zählt ist, dass die Kinder gesund und munter rauskommen« (…) (HF13, 436–440).

Im ärztlichen Kontakt beschreiben die Befragten Erfahrungen im Hinblick auf die *Gewichtsentwicklung in der Schwangerschaft* und den generellen *Umgang mit dem Gewicht*. Während einige Befragte beschreiben, ihr Gewicht spiele eine eher untergeordnete Rolle:

> »(…) !Ermahnungen dann natürlich notwendig sind, passen sie bitte auf, (…) nehmen sie ihren Zuckerkonsum zurück und bewegen sie sich ausreichend, (…) denk ich schon, dass (…) mir das vielleicht zuteil wird, weil 's dann halt die gesundheitliche Situation erfordert. (…) ansonsten (…) !nein, also ich glaub, das is !unwesentlich. (…) wenn ich jetz (…) so 'ne Sitzung beim Arzt (…) überdenke, und (…) das hat insgesamt vielleicht 'ne halbe Stunde gedauert, dann entfallen vielleicht anderthalb Minuten !darauf, (…) dass solche !Ermahnungen oder solche Hinweise gemacht werden. Im Schnitt. (…) es wird ja auch nich jedes Mal dann wieder diskutiert« (HF10, 621–631).

äußern andere Frauen, dass das Gewicht einen wesentlichen Einfluss auf den Kontakt mit Ärzten nehme. Hierzu eine Wöchnerin:

> »(…) meine Hebamme, (…) hat dann noch mal mit der Ärztin selber gesprochen, und die sagte dann nur zu ihr, ja was wollen Sie denn von so 'ner dicken Schwangeren erwarten? (…) man hat auch immer so das Gefühl, (…) dass es immer nur um dieses Gewicht geht, um dieses hohe Gewicht, dass dann diese Narkose nicht klappen könnte, (…) das war immer so die Angst, die man hatte, dass das die Ärzte sagen könnten och, da aber mit Ihrem Gewicht und da müssen wir erstmal gucken« (HF13, 100–102, 146–152).

Wenn das *Übergewicht* von Professionellen *angesprochen* wird, erfolgt dies beispielsweise im Zusammenhang mit diagnostischen Maßnahmen und Möglichkeiten.

> »Klar sagt sie, (…) wir müssen hier bisschen fester drücken, (…) damit ich das, das hat sie immer gesagt, da ist ja auch die Fettschicht noch und (…) hab ich auch kein Problem mit, dass sie das sagt, das ist so. (…) Sie hat das ganz direkt angesprochen« (HF12, 580–584).

Oder wenn Frauen Unsicherheiten in der Schwangerschaft äußern:

> »(…). bei der ersten Schwangerschaft, da ist man ja noch huch, was geht denn ab, das darf man nicht, was ist denn jetzt los (…) das hat man ihr dann erzählt, (…) dann kamen da (…) solche Sätze (…) das kommt vielleicht durch ihre dicke Speckschicht, oder, also es war echt grausam« (HF13, 85–89).

Im standardisierten Teil dieser Studie wird der Umgang Professioneller mit dem Gewicht im Hinblick auf Erfahrungen und Wünsche bezogen auf die *Ernährungs- und Gewichtsberatung* im Verlauf der Schwangerschaft erfasst. Auf die allgemeine Frage, ob die Befragten im Rahmen ihrer Schwangerschaft Informationen zur Ernährung und Gewichtsentwicklung erhalten haben, finden sich folgende Angaben:

Tabelle 27: Informationen zur Ernährung und Gewichtsentwicklung

		Häufigkeit	*Prozent*	*Gültige Prozente*	*Kumulierte Prozente*
Gültig	ja zur Ernährung	12	28,6	30,0	30,0
	beides	13	31,0	32,5	62,5
	nein	15	35,7	37,5	100,0
	Gesamt	40	95,2	100,0	
Fehlend	9	2	4,8		
Gesamt		42	100,0		

Deutlich wird, dass von den N=40 Personen nur 62,5% (n=25) angeben, überhaupt Informationen zur Ernährung und Gewichtsentwicklung in der Schwangerschaft erhalten zu haben, von diesen N=40 Frauen äußern in einer weiterführenden Frage zudem lediglich 35% (n=14), individuell beraten worden zu sein. Als Beratungsperson wird am häufigsten der Frauenarzt (n=11) genannt. Darüber hinaus werden Diätberaterinnen (n=5), Hebammen (n=3) und andere Schwangere (n=1) als beratende Personen angegeben. Von N=24 Frauen geben 79,2% (n=19) an, dass sie sich eine Beratung zur Ernährung und/oder Gewichtsentwicklung in der Schwangerschaft gewünscht hätten. Von Moeller (2007) findet in ihrer Studie an N=520 Wöchnerinnen eine Zufriedenheit mit der erhaltenen Information zur Gewichtsentwicklung in der Schwangerschaft von ca. 50%. Der im Rahmen der hier vorliegenden Studie geäußerte Wunsch nach einer Ernährungs- und Gewichtsberatung von ebenfalls ca. 50% der Befragten könnte bei den hier befragten übergewichtigen und adipösen Frauen auf eine ähnliche Tendenz hinweisen. Von n=16 Frauen, die in irgendeiner Form eine Ernährungs- und/oder Gewichtsberatung erhalten haben, beschreiben immerhin 12 Frauen (87,5%), diesbezügliche Anregungen ganz oder teilweise in den Alltag umsetzen zu können, was darauf hindeutet, dass eine individuelle Ernährungs- und Gewichtsberatung bei adipösen Schwangeren durchaus positive Effekte zeigen kann, wie dies auch Stotland et al. (2005) beschreiben (vgl. Kapitel 4.3).

Als weiterer Aspekt, der sich im Zusammenhang mit Gewicht aus den Daten ableiten lässt und die Kontaktgestaltung zwischen Professionellen und betroffenen Frauen beeinflusst, ist der *professionelle Umgang mit (möglichen) Risiken und Regelwidrigkeiten*. Übergreifend lässt sich feststellen, dass umfassende Informationen über mögliche Komplikationen oder Regelwidrigkeiten im Vorfeld selten bis gar nicht erfolgen:

> »Also es is angekreuzt, aber ich bin jetz keine Risikoschwangere. (…) das Übergewicht is angekreuzt, (…) ich bin jetz nie drauf angsprochen wordn, es wird irgendwelche Komplikationen geben !wegen, also weil ich einfach übergewichtig bin« (HF1, 612–615).

Ableiten lässt sich darüber hinaus Erleichterung, wenn betreuende Professionelle *nicht (negativ)* auf das Gewicht reagieren:

> »(…) wenn die Ärzte oder Hebammen in den Mutterpass geguckt haben und die haben (…) die Gewichtsspalte gesehen. (…) Das, das war mir immer ein Grauen. (…) das war immer so ohh. Guckt jetzt endlich hin und dann schlagt die Seite weiter. (…) bei dem (Kind) da kam 'ne Frau zur Vorbesprechung. (…) die fragte dann nach dem Gewicht und da hab ich ihr das gesagt und da war ich schon (bricht ab) und die: Kein Problem, machen wir, und da war ich richtig oh, Gott sei Dank, jetzt ist es raus« (HF13, 453–467).

173

Treten tatsächlich Komplikationen oder Regelwidrigkeiten auf, scheint den Befragten die *Vermittlung von Ruhe* wichtig. Dies beschreibt beispielsweise eine Interviewpartnerin in Bezug auf ihre Geburt:

> »(…) es war ruhig und (…) es is keiner in Hektik verfalln, selbst als es hieß !Notkaiserschnitt, is keiner in Hektik verfalln« (HF7, 143–147).

Bei eingetretenen Regelwidrigkeiten beschreiben die Frauen umfassende *Überwachungsmaßnahmen*. Einigen Frauen scheinen diese Vorsichtsmaßnahmen Sicherheit zu geben:

> »(…) das war (…) zwei Wochen vor der Entbindung, (…) da war ich zur normalen Untersuchung, hatte 'nen erhöhten Blutdruck (…) es war freitags und da sagte meine Ärztin, mir ist lieber übers Wochenende ins Krankenhaus, sie wär nicht erreichbar, und (…) sie wollte einfach auch da Komplikationen ausschließen. (…) Da hab ich erst gedacht ouhha, muss das jetzt sein, (…) Und trotzdem, auch wenn ich erst gesagt hab, ach, ins Krankenhaus, hab ich nachher gedacht (…) ich fand diese Vorsichtsmaßnahme gut. (…) 'ne gute Reaktion, dass sie wirklich vorsichtig ist und dass sie (…) reagiert hat« (HF12, 258–275).

Wohingegen andere Frauen vermehrten Kontrollen auch kritisch gegenüber stehen:

> »(…) bei 'ner anderen Ärztin, die hat da immer sehr drauf geachtet, !wegen des Übergewichts, hat immer !besonders. wirklich !jedes Mal !Blutdruck gemessen, (…) ich sollte immer !extra noch mal (…) kommn zum Blutdruck messen, (…) ich hab auch 'n !Zuckertest da gemacht, (…) alles, was irgendwie da in Verbindung stehen könnte, dass das nich in Ordnung is mit Übergewicht und Schwangerschaft, dass da irgendwelche !Gefahren bestehen, (…) die !Feindiagnostik (…) diese Schwangerschaft (…) ich hab immer 'n super Blutdruck gehabt. (…) Ich hab auch kein Zuckertest gemacht. Und hatte se auch nich gesagt, dass es von !Nöten wäre oder nötig« (HF8, 422–429, 553–568).

7.5 Beschreibung der in die Untersuchung einbezogenen Gruppe von Hebammen und Ärzten (=Professionelle)

Die in die Studie einbezogene Untersuchungsgruppe der Professionellen setzt sich aus n=12 Hebammen und n=13 Ärzten zusammen. Bis auf 4 Männer unter den Medizinern sind ausschließlich Frauen einbezogen.

Das durchschnittliche Alter der in die Studie einbezogenen Personen liegt bei 44,24 Jahren und verteilt sich wie folgt:

Tabelle 28: Alter Professionelle nach Klassen

	Häufig-keit	*Prozent*	*Gültige Prozente*	*Kumulierte Prozente*
18–29	2	8,0	8,0	8,0
30–39	5	20,0	20,0	28,0
40–49	11	44,0	44,0	72,0
50 und mehr	7	28,0	28,0	100,0
Gesamt	25	100,0	100,0	

Deutlich wird, dass die meisten Hebammen und Ärzte (n=18) 40 Jahre oder älter sind. Zur Anzahl der Berufsjahre in der Geburtshilfe finden sich, bezogen auf die Zugehörigkeit zur Berufsgruppe der Hebammen bzw. Ärzte, folgende Angaben:

Tabelle 29: Berufserfahrung nach Berufsgruppe

		Berufsgruppe		*Gesamt*
		Hebamme	*Arzt oder Ärztin*	
Berufsjahre	weniger als 5 Jahre	1	1	2
	5 bis unter 15 Jahre	3	4	7
	15 bis unter 25 Jahre	5	5	10
	25 bis unter 35 Jahre	2	2	4
	über 35 Jahre	1	1	2
Gesamt		12	13	25

Die Tabelle verdeutlicht, dass die Anzahl der Berufsjahre in beiden Berufsgruppen ungefähr identisch ist. Befragt nach Spezialisierungen oder Weiterbildungen nennen 8 Hebammen eine Weiterbildung im Bereich Akupunktur und/oder Homöopathie. Darüber hinaus geben die befragten Hebammen Spezialisierungen oder Weiterbildungen in den Bereichen Ernährung, Fußreflexzonenmassage oder der Ausbildung von Hebammen an. Von den befragten Ärzten haben elf eine Facharztausbildung im Bereich Gynäkologie und Geburtshilfe abgeschlossen, eine Befragte hiervon hat sich zusätzlich im Bereich Psychosomatik, eine andere im Bereich Endokrinologie und Reproduktionsmedizin weitergebildet. zwei weitere Ärztinnen befinden sich zum Zeitpunkt des Interviews in der Ausbildung zum Facharzt für Gynäkologie und Geburtshilfe bzw. stehen kurz davor. In die Studie werden Personen aus unterschiedlichen Bereichen und Positionen einbezogen:

Tabelle 30: Position und Berufsgruppe

		Berufsgruppe		*Gesamt*
		Hebamme	*Arzt oder Ärztin*	
Position	selbständig	1	7	8
	angestellt ohne Leitung	3	3	6
	angestellt als Leitung	1	3	4
	Unterricht + Kreissaal	1	0	1
	freiberuflich und angestellt	3	0	3
	Praxis und Beleghebamme	1	0	1
	Praxis und freiberuflich	1	0	1
	Unterricht + Leitung	1	0	1
Gesamt		12	13	25

Deutlich wird, dass die befragten Hebammen teilweise mehrere Positionen bekleiden bzw. unterschiedliche Bereiche abdecken, wohingegen die Ärzte entweder ausschließlich selbständig in eigener Praxis sind oder im Krankenhaus arbeiten. zwei der befragten Hebammen und drei Ärzte geben an, bereits an einer Fortbildung zu Übergewicht/Adipositas teilgenommen zu haben. Die folgende Tabelle stellt die Verteilung der Professionellen auf die nach WHO definierten BMI-Gewichtsklassen und die subjektive Zufriedenheit mit dem Gewicht dar:

Tabelle 31-1: Zufriedenheit mit dem eigenen Gewicht in Abhängigkeit vom BMI

		BMIKlass					Ge-samt
		unter 20	20-24,9	25-29,9	30-34,9	35-39,9	
Zufrieden-heit	zufrieden bis zu dünn	0	1	0	0	0	1
	zufrieden	1	9	1	0	0	11
	zufrieden bis zu dick	0	4	1	0	0	5
	ich fühle mich zu dick	0	3	2	2	1	8
Gesamt		1	17	4	2	1	25

Die Tabelle zeigt, dass n=17 der befragten Professionellen der Gruppe der Normalgewichtigen zuzuordnen sind. Während sich in dieser Gruppe ein Befragter als zu dünn empfindet, äußern neun Interviewpartnerinnen, mit ihrem Gewicht zufrieden zu sein, immerhin n=7 der normalgewichtigen Personen empfinden sich als eher zu dick oder als zu dick. Bei der Betrachtung der Zufriedenheit mit dem Gewicht in Abhängigkeit von der Berufsgruppe zeigt sich, dass die Hebammen mit ihrem Gewicht zufriedener zu sein scheinen:

Tabelle 31-2: Zufriedenheit mit dem Gewicht nach Berufsgruppe

		Berufsgruppe		Gesamt
		Hebamme	Arzt oder Ärztin	
Zufrieden-heit	zufrieden bis zu dünn	0	1	1
	zufrieden	8	3	11
	zufrieden bis zu dick	2	3	5
	ich fühle mich zu dick	2	6	8
Gesamt		12	13	25

Die nähere Betrachtung der Gewichtsklassen im Hinblick auf die Verteilung zwischen Hebammen und Ärzten zeigt jedoch ähnliche Verteilungen zwischen den Berufsgruppen:

Tabelle 31-3 Berufsgruppe und BMI-Klasse

		Berufsgruppe		Gesamt
		Hebamme	Arzt oder Ärztin	
BMIKlass	unter 20	1	0	1
	20-24,9	7	10	17
	25-29,9	2	2	4
	30-34,9	1	1	2
	35-39,9	1	0	1
Gesamt		12	13	25

Den Strategien des theoretischen Samplings folgend werden aus dieser Untersuchungsgruppe elf Personen in die nähere Analyse einbezogen. Aufgrund befürchteter sozialer Erwünschtheit werden die Professionellen, zu denen bereits vor Beginn der Studie langjährige Kooperationsbeziehungen von Seiten der Arbeitsgruppe bestehen, aus der näheren Analyse ausgeschlossen[84]. Aus der Berufsgruppe der Hebammen werden zwei in Krankenhäusern angestellte Hebammen einbezogen, von denen eine eine Leitungsposition bekleidet, zwei Hebammen arbeiten freiberuflich und betreuen Geburten in Kliniken, eine Hebamme arbeitet als Angestellte in einer Frauenarztpraxis. Die Angehörigen der medizinischen Berufsgruppe setzen sich aus drei niedergelassenen und drei stationär tätigen Ärztinnen und Ärzten zusammen, von denen eine Ärztin eine Leitungsposition bekleidet[85].

7.6   Bedeutung von Schwangerschaft, Geburt und Wochenbett: Professionelle

Die Bedeutung, die die Betreuung und Versorgung von Schwangeren, Gebärenden und Wöchnerinnen im Berufshandeln betreuender Professioneller einnimmt, wird von Hebammen und Ärzten in Abhängigkeit von ihrer *Berufsidentität* geschildert. Im Rahmen des beruflichen Handelns variiert der *Stellenwert* der geburtshilflichen Versorgung und Betreuung von *zentral* bis *randständig*. Diese Kategorie lässt sich durch Abbildung 8 sowie die Kapitel 7.6.1–7.6.4 näher beschreiben.

---

84 Damit sind auch die beiden Medizinerinnen, die sich in den Bereichen Psychosomatik und Endokrinologie/Reproduktionsmedizin weitergebildet haben, nicht in die nähere qualitative Analyse eingeschlossen.

85 Folglich werden nicht alle Interviews gleichermaßen intensiv ausgewertet. Die nicht ausführlich analysierten Interviews gehen jedoch dennoch in die Gesamtinterpretation der vorliegenden Daten ein.

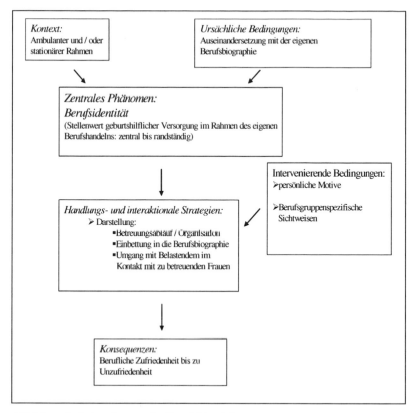

Abbildung 8: Achsenkategorie: Berufsidentität

7.6.1 Zentrales Phänomen: Berufsidentität (s. Anhang B-2-4)

Die Bedeutung und der Stellenwert geburtshilflicher Versorgung und Betreuung lassen sich vor dem Hintergrund der jeweiligen *Berufsidentität* als Hebamme bzw. Arzt oder Ärztin beschreiben. Unterschiede finden sich dabei zwischen den Berufsgruppen. Für Hebammen liegt die *Bedeutung* ihres Berufshandelns darin, einen natürlichen Prozess zu begleiten:

> »(...) ich !kann auch so durch meine Person, durch mein Auftreten, durch die Atmosphäre, die ich vielleicht mit schaffe, kann ich dies Geburtsgeschehn beeinflussen auch, also ich kann 'ne Frau dahin bringn, dass sie wunderbar entspannt« (HHeb2, 18–20).

Ärzte beschreiben im Unterschied dazu die Bedeutung der geburtshilflichen Versorgung und Betreuung allgemeiner. Ihre Prioritäten werden in Bezug zur beruflichen Kompetenz und dem eigenen Handeln geschildert. Eine Assistenzärztin sagt beispielsweise:

179

»(...) mir war halt wichtig, dass ich möglichst schnell (...) selbstständig arbeiten kann (...) dass ich möglichst (...) schnell auf dem Standard bin, dass ich hier das alleine hinkriege und nicht soviel Rückfragen muss« (HMed10, 20–23).

Unterschiedlich wird zudem der *Stellenwert* gesehen, den die Betreuung von Frauen rund um die Geburt einnimmt. Während für Hebammen die Betreuung von Frauen in diesen Zeiten den zentralen Stellenwert in ihrem Berufshandeln einnimmt und über einen langen Zeitraum andauert:

»Vielleicht wollen sie (...) den Geburtsvorbereitungskurs, (...) dann biete ich an Wehenbegleitung, das heißt, selbst wenn sie nich mit mir zusammen (...) in die Klinik zum Gebären, dass ich aber (...) schon bereit [bin] auch zu kommen, wenn es losgeht mit der Wehentätigkeit, um eben zu gucken, is es schon nötig, überhaupt in die Klinik zu gehen (...) dann rufen sie halt an, wenn 's Kind da is, und dann weiß ich, (...) demnächst muss ich dann zum Wochenbettbesuch hin. 'N paar gehen auch (...) nach 'n paar Stunden nach Hause (...) und da geh ich dann schon direkt dann an dem Tag auch noch hin, (...) Viele Fraun kommen dann noch zur Rückbildungsgymnastik (...) und dann sind die Kinder ja schon !uralt (lacht) sozusagen, bis die Betreuung dann (...) abgeschlossen is« (HHeb1, 213–226, 260–264).

stellt die Betreuung von Schwangeren, Gebärenden und Wöchnerinnen für Ärzte nur einen Teilbereich ihres Berufshandelns dar. Ein niedergelassener Arzt berichtet:

»(...) Und die andern, die nicht schwangeren Frauen, (...) die stellen ja doch das überwiegende Klientel hier dar (...)« (HMed5, 92–93).

Auch bezieht sich das Berufshandeln der Mediziner in der Regel entweder nur auf die Betreuung in der Schwangerschaft sowie die einmalige Nachuntersuchung post partum oder im Krankenhaus auf die Geburt:

»(...) ansonsten werden wir nur informiert, ja da ist eine Frau mit Geburtsbeginn (...) aber die sehen wir dann (...) als Arzt erst dann, (...) wenn was auffällig wäre oder zur Ge(bricht ab), Entbindung« (HMed10, 109–111).

7.6.2 Ausgangsfaktoren zur Berufsidentität

Der Rückblick auf bisherige (Berufs-)erfahrungen führt zu Auseinandersetzung mit unterschiedlichen Aspekten, die die *eigene Berufsbiographie* bislang beeinflusst haben und erfolgt sowohl im Kontext der *ambulanten* als auch der *stationären* Versorgung und Betreuung.

Unterschiede zwischen Hebammen und Ärzten finden sich in prägenden *Einflüssen*, die zu *Veränderungen des Berufshandelns* geführt haben. Hierzu zählen für Hebammen die *Erfahrung eigener Geburten*:

»(...) ich hab dann selbst Kinder bekommn zwischendurch, und da hat sich ganz viel, (...) !relativiert, also (...) auch diese Erfahrung (...) Wehenschmerz, (…) also ich hab immer gedacht, ich muss sterben, weil das so weh tat, (…) dass ich da auch !viel mehr Respekt jetz vor habe, und den Fraun auch nich so 'n Scheiß erzähle, so meinetwegen, (…) wenn se pressen können, dann is alles !gut, es is nich alles gut, nich bei jeder Frau, (…) manchma kommt 's dann richtig dicke erst, (…) und damit auch (…) aus dieser Erfahrung (…) die ich selbst gemacht hab, dass, eh, dass man viel mehr laufen lassen kann, also die Fraun wirklich auch in Ruhe lassen kann« (HHeb2, 85–93).

wohingegen Ärztinnen (auch wenn sie selbst Kinder geboren haben) und Ärzte Veränderungen ihres Berufshandelns eher aufgrund *äußerer Gegebenheiten* beschreiben:

»(…) man hat mehr Leute (…) wenn die mit irgendwelchen Problemen kamen schneller (…) nach Hause gelassen. (…) Heute ist die Forensik doch sehr, hat sehr zugenommen, (…) viel mehr Verwaltungsauf (bricht ab) (…) man behält sie auch schneller hier. (…) Oder sichert sich ab, wenn man sie nicht hier behält« (…) (HMed10, 53–61).

Berichtet wird zudem über *generelle Veränderungen* der geburtshilflichen Versorgung und Betreuung in den letzten Jahren. Diese beziehen sich auf die Frauen selbst, die als *besser informiert, aufgeklärter* und *anspruchsvoller* beschrieben werden. So eine Hebamme:

»(…) !heute (…) sind die Fraun sehr aufgeklärt und wissen, dass sie (…) das !Recht ham, eine Hebamme hinzu zu ziehn, auch in 'ner !Vorsorge, was füher die Fraun überhaupt nich gewusst habm, das is alles im Dunklen gewesn, (…) dass hier !jede Frau eigentlich das Recht hat auf Hebammenbetreuung, das· is er's so die letzten Jahre, (…) mehr rausgekommn« (HHeb5, 55–59).

Und eine Ärztin:

»(…) Sie wolln die !modernste Technik (…) für sich in Anspruch nehmen (…) unabhängig davon, ob es die Krankenkasse bezahlt. (…) Und meinen (…) es is (…) so, dass viele Fraun auch der Meinung sind, wenn sie jetz die und die Untersuchung nicht in Anspruch nehmen, dass sie dann nicht optimal versorgt sind« (HMed 3, 41–46).

Nach Ansicht der Befragten bringen diese vermehrten, in der Regel aus den Medien übernommenen Informationen, auch Nachteile sowohl für die eigene Betreuung als auch für die Frauen mit sich. In Bezug auf ihren eigenen Betreuungskontakt beschreibt eine Hebamme beispielsweise:

»(…) Es gibt seit einiger Zeit, (…) dieses Babyfernsehen, (…) Geburtssendungen, und die laufen 'n ganzen Tag, (…) ich manchmal den Eindruck habe, die Fraun orientiern sich vielmehr an dem, was sie da sehn, als das, was ich ihnen zum Beispiel mitgeben kann.(…) Da werden !Geburten gezeigt. (…) ich glaube, manche Fraun kommen auch nich mehr in die !Kurse, oder wollen nur noch so, (…)'ne !Kurzbetreuung, (…) weil sie eigentlich damit schon !gesättigt sind« (HHeb1, 120–139).

Hinsichtlich der Frauen wird von Hebammen und Ärzten zudem eine verstärkte Unsicherheit bezüglich des eigenen Körpers geschildert:

>(...) die Frauen haben (...) ein sehr schlechtes Körpergefühl. (...) dass
sie ständig kommen (...) wegen (...) 'n bisschen Ziehen, 'ne Schwangere in der Frühschwangerschaft wegen kleinen Ziepen, (...) wo man dann
sagt meine Güte, die Gebärmutter wächst, deswegen ziept es. (...) Das
fehlt einfach so, sie können das irgendwie selber gar nicht mehr so einschätzen. (...) Ja, ich weiß nicht, wann dieser Wechsel stattgefunden hat
(...) das kann ich jetzt gar nicht mehr so genau sagen, (...) ich finde
schon (...), dass das zugenommen hat« (HMed 10, 76–93).

7.6.3 Strategien zur Berufsidentität

Mit Hilfe von Schilderungen des *Betreuungsablaufs* bzw. der *Organisation der Betreuung* und Versorgung Schwangerer, Gebärender und Wöchnerinnen sowie Äußerungen zum *Umgang mit Belastendem im Kontakt zur zu
betreuenden Frau* wird die jeweilige Berufsidentität veranschaulicht.

Aus den Äußerungen von Hebammen und Ärzten lässt sich schließen, dass
die geburtshilfliche Betreuung und Versorgung nach einem geregelten *Ablauf*
erfolgt. Unterschiede zwischen beiden Berufsgruppen lassen sich hinsichtlich
der Möglichkeiten, von diesem Ablauf *abzuweichen*, feststellen. Der von
Hebammen geschilderte Ablauf wird dabei sowohl in der Schwangerschaft
als auch bei der Betreuung von Gebärenden als weniger festgelegt beschrieben. So schildert beispielsweise eine Hebamme ihre *Organisation der
Schwangerenbetreuung*:

>(...) dann vereinbaren wir meistens 'n Gesprächstermin zum Kennen-
lernen. [I: (...) Vorsorgeuntersuchung?] (...) Auch. Alles, was so gemacht werden muss. (...) eigentlich is das so, dass das ja nur 'n Angebot
is, und dass die Frau sich bei mir auch aussuchen darf, ob sie was will
oder nich will. (...) Es gibt schon bestimmte Sachen, wo man sagt, das is
sinnvoll, das zu machen, und dann gibt es auch Untersuchungen, wo ich
eigentlich eher denke, dass das nich so sinnvoll is. (...) Jede Frau könnte
auch sagen, ich will das nich« (HHeb1, 180–205).

Ein Arzt beschreibt im Unterschied dazu:

>(...) Kriegt also !A, ersma 'n 'n !Gespräch, wo ich sie aufkläre (...)
Dann 'n !Ultraschall, gut, und dann wird sie wieder einbestellt (...) Wird
der Mutterpass angelegt, und dann nochma Ultraschall gemacht, (...) also die ganzen Pflichtuntersuchungen in der Schwangerschaft. Ja, und
dann kommt se im Vierwochenrhythmus bis zur dreißigsten Woche. Ab
der dreißigsten Woche werdn die Herztöne aufgeschriebm, und ab dann
im Zweiwochenrhythmus. (...) Und ich (...) (Pause) mach !jedesmal bei
!jeder Patientin 'n Ultraschall« (HMed2, 37–49).

Der *Ablauf* bei Frauen, die zur *Geburt* ins Krankenhaus kommen, wird ebenfalls von Hebammen weniger festgelegt beschrieben, als von Ärzten geschildert[86]. So berichtet beispielsweise eine Hebamme:

> »[I: Routinen, die man so macht? (…)] Ja, dass man immer wieder regelmäßig die Herztöne kontrolliert, vom Kind, das ist die Routine, sonst gibt es nicht viel Routine. (…) Das ist eher so, dass man guckt, dass man individuell was macht, wobei natürlich auch Geburten natürlich schon nicht so verschieden sind, also, dass die Vorschläge sich schon ähneln, aber dass es dann nicht so ist, dass man nach dem Schema irgendwas abarbeiten muss, ne?« (HHeb8,89–97)

Und eine Ärztin im Unterschied dazu:

> »(…) dann werden die Ärzte gerufen, und dann, (…) mach ich 'n Ultraschall, mess die Größe des Kindes aus, (…) Fruchtwasser-, Plazentabeurteilung und so weiter, untersucht die Frauen, wie der Muttermund is, nimmt Blut ab, (…) bespreche in dem Sinne, (…) wie 's weitergeht (…) wenn Fragen da sind, werden se beantwortet, und ansonsten heißt es abwarten« (HMed9, 78–82).

Angesprochen auf mögliche *Unterschiede* im Betreuungsablauf *zwischen normalgewichtigen und adipösen Frauen* weisen sowohl Hebammen als auch Ärzte darauf hin, dass der Ablauf gleichermaßen erfolge. Dennoch lassen sich aus den Äußerungen Unterschiede ableiten. Diese beziehen sich u. a. auf die *Überwachung der Gewichtsentwicklung in der Schwangerschaft* (vgl. Kapitel 7.8.4). Ärzte weisen darüber hinaus auf Unterschiede bei der *Diagnostik* hin:

> »(…) Das einzige, (…) dass wir bei Übergewichtigen schon mal eher so 'ne Kopfschwartenelektrode ans kindliche Köpfchen legen. Was ja aber weder Mutter noch Kind stört aber, (…) dann müssen wir nich immer diesen Herztönen da hinterher jagen. (…) Aber ansonsten, nee. (…) Keine Unterschiede« (HMed6, 190–196).

Auch würde man ggf. *frühzeitiger intervenieren*, um nicht in eine Notfallsituation zu geraten:

> »(…) Vielleicht macht man sich eher Gedanken, (…) weil (…) wenn 'ne Komplikation auftritt, will man (…) nich unbedingt nachts mit 'nem Notfallteam Notkaiserschnitt machen, sondern dann macht man sich schon dann Gedanken, was passiert wenn, und (…) bei gewissen Frauen dann auch, wo so optional ansteht lieber Kaiserschnitt oder Geburt, ob man da nich eher den geplanten Kaiserschnitt macht, als irgendwie spontan irgendwas zu probieren, was dann in der Notsituation endet« (HMed9, 237–246).

---

86 An anderer Stelle schildern die Ärzte, dass die Betreuung der Frauen im Wesentlichen von Hebammen übernommen werde, solange keine Komplikationen auftreten (vgl. Kapitel 7.8.4).

Weitere Unterschiede werden zudem hinsichtlich möglicher *Gebärpositionen* beschrieben:

> »(…) 'ne Wassergeburt (…) bei 'ner richtigen Adipositas geht nicht, ne? Weil einfach, man kommt da ja gar nicht dran (…) Wenn die Frauen so dicke Oberschenkel haben, dann ist es manchmal wirklich am Besten, wenn die, wie so beim gynäkologischen Stuhl, die Beine in so Beinhalter bringen, weil man sonst gar nicht die Chance hat, (…) an dies Kind zu kommen (…)« (HHeb8, 529–537).

Zur Darstellung der Berufsidentität wird zudem der *Umgang mit Belastendem* bei der Betreuung der Frauen geschildert. Diesbezüglich zeigen sich Unterschiede zwischen den Berufsgruppen. So beschreiben Hebammen eher die *aktive Suche nach Lösungen* durch Hinterfragen eigener Gründe und Gespräche mit anderen:

> »(…) Ja, ich guck dann für mich, warum fällt 's mir schwer?, was is das jetzt bei ihr?, oder was stört mich?, (…) unter der Geburt, man kann ihnen dann ja nich ausweichen, (…) ich denke, dass 's dann wirklich so mein Problem zu gucken, was is 's genau, was mich jetzt !stört, is das 'ne Sache, die zu beseitign is, (…) oder (…) man muss sich unterhaltn nochma mit jemanden« (HHeb2, 641–645).

Wohingegen Ärzte wenn möglich der Situation *ausweichen* wie beispielsweise diese Ärztin im Krankenhaus beschreibt:

> »(…) Haben mehr Körperausdünstungen. Das ist unangenehm, weil ich sehr, ein Geruchsmensch bin. Und (…) dieses Schwerfällige, wenn es halt mal eng wird unter der Geburt, wo es mal bisschen schnell was entschieden werden muss, dann nervt es einfach, dass die nicht so richtig in die Kontakte kommen (…) [I: (…) Möglichkeiten (…) damit umzugehen (…)] Ich geh raus« (HMed10, 354–360).

Oder aber die Situation passiv *über sich ergehen lassen*. Dies schildert ein niedergelassener Arzt:

> »(…) Die kam heute zum Beispiel. (…) Wo ich weiß, dass 'se A, dermaßen fordernd is, B, teilweise (…) fehlinformiert is. Also auch dickleibig is. Hundertsieben Kilo. Und (…) da muss ich mich einfach einfach zusammenreißen. (…) Freundlich und nett sein. (…) ich will sie auch behaltn. Schwangere sind ja recht !lukrativ für 'ne Praxis. (…) Aber ich muss dann durch. (…) Also gute Miene zum bösen Spiel (…) Bisschen !schauspielern muss, gehört mit zum Beruf (…)« (HMed2, 278–294).

In diesem Zusammenhang wird häufig die Hygiene der Frauen angesprochen (siehe hierzu auch Kapitel 7.7.4). Auch hier scheinen Hebammen aktiver und entschiedener nach Lösungen zu suchen als Ärzte. So zeigt sich beispielsweise diese Hebamme *zufrieden* mit ihrer diesbezüglichen *Lösungsstrategie*:

> »(…) nehmn se ma 'n Bad oder so, so auf diese Weise. (…) Das hab ich, also damit kommt man eigentlich ganz gut (…)« (HHeb7, 513–518).

Im Unterschied schildert diese Ärztin ihre *Schwierigkeiten* und eine gewisse *Resignation*:

> »Also das umschreibt man manchmal, dass man (…) nach der Geburt denen sagt, (…) ab heute dürfen se duschen, (…) es sind ja nich nur Dicke, die auch manchma 'n bisschen duften (…) ich finde, man kann den Leuten einfach nich sagen, sie stinken, das geht nich, in welcher Form auch immer, (…) das geht einfach nicht. (…) Das finde ich, (…) übersteigt einfach, überschreitet 'ne Grenze, die meines Erachtens eingehalten werden sollte. (…) Das is unangenehm. Klar. Und manchmal hat man dann noch drei Stunden später (…) noch mal so 'ne Duftwolke in der Nase, und denkt sich, ja hm, aber das is dann halt einfach so« (HMed9, 413–435).

Sowohl Hebammen als auch Ärzte weisen darüber hinaus darauf hin, dass es die Professionalität erfordere, mit belastenden oder schwierigen Situationen umgehen zu können und die eigenen Gefühle in den Hintergrund zu stellen. Dies beschreibt eine Hebamme:

> »(…) wenn die Chemie manchmal nicht so stimmt, dann muss man das ja auch nicht so zeigen, (…) ein Stück gehört es ja zur Professionalität, dass man eben seine Gefühle da in den Hintergrund stellt« (HHeb8, 411–413).

Und eine Ärztin:

> »Das (…) mach kann man als Arzt auch nich machen, sagen, du bis mir unsympathisch und du bis mir sehr sympathisch, und dich, weil du dick bis, behandel ich nich so gut. Nein, das machen wa nich (…)« (HMed3, 371–373).

7.6.4 Intervenierende Bedingungen

Die geschilderten handlungs- und interaktionalen Strategien werden durch *persönliche Motive* und die jeweilige *berufsgruppenspezifische Sichtweise* beeinflusst.

Hinsichtlich persönlicher Motive, die zur Ergreifung des Hebammenberufs bzw. zur Entscheidung für den Bereich Frauenheilkunde und Geburtshilfe geführt haben, finden sich zwischen den befragten Berufsgruppen Unterschiede. Aus den Schilderungen der Hebammen lässt sich ableiten, dass sich ihre Berufswahl zu einem wesentlichen Anteil auf *persönliche Betroffenheit* zurückführen lässt:

> »(…) wo meine kleine Schwester geborn is, da hatt ich, (…) die Hausgeburt mitbekommn, und da is eigentlich so der Wunsch gereift in mir, dass ich das auch ganz gerne machen möchte« (Heb5, 3–5).

Die befragten Ärzte beschreiben rationalere Beweggründe. So sei die Spezialisierung auf den Bereich Frauenheilkunde und Geburtshilfe auf *Zufall* zurückzuführen:

»(…) Das war reiner Zufall. Ich wurde nach meinem Studium einfach eingeteilt in die Frauenklinik, und da gefiel 's mir so gut, dass ich dabei geblieben bin« (HMed2, 3–5).

Oder habe sich aufgrund *familiärer Prägungen* und/oder *Interesse am Fachgebiet* so ergeben:

»(…) Erstens bin ich !familiär vorbelastet, weil mein Vater und auch mein Großvater schon Gynäkologen warn (…) ich hab dann (…) die vier Monate PJ, in der Frauenheilkunde gemacht. (…) Es hat mich immer (…) und am meisten interessiert auch im Studium, aufgrund der familiären Vorbelastung hab ich dann ma ausprobiert, ob 's das wirklich is, und dann [bin] ich dabei hängen geblieben, weil das absolut das Richtige für mich war« (HMed9, 13–19).

Als weitere *persönliche Motive und Vorlieben* im Berufsalltag heben die Angehörigen beider Berufsgruppen ihre *Eigenständigkeit* im Arbeiten und die *Abwechslung bzw. Vielseitigkeit* des Handelns hervor. Das Positive an der *Eigenständigkeit* scheint für die befragten Hebammen in der Verantwortlichkeit für die Gestaltung des Betreuungsprozesses zu liegen:

»(…) die !Verantwortung find ich ganz schön, die man hat. (…) Und einfach auch (…), dass man sein !Wissen, was man über !Jahre ja auch gesammelt hat, an die jungen Fraun weiter gebm kann, und einfach dass (…) ich auch merke, das die Fraun sehr dankbar sind« (HHeb5, 43–46).

Im Unterschied dazu bezieht sich diese für die Ärzte auch auf die Freiheit der selbständigen Gestaltung der Arbeitszeit:

»(…) Meine Freizeitgestaltung. Das heißt, hab die Wochenendn frei und muss nachts nich mehr aufstehn. Das is einfach nich mit Geld zu bezahln. Also Lebensqualität hab ich mehr« (HMed2, 19–21).

Die *Abwechslung*, die beide Berufgruppen positiv hervorheben, wird von den Hebammen innerhalb der geburtshilflichen Betreuung geschildert:

»(…) was mir gefällt, is (…) dass ich so 'ne kleine Stelle habe, (…) ich habe die Geburtshilfe, freiberuflich bin ich tätig, (…) hab achtzehn Jahre Geburtsvorbereitungskurse,(…) geleitet, (…) mache jetzt die Wochenbettgymnastik, (…) die Nachbetreuung und also diese !Vielseitigkeit, das gefällt mir sehr gut (…)« (HHeb7, 75–78).

Anders beschreiben Ärzte die Vielseitigkeit innerhalb ihrer Fachrichtung:

»(…) Von der Onkologie bis zur Gynäkologie (…) Geburtshilfe, man hat operative Tätigkeiten und es ist sehr abwechslungsreich« (HMed10, 11–12).

Die Äußerungen der Hebammen und Ärzte lassen zudem auf Unterschiede in den *berufsgruppenspezifischen Sichtweisen* schließen. So beschreiben Hebammen den Eintritt in eine Schwangerschaft als *Zeichen für Gesundheit*:

»(…) Wenn (…) eine Frau schwanger is, (…) dann is das erste, was ich (…) sage, sei !froh, du bist schwanger, du bist gesund, sons wärste nich schwanger (…)« (HHeb1, 50–51).

Wohingegen Ärzte die Schwangerschaft als Risiko für eine potentielle *Gefährdung der Gesundheit* betrachten:

»(…) die Mutter soll ja nich krank werden. (…) Man möchte ja auch die Mutter heil durch die Schwangerschaft bringen, natürlich möchte man ein gesundes Kind dann auch, ne?, aber es soll der Frau ja auch gut gehen in der Schwangerschaft« (HMed3, 274–285).

Als weiterer Unterschied zwischen den Berufsgruppen zeigen sich zudem unterschiedliche Vorstellungen hinsichtlich der *Einflussnahme* in den Geburtsverlauf. Während von Hebammen eine ihrer Ansicht nach nicht erforderliche Einflussnahme negativ bewertet wird:

»(…) Oder konkrete Wünsche, die dann in Richtung laufen, dass dann sie gar nicht unbedingt normal entbinden wollen, sondern am Liebsten gleich einen Kaiserschnitt wollen und da sind schon von unserer Seite großes Unverständnis da (…) Weil das entspricht so gar nicht unseren Vorstellungen« (HHeb8, 116–120).

Werden aus ärztlicher Perspektive die Möglichkeiten der medizinischen Kontrolle einer Geburt positiv hervorgehoben:

»(…) Die wollen (…) die Entbindung, (…) optimal habm, (…) bin (…) 'n großer Freund von, (…) !Kaiserschnittentbindungen, weil die Kinder einfach größer werden heute, und die Becken der Frauen nich mitwachsen. (…) Die !Folgeschäden einer normalen Geburt, (…) !Inkontinenzproblemen. (…) Stuhlgangproblemen, (…) Geschlechtsverkehr, (…) macht überhaupt ken Spaß mehr. (…) Deshalb !warne ich (…) vor, (…) schwierigen Normalgeburten. (…) Die sich ewig hinziehen, da is dieses Geburtstrauma (…) für die Frau !schrecklich. (…) wenn man mal nach 'm Jahr andeutet, na?, zweites vielleicht? (…) Ich? Noch ein Kind? !Nie im Leben, wenn ich an die Geburt denke« (HMed5, 428–460).

7.7 Vorstellungen von Übergewicht und Adipositas im geburtshilflichen Kontext: Professionelle

Aus der Sichtweise betreuender Hebammen und Ärzte hat Übergewicht bzw. Adipositas generell und insbesondere im geburtshilflichen Kontext einen *beeinträchtigenden Einfluss* auf das unbeschwerte Erleben dieser Phasen und damit auf Gesundheit und Wohlbefinden hiervon betroffener Frauen. Dies verdeutlicht Abbildung 9 sowie die dann folgenden Kapitel 7.7.1–7.7.4.

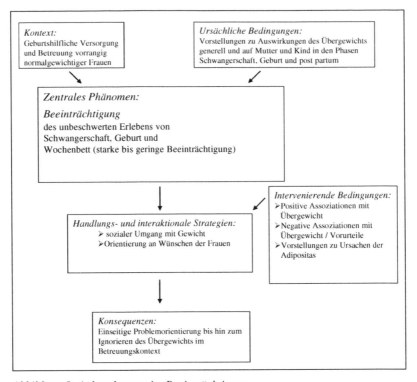

Abbildung 9: Achsenkategorie: Beeinträchtigung

7.7.1 Zentrales Phänomen: Beeinträchtigung im unbeschwerten Erleben von Schwangerschaft, Geburt und Wochenbett (s. Anhang B-2-5)

Übergewicht bzw. Adipositas führt aus der Perspektive von Hebammen und Ärzten für betroffene Frauen zu *Beeinträchtigungen* im unbeschwerten Erleben von Schwangerschaft, Geburt und der Zeit danach und wirkt sich generell nachteilig auf Gesundheit und Wohlbefinden der Frauen aus. Dies beschreibt beispielsweise eine Hebamme:

»(...) sehr viel, eigentlich nur !Nachteile. (...) Einmal (...) der Nachteil, (...) dass viele Frauen dann (...) zur Gestose neigen. (...) Für sich (...) selber !schädlich, und das Kind, wenn se dann auch vielleicht auch noch rauchen, (...) das kommt dann auch noch mal erschwerend hinzu, (...) ich sehe das als große Belastung« (HHeb7, 317–322).

Ein Arzt schildert seine Erfahrungen:

»(...) Das unsere !Seele (...) die spielt ja 'ne wichtige Rolle, wir können das ja nich immer alles (...) nur so auf 's Körperliche beziehen, (...) die !Attraktivität, !Schwangerschaftsstreifen, die dann also auch zu !Unattraktivität führt. Die (...) Frauen sind mit sich dann nich zufrieden. Das

merkt man. (...) Oder mit so 'ner Fettschürze hier vorne davor«
(HMed5, 711–716).

Vermutete Einschränkungen im Erleben des Übergangs zur Elternschaft
werden sowohl von Hebammen als auch von Ärzten im Hinblick auf bio-
psycho-soziale Aspekte von Gesundheit geschildert (vgl. Kapitel 7.7.2).

Unterschiede zwischen Hebammen und Ärzten lassen sich hinsichtlich der
Eigenschaften und Dimensionen feststellen, in denen Nachteile gesehen wer-
den. Hebammen gehen dabei tendenziell von generellen Nachteilen und
Schwierigkeiten aus:

> »(...) also is mein Gefühl, dass die schon, weil se so !dick sind, und je-
> der weiß, Übergewicht macht krank, und is ganz schädlich, (...) !warten
> die richtig immer drauf, oah, was kommt jetz, (...) oder sagt se was zum
> Gewicht oder so, und, (...) die schämn sich auch oft deswegen (...)«
> (HHeb2, 393–396)

Im Unterschied dazu weisen Ärzte darauf hin, dass ausschlaggebend für
Einschränkungen das Auftreten von Sekundärerkrankungen sei:

> »(...) Weiß ich nich, ob man das so pauschal jetz sagen kann. (...) Also
> (...) ich denke, es kommt eher auch auf die Zusatzerkrankung drauf an,
> wenn Hypertonus da is, 'ne Unterversorgung der Plazenta irgend ver-
> bunden is, wenn 'n Diabetes da is, so was« (HMed9, 228–232).

7.7.2 Ausgangsfaktoren zur Annahme von Beeinträchtigungen

Von den in die Studie einbezogenen niedergelassenen Hebammen werden
zudem Erfahrungen geschildert, die verdeutlichen, dass *Beeinträchtigungen
im Vergleich zu normalgewichtigen Frauen* gesehen werden. Neben den in
Kapitel 7.6.3. bereits beschriebenen Unterschieden lässt sich aus den Schilderungen der freiberuflichen Hebammen schließen, dass der Zugang zu dieser
Hebammenbetreuung möglicher Weise erschwert ist.

> »(...) Is auch so, dass (...) manche Frau gar nich soviel Hebammenbe-
> treuung dann auch in Anspruch nehmen, weil sie das irgendwie nich
> wollen. !So geht das denen schon zu !nahe irgendwie« (HHeb1, 450–
> 452).

Als Ursache für die Annahme, dass Adipositas für betroffene Frauen zu
Beeinträchtigungen führt, lassen sich vielfältige Vorstellungen hinsichtlich
der *Auswirkungen des Übergewichts generell* und insbesondere im Hinblick
auf Mutter und Kind in den Phasen *Schwangerschaft, Geburt und Wochenbett* feststellen.

Generell beschriebene *Auswirkungen* von Übergewicht werden von Hebammen beispielsweise im Hinblick auf die gesellschaftliche Bedeutung bzw.
Verantwortung oder auch bezogen auf individuelle psycho-soziale Bereiche
beschrieben:

»(…) is (…) traurig stimmend, (…) wenn ich (…) sehe oder höre, dass sie so gar keine Hoffnung hat vielleicht mal abzunehmn, oder wenn ich (…) merke, dass sie sich (…) !zurückzieht. (…) den Kontakt so !scheut (…) !Aufgrund ihres Übergewichtes. (…) Wo ich mir dann denke, meine Güte, nachher geht sie gar nich mehr aus der Wohnung raus oder nur wenig, weil sie sich halt schämt wirklich« (HHeb1, 595–602).

Im Unterschied dazu beschreiben Ärzte entsprechend des anderen Stellenwertes, den die geburtshilfliche Betreuung in ihrem Berufshandeln einnimmt (vgl. Kapitel 7.6.2) auch Auswirkungen der Adipositas hinsichtlich beobachteter Langzeitfolgen:

»(…) Was natürlich mit der Dickleibigkeit auch 'n erhöhtes Risiko is, was Bösartiges zu kriegen, is auch, (…) klar, bewiesen« (HMed2, 331–332).

Im *geburtshilflichen Kontext* werden Auswirkungen der Adipositas bezogen auf die Phasen *Schwangerschaft, Geburt und Wochenbett* sowie die intrauterine und postnatale Entwicklung des Kindes geschildert.

Übergreifend betrachtet lässt sich sowohl aus den Interviews mit Hebammen als auch aus den Interviews mit Ärzten herausfiltern, dass es im Wesentlichen »2 Arten« übergewichtiger Frauen zu geben scheint. Diese Unterscheidung wird von den Befragten hinsichtlich des Auftretens von Komplikationen getroffen. Besonders anschaulich fasst dies eine Hebamme zusammen:

»(…) es gibt solche und solche Dicke, (…) richtig dynamische, drahtige oder so !straffe Schwangere, die ganz !dick sein können, aber die sind (…) stramm irgendwie, (…) die verlaufen meist besser, und dann gibt es so welche, (…) so was Kloßiges, so Weiches, (…) da hängn die Schultern, (…) die !stehn auch nich richtig zu ihrm Gewicht, (…) und !da gibt es häufig Probleme, (…) weil se so !dick sind (…) !warten die (…) drauf, oah, was kommt jetz, (…) oder sagt se was zum Gewicht (…) die schämn sich auch oft deswegen, (…) und diese andern, die hier dann wirklich ankommn mit dem dicken Bauch und nabelfrei, und hier die Brust so richtig hindrapiert, (…) die gehn da ganz anders ran, die sind halt dick, aber die strahln dabei und, also von daher 's gibt wirklich so zwei Arten« (HHeb2, 386–400).

Unterschiede zwischen den Berufsgruppen finden sich beispielsweise bezogen auf Vorstellungen zum Körpergefühl. Während Hebammen davon ausgehen, dass adipöse Frauen eher ein schlechteres Körpergefühl haben:

»(…) das hat ja schon mal die Auswirkung (…) dass die Frau an sich nich so 'n gutes Körpergefühl hat, oder dass die sich !schämt für ihren Körper« (HHeb1, 382–384).

Äußern sich Ärzte erstaunt über ein gutes Körpergefühl:

»Also (…) ich bin !überrascht, wie viele wirklich richtig dicke Frauen, und damit mein ich (…) die hundertzwanzig, hundertvierzig Kilo Frauen, (…) doch noch 'n gutes Körpergefühl habm (…) die einfach äußern, ich spüre das, ich fühle das, (…) das sagt mein Körper mir, (…) dass, (…) kommt schon häufig [vor]« (HMed9, 192–200).

Von Hebammen und Ärzten werden gleichermaßen typische Komplikationen in der Schwangerschaft wie Gestationsdiabetes, Hypertonus, Gestose und/oder Ödeme (u. a.) genannt:

»(…) da spielt zum Beispiel (…) diese Schwangerschafts, (…) Vergiftung (…) 'ne große Rolle (…) auch, (…) das is zu hoher Blutdruck (…) durch dieses Übergewicht auch stattfinden kann, Gestationsdiabetes is auch ganz oft (…) und das sind eigentlich !Risikofaktorn in der Schwangerschaft, (…) vorzeitige Wehen (…) ham auch mehr übergewichtige Fraun als wie jetzt schlanke Fraun, (…) überhaupt das Ganze, Wasseransammlungen zum Schluss in der Schwangerschaft sind extrem« (HHeb5, 580–586).

Unterschiede zwischen Hebammen und Ärzten lassen sich bei beschriebenen Auswirkungen der Adipositas auf die *Geburt* feststellen. Deutlich wird, dass Hebammen eher auf Einschränkungen der Bewegungsfähigkeit und im Einnehmen bestimmter Positionen hinweisen:

»(…) Für die Geburt is 's halt ungünstig (…) weil man sich sehr schwer nur bewegen kann, (…) dann hat man vielleicht schon Schwierigkeiten bestimmte Positionen einzunehmen, oder man bringt (…) irgendwelche Gelenks (…) erkrankungen oder (…) Verschleiß mit, so dass man halt nich mehr knieen kann (…) und (…) dann hat man (…) nich mehr die Chance (…) so aktiv zu sein unter der Geburt, und vielleicht den Geburtsvorgang insgesamt zu beschleunigen, oder (…) diesen Geburtsschmerz (…) auch mit verschiedenen Positionen zu (…) dämpfen. (…) Also es is viel viel schwieriger« (HHeb1, 397–405).

Wohingegen Ärzte hinterfragen, inwieweit das Kaiserschnittrisiko bei adipösen Frauen erhöht sei:

»(…) also bei den Einen sagt man, lieber 'n Kaiserschnitt machen, weil se so dick sind, bei den Andern sagt man, lieber nich, weil se so dick sind (lacht), und, (…) das is ganz unterschiedlich, es gibt einfach dicke Frauen, die auch ganz normal entbinden, obwohl man 's niemals gedacht hätte, und es gibt (…) Frauen, die aufgrund dieser Massen einfach, wo gar kein Platz is für die Geburt. (…) Wo klar is, (…) das muss 'n Kaiserschnitt sein« (HMed9, 203–210).

Im Zusammenhang mit dem *Wochenbett* wird angesprochen, dass eine Kaiserschnittnarbe schlechter zu pflegen sei und dementsprechend schlechter heile. Vergleichbar wie diese Ärztin beschreiben auch Hebammen diese Beobachtung:

»(…) es is natürlich viel viel schwieriger, eine Wunde, in einer Speckfalte trocken und sauber zu halten, als wenn da keine Speckfalte is« (HMed6, 309–310).

Einig sind sich Hebammen und Ärzte in ihren *Vorstellungen zur postpartalen Gewichtreduktion.* Ähnlich wie die befragten Ärzte beschreibt eine Hebamme zum Beispiel:

> »(…) Also das is ja oft so, dass (…) von der ersten Schwangerschaft schon was, (…) übrig gebliebm is, dann werden se (…) wieder schwanger, und dann gehen se meistens noch mehr aus'nander. (…) das is leider auch so, dass so richtig adipöse Frauen, (…) dann oft gar nich zur Gymnastik kommn. (…) Manche manche ziehen es durch, (…) aber (…) viele brechen auch ab. (…) Und die (…) 'ne !gute Figur habm, die kommn« (HHeb7, 448–458).

Unterschiede zwischen den Berufsgruppen finden sich in Äußerungen zu Aspekten, die die Gewichtsreduktion positiv beeinflussen können. Während Ärzte sich eher allgemein äußern:

> »[I: Gewichtsreduktion (…) günstig beeinflussen] (…) Sport. Bewegung. (…) Ernährung. Geregelte Mahlzeiten. (…) Beckenbodengymnastik oder Rückbildung« (HMed2, 249–256).

Weisen Hebammen neben Ernährung, Bewegung und sozialen Kontakten auf die positive Wirkung des Stillens für Mutter und Kind hin:

> »[I: Gewichtsentwicklung nach der Geburt günstig beeinflussen] (…) Stilln (…) Das is bekannt. Weil das einfach viel !Energie braucht. Und dann (…) verbrauchten die einfach mehr, und dann is 's 'n natürliches Abnehmen.(…) Deswegen wär Stillen eigentlich schon wichtig. (…) Und (…) für das Kind wiederum wär das auch ganz wichtig, weil das dann (…) !wahrscheinlicher is, dass das selbst auch nich an Adipositas leiden wird« (HHeb1, 533–545).

Angesprochen auf Auswirkungen der Adipositas auf die *kindliche Entwicklung in der Schwangerschaft* beschreiben die Befragten gleichermaßen, dass die Kinder *bei der Geburt normalgewichtig oder eher kleiner* sind:

> »(…) die Kinder (…) werden komischerweise gar nicht so groß oder dick (…) Also den Eindruck hab ich nicht, dass das so 'ne Auswirkung hat, dass die Kinder eher normal oder oft auch zarter sind, als man erwarten würde« (HHeb8, 312–318).

Im Zusammenhang mit Diabetes weisen Befragte beider Berufsgruppen zudem auf dickere Kinder bei der Geburt hin:

> »(…) es gibt Kinder, die (…) propper auf die Welt kommen, (…) das is ja häufig dann schon (…) auch mit 'm Diabetes (…) vergesellschaftet« (HMed9, 224–226).

Darüber hinaus schildern sowohl Hebammen als auch Ärzte, dass Kinder adipöser Eltern *nach der Geburt* häufig dick werden. Dies sei auf falsches Ernährungsverhalten durch die Mütter zurückzuführen:

> »(…) Sind erst zu klein sind, werden auch wieder dick, und dass is so 'n Kreislauf manchma durch die falsche Ernährung dann wieder zu Hause.

(…) Weil man meint, man muss es nachholen und dem Kind besonders viel geben, gerade im Säuglingsalter, dass man also mehr (…) öfter stillt, aber unabhängig vom Stillen (…) zuviel zufüttert (…) und (…) diese Kinder [werden] dann auch zu dick dann. Das dann schon im Säuglingsalter angelegt« (HMed3, 204–211).

7.7.3 Strategien zum Umgang mit Beeinträchtigungen

Als Handlungen und Interaktionen, die sich für die Befragten daraus ableiten, dass sie von Beeinträchtigungen im unbeschwerten Erleben des Mutterwerdens ausgehen, zeigen sich im Rahmen dieser Studie Beschreibungen zum *sozialen Umgang mit Gewicht* und zur *Orientierung an vermuteten Wünschen* betroffener Frauen.

Berufsgruppenübergreifend lässt sich feststellen, dass einheitliche Konzepte zum *sozialen Umgang* mit dem Übergewicht weder bei Hebammen noch bei Ärzten existieren. Demzufolge ist die *Art*, wie mit Übergewicht und Adipositas *im Gespräch umgegangen* wird, von der Persönlichkeit des betreuenden Professionellen abhängig und bleibt damit dem Zufall überlassen. Unterschiede zwischen Hebammen und Ärzten finden sich dahingehend, dass für Hebammen der Umgang mit dem Gewicht mit Scheu und Hemmschwellen verbunden ist und ein Gespräch über die Adipositas außer im Rahmen der Ernährungsberatung in der Regel vermieden wird. Dies beschreibt beispielsweise eine Hebamme:

»(…) dann hab ich auch (…) Scheu, das jetz direkt anzusprechn, weil ich weiß nich, was ich lostrete, (…) wenn sie dann kommt, und mir was erzählt, (…) das geht, aber ich würde nie fragen, (…) ich würd nichts rauslockn, weil ich nie weiß, oh Gott, was kommt danach?, bricht die mir da zusammn oder so?« (HHeb2, 714–721).

Ärzte beschreiben im Unterschied dazu gelegentlich das Ansprechen auf Adipositas im Zusammenhang mit Komplikationen und Beschwerden oder Problemen bei der Diagnostik. Die Art und Weise des Umgangs wird sehr unterschiedlich dargestellt. So beschreiben Ärzte sowohl, dass das Thema, wenn überhaupt in einem Nebensatz zur Sprache kommt und manchmal von Frauen angesprochen werde:

»(…) Es gibt ganz ganz wenige Frauen, die da offen drüber reden, die auch sagen, entweder ich war schon immer so, meine Mutter war immer so und das wird immer so sein (lacht), (…) es gibt Frauen, die sagen, eigentlich sind se unglücklich drüber, aber sie packen 's nicht, (…) aber mit dem Großteil der Frauen, (…) die sagen dann so im Nebensatz, na ja, (…) an mir is ja auch was dran (…) das is in in so 'nem Nebensatz abgehakt, und dann war 's das auch schon« (HMed9, 494–505).

Andere Ärzte beschreiben ein vorsichtiges Ansprechen der Gewichtszunahme bei Beschwerden:

»[I: (…) sprechen Sie die Frauen darauf an? (…)] (…) 'N bisschen. Aber man muss sehr vorsichtig sein. (…) Sie müssen abnehmn! (…) Das kommt nich gut an. Das hört keine Frau gerne. (…) also nur (…) wenn die Beschwerden entsprechend größer werden. (…) wenn sie über (…) Rückenbeschwerden und so weiter, dann muss man schon sagen, na ja, 'n bisschen kommt (…) auch von dem von der !starken Gewichtszunahme« (HMed5, 774–791).

Wieder andere Ärzte schildern auch das direkte Ansprechen des Übergewichts:

»(…) ich bin schon (…) leider manchmal sehr ehrlich. Und ich hau den Damen dann schon mal vor die Birne, (…) wenn jetzt das mit dem Stillen vorbei is, dann wird hier aber abgenommen (…) Ich gehe auf sie zu, ha, haben wir ihre Herztöne wieder nich gefunden (…) Is ja auch klar, bei der Bauchdecke, dass wir den Schall da durch, bis der angek, (…) So mache ich das« (HMed6, 196–199, 227–229).

Über die durchschnittliche Anzahl adipöser Frauen im Betreuungskontext geben eher Ärzte als Hebammen Auskunft. Erfolgen Prozentangaben, liegen diese zwischen 10 und 20% für übergewichtige Frauen, adipöse Frauen betreue man seltener:

»(…) Das kann man kann ich nich sagen, im Moment hab ich so neunzig Schwangere. Da sind vielleicht zehn von ja vielleicht zehn Prozent. (…) Also diese hohe Adipositas, da sagt man ja bei einem BMI ab 29 (…) da hab ich nich viele von. (…) Das is selten auch. Das is eher selten« (H Med 3, 258–264).

Angesprochen auf *vermutete Wünsche* adipöser Frauen in der Schwangerschaft und im Hinblick auf die geburtshilfliche Betreuung finden sich in den Äußerungen der befragten Hebammen und Ärzte Gemeinsamkeiten und Unterschiede. Als Gemeinsamkeit lässt sich aus den Äußerungen herausfiltern, dass sowohl Hebammen als auch Ärzte davon ausgehen, dass adipöse Frauen die *gleichen Wünsche* haben *wie normalgewichtige*. Hervorgehoben wird zudem ein *vorbehaltloser* und *akzeptierender Umgang*:

»(…) Also genau das, was (…) andere auch wünschen würden, dass, (…) alles gut läuft.(…) dass 'se 'n gesundes Kind bekommn, (…) dass die Geburt nich so schmerzhaft ist, (…) dass sie gut betreut wird. Also da denk ich, gibt 's keinen Unterschied jetzt zu adipös (…) und nicht adipös« (HHeb7, 572–577).

Ergänzend hierzu äußern Ärzte vermutete Wünsche adipöser Frauen auch hinsichtlich der *Gewichtsentwicklung*:

»(…) Viele wünschen sich, glaub ich, dass sie 'n bisschen weniger haben an Gewicht nach der Schwangerschaft (…)« (HMed3, 520–521).

7.7.4 Intervenierende Bedingungen

Zu intervenierenden Bedingungen, die die geschilderten Handlungen und Interaktionen beeinflussen, werden in dieser Studie *positive und negative Assoziationen* mit dem Übergewicht und *Vorstellungen zu Ursachen der Adipositas* definiert.

Positive Assoziationen mit Adipositas beziehen sich sowohl bei Hebammen als auch bei Ärzten auf das *Verhalten* und *Befinden:*

> »(...) oftmals (...) sind sie netter. (...) die sind 'n bisschen ja weniger schamig, so mit ihrem Körper, obwohl sie ja nun eigentlich so dick sind, (...) ich find sie eigentlich ganz sympathisch. (...) Sie sprudeln, sprühen meistens, haben auch 'n bisschen so mehr Lebensfreude als jemand der so ganz dürre ist (...) sie sind meistens lustiger. (...) sie können über sich selbst lachen, das find ich sehr, sehr angenehm« (HMed10, 332–345).

sowie die Attraktivität:

> »(...) Also ich ich, (...) muss (...) sagn, ich steh ja auch so auf diese !strahlnden, !dicken, !strotzenden Schwangeren, also wenn die so richtig strahlnd sind, und eine (...) die hatte solchen !Busen und (...) da war alles so (...) 'ne richtige !Ballonfrau, die war (...) ganz !rund. (...) ich find das, auch ganz schön anzusehn (...)« (HHeb2, 591–594).

Umfassender als positive Aspekte werden *negative Assoziationen mit Adipositas* und *Vorurteile* geschildert. Deutlich wird, dass Adipositas sowohl von Hebammen als auch von Ärzten mit der *sozialen Schicht* und der *körperlichen Hygiene* in Verbindung gebracht wird, außerdem wird von Angehörigen beider Berufsgruppen ein gewisses *Unverständnis* beschrieben. So äußert sich beispielsweise diese Ärztin:

> »(...) das sind meistens die etwas einfacher strukturierten Frauen und Familien, die (...) vielleicht auch nich ganz so helle sind, aber das kann man halt auch nich so durch die Bank sagen, aber so prinzipiell (...). Und da merkt man schon selber, wenn das 'ne differenzierte Frau is, dass man dann doch überrascht is, dass die, (...) dann doch nich ganz so !dumm is (lacht)« (HMed9, 464–471).

Angesprochen auf *Vorurteile* (anderer) schildern vereinzelt Ärzte darüber hinaus den *Wunsch nach Ablehnung der Betreuung:*

> »(...) oh, schon !wieder so 'ne Dicke oder irgendwie so was. (...) oder: immer hab !ich die Entbindungen mit den Dicken (...) Das is schon da. Wobei es wirklich keinen Unterschied macht, nur es is dann dem Jeweiligen einfach unangenehm« (HMed6, 330–333).

Für die Entstehung und Aufrechterhaltung der Adipositas werden zahlreiche *Gründe* genannt. Gleichermaßen nennen Hebammen und Ärzte Aspekte, die sich auf einen ungünstigen *Lebensstil* beziehen, auf *psychische Ursachen* hindeuten sowie auf eine *mangelnde Kontrolle oder Motivation* zum Abnehmen schließen lassen. Bezogen auf den *Lebensstil* werden ungünstige Ernährungsgewohnheiten insbesondere in der Kindheit erwähnt, die im Erwachsenenleben beibehalten werden. Darüber hinaus wird auf mangelnde Bewegung und sitzende Tätigkeiten wie beispielsweise Fernsehen hingewiesen:

> »(…) ich denke schon, dass es sicherlich (…) heutzutage auch zunehmend so ist, dass Leute einfach die falschen Dinge essen und Essverhalten für Fastfood und (…) Süßigkeiten und Chips und sonst was, Bewegungsmangel, (…) die führen einfach ein Leben, was weiß ich, (…) bewegen sich nicht, sitzen zu Hause vorm Fernseher (…)« (HHeb8, 430–434).

Als *psychische Ursachen* nennen Hebammen und Ärzte gleichermaßen Frustration und Unzufriedenheit aufgrund von beruflichem oder familiärem Stress oder auch beim Übergang zur Mutterschaft:

> »(…) Wochenbett nachher (…) junge Mutter, (…) is man sehr leicht gestresst. (…) Da is dann Frust (…) Fressen (…) Angesagt« (HMed5, 874–881).

Darüber hinaus gehen Hebammen von einer Funktion der Adipositas aus und sprechen von Adipositas als ›Schutzpanzer‹ oder ›Schutzschild‹ für die Seele:

> »(…) Ich denke, (…) dass da schon meist irgendwelche psychischen Sachen zu Grunde liegn, (…) es hat ja auch 'ne Funktion so 'n mordsmäßiges Übergewicht, das is ja wie so 'n Schutzpanzer (…) und (…) das kann sich so richtig hochschaukeln, (…) Leute, die Übergewicht ham, vielleicht auch mal angepöbelt wurdn (…) deswegen lässt sie sich dann so 'n richtigen Schutzpanzer anfressen (…) oder mangelndes Selbstwertgefühl, so dass die einfach auch so diesen !Panzer brauchn« (HHeb2, 691–697).

Wohingegen Ärzte eher darauf hinweisen, dass Adipositas eine Sucht sei wie beispielsweise das Rauchen:

> »(…) Dass is so wie mit dem, mit den Rauchern, die jetzt nich rauchen wollen und trotzdem nich in den Griff kriegen. Das is wie 'ne Sucht (…) Nich wie eine, es is eine (…)« (HMed6, 444–448).

Hebammen erwähnen auch, dass Adipositas möglicher Weise auf *organische Ursachen* wie beispielsweise Schilddrüsenerkrankungen oder eine entsprechende *Veranlagung* zurückzuführen sei:

> »(…) manchmal is es ja auch 'ne Veranlagung, es gibt (…) oft in der Familie, dass die ganze Familie, (…) irgendwie aus'nandergegangen is (…) das es Veranlagung ist, also sehr häufig is 's Veranlagung (…)« (HHeb7, 529–533).

Dennoch wird betroffenen Personen sowohl von Hebammen als auch von Ärzten ein gewisser *Kontrollverlust* zugeschrieben. Zudem lässt sich aus den Aussagen ableiten, dass die *Verantwortlichkeit* für die Aufrechterhaltung der

Adipositas bzw. die Möglichkeit einer Veränderung nahezu ausschließlich bei der betroffenen Person gesehen wird:

> »(…) ich find 's nich negativer, ich find 's aber auch nich positiver, also weil ich da einfach denke, dass is die Sache eines jeden Einzelnen, und jeder will und muss wissen, wie er rumlaufen kann und will, und ich finde, es gibt !Grenzen, die, (…) irgendwann überschritten sind, aber, (…) das is trotz allem immer noch (…) jede Person selber, die dadrüber entscheiden muss« (HMed9, 396–400).

7.8 Geburtshilfliche Versorgung durch Hebammen und Ärzte: Professionelle

Die geburtshilfliche Versorgung und Betreuung adipöser Frauen durch Hebammen und Ärzte *orientiert* sich an der Betreuung *normalgewichtiger Frauen* (zentrales Phänomen). Dabei ist der beschriebene Versorgungsablauf unterschiedlich stark standardisiert. Dies lässt sich zusammenfassend in Abbildung 10 darstellen und in den Kapiteln 7.8.1–7.8.4 erläutern.

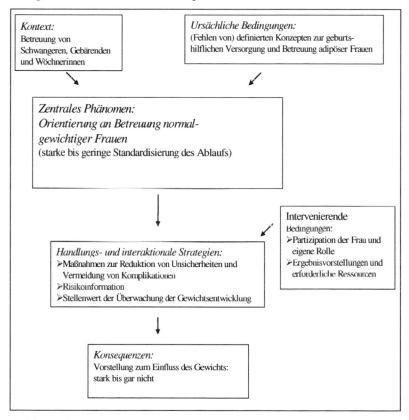

Abbildung 10: Achsenkategorie: Orientierung an normalgewichtigen Frauen

197

7.8.1 Zentrales Phänomen: Orientierung an Normalgewichtigen (s. Anhang B-2-6)

Sowohl Hebammen als auch Ärzte streben an, sich bei der geburtshilflichen Betreuung übergewichtiger und adipöser Frauen an der *Betreuung normalgewichtiger Frauen zu orientieren*:

> »(…) ich sag ja, wir machen ’s wirklich genauso wie, also, jetzt in der Geburthilfe, es geht wirklich um die Geburtshilfe (…) So wie bei jeder anderen Frau auch. (…) Da gibt ’s keine Unterschiede, Gott sei Dank (…) Finde ich, auf jeden Fall« (HMed6, 357–364).

Insbesondere Ärzte messen den Erfolg ihrer Versorgung und Betreuung daran, inwieweit der Verlauf dem einer normalgewichtigen Frau gleicht:

> »[I: (…) gut verlaufende Betreuung (…) erkennen] (…) Weil ’s (…) so läuft wie bei ’ner nicht Adipösen« (HMed9, 557–561).

Zur Feststellung des Erfolges ihrer Betreuung heben Ärzte und Hebammen darüber hinaus beispielsweise die Zufriedenheit der Frau hervor:

> »Na ja, dass die Frau nachher zufrieden aus der Geburt geht und nicht das Gefühl hat, dass aufgrund ihrer Besonderheit, sag ich mal, (…) die Menschen sie anders oder schlechter behandelt haben, als sie es für sich erwartet hätte« (HHeb8, 493–495).

7.8.2 Ausgangsfaktoren zur Orientierung an Normalgewichtigen

Die geschilderte Orientierung der Betreuung und Versorgung übergewichtiger Frauen an normalgewichtigen Frauen bezieht sich auf den gesamten Kontext der Betreuung von *Schwangeren, Gebärenden* und *Wöchnerinnen:*

> »(…) also, ich bin der Meinung, dass in der Schwangerschaft, unter der Geburt und auch in der Stillzeit, also im Wochenbett und in der Stillzeit da kein Unterschied gemacht werden darf« (…) (HMed6, 406–408).

Als ursächliche Bedingung, die zur Orientierung an der Betreuung normalgewichtiger Frauen führt, lässt sich ein *Fehlen* von *festgeschriebenen Standards und Leitlinien* zur Betreuung adipöser Frauen feststellen. Aufgrund dessen beschreiben die Hebammen, sich ggf. an generellen Mutterschaftsrichtlinien *orientieren* zu können oder aber daran, wie sie die Frau wahrnehmen:

> »(…) Ja eigentlich, (…) is Standard (…) im Grunde (…) gucke ich im Moment (…) wenn ich merke, die schämt sich, schotte ich sie mehr ab, aber es gibt jetzt nich so, meinetwegen wenn ’ne Frau mit ’m mordsmäßign Übergewicht, jetzt irgendwelche Richtlinien gibt ’s !nich« (HHeb2, 732–737).

Auch Ärzte weisen darauf hin, auf keinerlei spezifische Richtlinien zurückgreifen zu können und orientieren sich daher an bestimmten Situationen mit adipösen Frauen:

»(…) zumindest im Klinikbetrieb, (…) hat man in dem Sinne nichts mit der Betreuung von Adipösen zu tun, ganz generell gesagt, sondern mit der Betreuung von Adipösen in bestimmten Situationen. (…) Deswegen, (…) müssen wir uns auf die Situation einstellen, müssen überlegen, müsste se mehr Antithrombose (…) Spritzen kriegen oder höher dosierte, um Thrombosegefahr zu reduziern, wie sieht 's mit 'n Strümpfen aus?« (HMed9, 547–553).

Im Rahmen von *Zertifizierungsbestrebungen* spiele die Adipositas nach Ansicht der befragten Hebammen keine Rolle:

»(…) Nee. Denk ich nich. Also es is ja ein Punkt (…) mit im Mutterpass, ne', also stark übergewichtig und so, aber (Pause) !nee. Also dazu is 's einfach, dass (…) is 's ebend, also es gibt solche und solche dicken (…) Schwangeren, deswegen, (…) wenn es generell so wäre, dass jede !dicke Schwangere, (…) die gleichen Probleme bietet oder so, (…) dann (…) wird 's wahrscheinlich, (…) 'ne Rolle spieln, aber so nich« (HHeb2, 725–729).

Einige Ärzte äußern sich diesbezüglich ähnlich, andere im Widerspruch dazu:

»(…) Es gibt !Richtlinien regelrecht dafür, (…) also da läuft auch die dicke Schwangere, die (…) adipöse Schwangere is auch mit ein !Part dann, (…) die übergewichtige Schwangere wird mit Entwicklungsmöglichkeit einer !Gestose, is ein Bereich davon, und dann auch die vorgeschriebene Betreuung« (HMed3, 439–443).

Gelernt habe man die Betreuung adipöser Frauen im Wesentlichen im Laufe der beruflichen Tätigkeit durch den Umgang mit den Frauen selbst:

»(…) Das kriegt man mit im Laufe der Zeit so, kriegt man das mit. (…) Aber nich das es irgendwelche (…) ja Vorgehensweise bei, ne?, gibt s nich, da muss man einfach so« (HMed2, 363–366).

Darüber hinaus erwähnen einige Ärzte, den Umgang auch im Rahmen des Studiums bzw. der Facharztausbildung insbesondere im Zusammenhang mit dem Auftreten möglicher Komplikationen gelernt zu haben:

»(…) Das lernt man, glaub ich, ja schon während der Facharztausbildung aber schon im Studium auch durch die Gestose und Frauenheilkunde als Studienfach. [I: (…) war das (…) im Hinblick (…) Konsequenzen (…)] Genau. Jaha« (HMed3, 480–484).

7.8.3 Strategien zur Orientierung an Normalgewichtigen

Als handlungs- und interaktionale Strategien, die sich am Ablauf normalgewichtiger Frauen mit dem Ziel orientieren, einen möglichst reibungslosen Ablauf sicher zu stellen, zeigen sich in dieser Studie unterschiedliche Maßnahmen zur *Reduktion von Unsicherheiten und Vermeidung von Komplikationen,* verschiedene Einstellungen und Vorgehensweisen bei der *Risikoinformation* und ein unterschiedlicher Stellenwert, den die *Überwachung der Gewichtsentwicklung* einnimmt.

Zur *Reduktion von Unsicherheiten* werden Maßnahmen beschrieben, die zum *Erkennen von Komplikationen oder Regelwidrigkeiten* eingesetzt werden. Dabei spielen sowohl *technische* als auch *interpersonelle* Aspekte eine Rolle. Im Stellenwert, den die eingesetzten Maßnahmen einnehmen, finden sich Unterschiede zwischen Ärzten und Hebammen. Insbesondere die befragten niedergelassenen Ärzte beschreiben ihre eigene Kontrolle mit einem mehr oder minder umfassenden Einsatz *medizintechnischer* Geräte als erforderlich, um Komplikationen zu vermeiden. Von der Frau wird gleichzeitig Disziplin hinsichtlich bestimmter Verhaltensweisen erwartet:

> »(…) meine (…) !Kontrolle hier. (…) Und, (…) aber auch die der !Wille der Patientinnen natürlich, dass is ja 'ne gegenseitige Sache« (HMed5, 668–671).

Auch die stationär tätigen Ärzte erwähnen die Notwendigkeit des Einsatzes medizintechnischer Verfahren. Dieser spielt jedoch, möglicher Weise aufgrund des selbstverständlichen Vorhandenseins einer entsprechenden Ausstattung in der Klinik, eine eher untergeordnete Rolle. Wichtig zur Vermeidung von Komplikationen erscheint den befragten Ärzten darüber hinaus das Wohlbefinden der Frau. Dies beschreibt beispielsweise eine Ärztin wie folgt:

> »(…) Das is jetzt 'ne Frage, die kann ich fast gar nich beantworten. Also, auf jeden Fall 'n Wohlbefinden in der Familie. 'N Wohlbefinden der Frau selber (…)« (HMed6, 102–103).

Und einige Sätze später:

> »(…) mit diesen ganzen Ultraschall- und Doppleruntersuchungen (…) kann man natürlich auch, (…) sonst müssten wir nich messen, ob das Kind, wächst, oder ob die Durchblutung ordentlich is und anständig, und ausreichend, sowohl für Kind als auch für die Mutter, das sind schon alles (…) Faktoren, die für das körperliche Wohlbefinden, oder zu dem körperlichen Wohlbefinden / beitragen (…)« (HMed6, 149–154).

Das Vermitteln von Sicherheit durch den Einsatz entsprechender Geräte wird von den befragten Hebammen sehr heterogen geschildert. Zum Erkennen und Vermeiden von Komplikationen messen sie dem (Körper)gefühl der Frau sowie dem Umgang mit dem Körper ebenfalls einen hohen, teilweise sogar noch höheren Stellenwert bei:

> »Wichtig is einfach nur, dass die Frau für sich selbst !Sicherheit hat. Wobei man immer noch unterscheiden muss zwischen 'ner echten Sicherheit und 'ner Scheinsicherheit. (…) Wenn ich die Herztöne von dem Kind höre, is das in dem Moment o.K., aber in dem Moment, wo ich nich mehr höre, is die Frage, was is dann. Und dasselbe is, wenn man die Geräte auf dieses Kind blicken lässt. (…) für mich is eigentlich immer die Zeit zwischen zwei Untersuchungen die wichtige Zeit (…) das muss die Frau selbst !spürn (…)« (HHeb1, 154–164).

Andere Hebammen beschreiben jedoch, durch technische Möglichkeiten Sicherheit zu bekommen:

> »(…) ich war schon mal bei einer Hausgeburt dabei, aber, (…) das wäre mir einfach, (…) zu, na, wo ich ebm weiß, was alles passiern kann, einfach zu riskant, (…) das wär nichts für mich. (…) ich brauch schon die !Sicherheit (…) der Klinik, (…) im Hintergrund« (HHeb7, 306–310).

Deutlichere Unterschiede zwischen Hebammen und Ärzten finden sich in Bezug auf den Stellenwert, den *interpersonelle Aspekte* im Verlauf der Betreuung und Behandlung einnehmen. Während Hebammen den persönlichen Kontakt zur Frau als Voraussetzung für eine gelungene Betreuung schildern:

> »(…) Wenn (…) eine Frau sich bei mir anmelden würde und (…) sagen würde, sie will mich aber nur für die Geburt habm aber für sons nichts vorher, dann würd ich das ablehnen, weil ich hätte ja gar keine Ahnung, was die (…) von mir !will, ich weiß nich um ihren Zustand, ich wüsste nich (…) selbst wenn ich keine Vorsorgeuntersuchungen mache, aber dass dann die Frau bemüht is, dass wir uns regelmäßig sehen, (…) treffen einfach, und über die Sachen sprechen« (HHeb1, 353–365).

lassen Äußerungen von Ärzten darauf schließen, dass ein näherer Kontakt zur Frau als Nebenaspekt betrachtet wird und eher zufällig erfolge:

> »(…) Das ergibt sich eigentlich so im Verlaufe der (…) drei, vier ersten (…) Begegnungen, (…) in wie weit da auch 'n persönliches Verhältnis aufgebaut wird. (…) es gibt durchaus Menschen, die sind sehr introvertiert, und die !wolln im Prinzip nur das Arzt-Patienten-Verhältnis, und andere sind sehr offen, und möchten (…) am liebsten mit mir nach Hause kommen (…)« (HMed3, 141–146).

Den Umgang mit *Informationen über Risiken* und *mögliche Komplikationen*, die aufgrund der Adipositas auftreten könnten, beschreiben die Befragten unterschiedlich. Eindeutige Unterschiede zwischen Hebammen und Ärzten finden sich diesbezüglich nicht, allerdings wird die Zuständigkeit für eine umfassende Risikoinformation von Hebammen und den in Kliniken tätigen Ärzten in erster Linie beim niedergelassenen Gynakologen, Internisten oder Hausarzt gesehen. Eine Hebamme äußert sich diesbezüglich wie folgt:

> »(…) ich denk mal, in erster Linie, meistens gehen die Frauen ja doch zum Gynäkologen, dass es, eh, ers ma !seine Aufgabe is, da auch was zu sagen« (HHeb7, 357–358).

und die ärztliche Mitarbeiterin einer Klinik:

> »(…) Das is meines Erachtens die Aufgabe des !Niedergelassenen, ob das jetz der Gynäkologe oder der Internist is, aber !nicht !meine Aufgabe als Geburtshelferin, die kommen hier an, kriegen ihr Kind und sind nach fünf Tagen wieder zu Hause, und da muss ich nich anfangen, (…) denen kann man das einmal sagen, aber dann is auch gut, das is, (…) man muss 'n bisschen Gesundheitsfürsorge schon betreibm (…) aber die jetz über alle Risiken aufzuklärn, die se habm, finde ich, steht dem zu, der die

Frau kennt und nich irgend 'nem Klinikarzt, den die Frau zum ersten Mal in ihrem Leben sieht (…)« (HMed9, 304–311).

Aus Schilderungen wie diesen leitet sich auch ab, dass Hebammen ihre Zuständigkeit zur Risikoinformation bei der ärztlichen Berufsgruppe sehen, Ärzte beschreiben jedoch, dass hierfür ein persönlicher Kontakt zur betreuten Frau erforderlich sei, den sie insbesondere im klinischen Setting in der Regel eher nicht hätten. Aus den Äußerungen der befragten niedergelassenen Gynäkologen lässt sich ein breites Spektrum am Umgang mit möglichen Risiken und der Notwendigkeit, die Frauen hierüber im Vorfeld zu informieren, ableiten. Zudem wird deutlich, dass Adipositas nicht immer als Risiko für das Auftreten von Komplikationen gesehen wird. Einheitliche Konzepte zum diesbezüglichen Umgang zeigen sich nicht. Beschrieben wird sowohl die generelle Information über mögliche Risiken verbunden mit bewusster Verunsicherung der Frau als Abschreckung, möglichst nicht zuzunehmen, als auch, dass eine generelle Information nicht nötig sei und eventuell nur erfolge, wenn zusätzliche Erkrankungen vorliegen:

»(…) Eigentlich nich. (…) wenn jetz hier eine ankommt, und die is übergewichtig und !schwanger und die sagt, ich bin auch Diabetikerin, na ja, gut. (…) Dann. Aber dass da jemand kommt, von dem wir einfach so sagen, ouh, die is aber ganz schön dick, (…) die läuft hier genauso durch. (…) Da sehe ich also kein Risiko« (HMed5, 804–814).

Die freiberuflichen Hebammen, die sich im Rahmen der Betreuung von Schwangeren für die Information über Risiken durch Adipositas zuständig sehen und zudem die Ansicht vertreten, dass Adipositas Probleme in den Phasen Schwangerschaft, Geburt und Wochenbett mit sich bringen könne, beschreiben Frauen im Hinblick auf die Gewichtszunahme im Rahmen der Ernährungsberatung hierüber zu informieren:

»(…) es kommt immer auf die Ernährung auch die Sprache, (…) dann wird es auch angesprochen, ob sie da vielleicht 'n bisschen Probleme hat, (…) in der Regel is das ganz gut, wenn man das offen anspricht auch, dass 's da vielleicht Probleme gibt« (HHeb1, 477–486).

Hinsichtlich der *Gewichtsentwicklung in der Schwangerschaft* schildern die befragten Professionellen sowohl, dass übergewichtige und adipöse Frauen deutlich mehr, als auch weniger zunehmen oder sogar abnehmen. Diese Unterschiede finden sich bei Hebammen und Ärzten gleichermaßen:

»(…) die [Gewichtsentwicklung] is ja ganz anders als bei Normgewichtigen in der Schwangerschaft, weil die übergewichtigen Patienten ja, viel, viel weniger zunehmen als die (…) normgewichtigen Patienten. (…) dazu muss man halt einfach auch wissen, dass adipöse Patienten sogar eher abnehmen in der Schwangerschaft« (HMed6, 247–251).

Und eine Hebamme:

»(…) Das hat man ja früher mal gesagt, dass die nich mehr als zehn Kilo zunehmn solln, (…) das kommt nich mehr hin. (…) wenn 'ne Frau von sich aus schon vorher übergewichtig gewesen is, wird sie mit zehn Kilo !nie auskommn (…)« (HHeb5, 330–332).

Eine systematische Beratung, in der Frauen konkrete Obergrenzen hinsichtlich einer gewünschten Gewichtszunahme genannt bekommen, die sich individuell nach ihrem präkonzeptionellen BMI richtet, schildern die im Rahmen dieser Studie befragten Professionellen und betroffenen Schwangeren nicht. Unterschiedlich schätzen Hebammen und Ärzte den Stellenwert ein, den die *Überwachung der Gewichtsentwicklung* im Rahmen der Schwangerenvorsorge einnimmt. So erscheint es Hebammen wichtiger, die Frauen auf eine gesunde *Ernährung* in der Schwangerschaft sowie die Notwendigkeit einer regelmäßigen *eigenen Gewichtskontrolle* hinzuweisen:

»(…) und dann kannste vielleicht auch sehn, ob die so Ödeme entwickelt hat (…) und das is schon schwieriger bei übergewichtigen Frauen. Deswegen würde ich da schon sagen, dass die sich regelmäßig auf die Waage stellen, (…) nich als Kontrolle (…) Aber so schon, um zu gucken. (…) ich denk (…) wenn man das schafft, denen zu vermitteln, wie sie sich ernährn solln, dann nehmn die auch nich so viel zu. !Wenn sie sich dran halten« (HHeb1, 510–521).

Während insbesondere niedergelassene Ärzte die Überwachung der Gewichtsentwicklung als *ihren Verantwortungsbereich* betrachten, einem direkten Gespräch diesbezüglich jedoch eher aus dem Weg zu gehen scheinen:

»(…) Macht man jedes Mal und bis fünfzehn Kilo toleriere ich schon dann, gut ich toleriere hier natürlich auch mehr, aber dann den Patienten (…) ham se aber reichlich jetzt eingelagert, also da wird 's schwierig mit dem Loswerden (…)« (HMed2, 233–236).

7.8.4 Intervenierende Bedingungen

Als diese Handlungen und Interaktionen beeinflussende Aspekte lassen sich im Rahmen dieser Studie Vorstellungen zur *Partizipation der Frau* (bzw. des Paares) und der eigenen berufsgruppenspezifischen *Rolle* sowie *Ergebnisvorstellungen* einschließlich hierfür *erforderlicher Ressourcen* definieren.

Aus den Beschreibungen zur eigenen *Rolle* im Behandlungsgeschehen lassen sich Einstellungen hinsichtlich der *Partizipation der Frau* ableiten. Unterschiede zwischen Hebammen und Ärzten finden sich sowohl im ambulanten als auch im stationären Rahmen. *Hebammen* beschreiben ihre eigene *Rolle* als die einer Vertrauensperson, Begleiterin auf die Verlass ist, teilweise ähnlich der einer Freundin oder auch als Mutterersatz. Das Verhältnis zur Frau sei partnerschaftlich. Deutlich werden zudem unterschiedliche Bewertungen dieses Kontakts:

>(...) !Vertrauensperson. (...) mit den meisten Fraun duze ich mich auch, und es ist also wirklich auch so, dass sie sehr viel !Vertrauen habm, und sich auch mir !anvertrauen mit ihren !Sorgen und ihren !Nöten ebend auch, und (...) ich denke, einfach wie 'ne gute !Freundin. (...) auch manchma als Mutterersatz (lacht), wenn hier etwas !jüngere Schwangere da sind« (HHeb5, 148–154).

Im Unterschied dazu eine andere:

>(...) das ist so, das es schon von den Frauen oft so wahrgenommen wird, dass man dann eben 'ne große Nähe hat (...) Die natürlich einseitig ist, was von den Frauen aber oft so gesehen wird, dass man ja sich jetzt so ganz doll mag und ganz nah gekommen ist. (...) Und das ist ja auch was Schönes, aber es ist gerade in (...) den Nachbetreuungen und so was, da ne, so 'ne professionelle Distanz zu wahren ohne da unfreundlich zu sein, weil die Frauen oft, wenn man da (...) viel zu Hause war und bei denen in dieser speziellen, auch schönen Situation dann eben dabei war, dass die dann meinen, jetzt ist man befreundet und das ist aber real ja gar nicht so (...)« (HHeb8, 146–156).

Die *ärztliche Rolle* wird als wichtig eingestuft und erfülle in erster Linie beruhigende und/oder beratende Funktionen. Das Verhältnis zur Frau wird ebenfalls als partnerschaftlich geschildert. Unterschiede finden sich zwischen ambulant und klinisch tätigen Ärzten hinsichtlich des persönlichen Kontakts zu den Frauen. Während die niedergelassenen Ärzte den direkten Kontakt zur Frau schildern, äußern in Kliniken tätige Ärzte, in erster Linie für den Umgang mit Komplikationen zuständig zu sein und im Rahmen komplikationsloser Verläufe wenig Bezug zu den Frauen zu haben:

>(...) Unter der Geburt? Wenig Kontakt, (...) wir kommen rein, stellen uns kurz vor, (...) man hat dann eigentlich wenig Kontakt, (...) erster Ansprechpartner ist die Hebamme (...) wenn alles gut läuft hat man wenig Kontakt und die meisten erinnern sich nicht mal hinterher an Einen, weil man so wenig Kontakt hatte. [I: (...) Wochenbett?] (...) Da gibt's immer (...) einen Stationsarzt (...) Der dann aber auch oft häufig wechselt, (...) dann hat man eigentlich auch sehr wenig Kontakt (...) wenn alles gut läuft« (HMed10, 145–156).

Die Anwesenheit des Partners im Rahmen der Vorsorgeuntersuchungen und bei der Geburt wird in der Regel sowohl von Hebammen als auch von Ärzten als Selbstverständlichkeit betrachtet. Insbesondere die Hebammen weisen darauf hin, dass Partner, die ihre Partnerin bei der Geburt begleiten möchten, hierauf ebenfalls vorbereitet werden sollten:

>(...) wenn die Partner mitgehn zur Geburt, is 's nich schlecht, wenn sie sich auch so gemeinsam drauf vorbereitet haben. (...) Also wenn ein Mann mitgeht zur Geburt, und vorher !nie Kontakt mit 'ner Hebamme hatte, (...) find ich das nich so gut. Weil (Pause) die gehen dann ja auch

(…) in 'n unbekanntes Haus, in 'ne unbekannte Situation mit unbekannten (…) !Helfern oder (…) Und (…) ich glaube, sie können nich sehr viel für ihre Frauen dann ausrichten« (HHeb1, 306–315).

Eine gut verlaufende geburtshilfliche Betreuung und Versorgung lasse sich im Nachhinein vorrangig an der Zufriedenheit der Frau und am reibungslosen Ablauf ähnlich dem bei einer normalgewichtigen Frau erkennen. Um diese *Ergebnisvorstellungen* erreichen zu können müsse sich nach Ansicht der Befragten an der derzeitigen Versorgungspraxis wenig ändern. Insbesondere die befragten Ärzte vertreten die Ansicht, dass die *Ausstattung* im Wesentlichen ausreichend sei:

»(…) so große Blutdruckmessgeräte haben wir (lacht kurz), Manschetten, das, das ist ja oftmals, dass man sonst den Blutdruck viel zu hoch gemessen hat (…) das haben wir hier ausreichend. Ultraschallgerät ist auch ziemlich gut, (…) da könnt ich mir jetzt auch kein besseres vorstellen, das vielleicht die Fettschürze überwindet. (…) ich glaube, das ist auch okay« (HMed10, 452–458).

Ergänzend weisen sowohl Hebammen als auch Ärzte auf die Förderung einer ihrer Ansicht nach guten Betreuung durch *akzeptierendes und nicht stigmatisierendes Verhalten* aller Beteiligten hin. Hierzu eine Ärztin:

»(…) Einerseits Tabus weglassen, vorurteilslos und auch einfach, (…) freundlich an die Frauen herangehen, (…) ich denke, dass die schon wahrscheinlich im !Alltag, (…) ihre Erfahrung gemacht habm, also grade die stark Adipösen, (…) und dass man einfach (…) ja, sich sons auch nichts anmerken lässt. (…) ohne einerseits jetz zu tun, als wär überhaupt nix, aber ohne (…) denen das Gefühl zu geben, nur weil ich so dick bin, (…) kriege ich nur noch Salat vorgesetzt oder, (…) tuscheln se hinter meinem Rücken oder so, sondern dass man versucht, dann da halbwegs lockere, normale Atmosphäre zu schaffen« (HMed9, 596–901).

Vorteilhaft auf gute Betreuung wirke sich zudem die *Ernährungsberatung* und eine gute *Aufklärung* aus. Diesbezüglich werden Defizite geschildert:

»(…) Also es müsste vielleicht bei diesen Frauen, (…) noch intensiver, (…) also wirklich dann vielleicht auch mit etwas Druck auf die Ernährung geachtet werden, (…) vielleicht mehr Aufklärung, bessere !Aufklärung, (…) über die Risiken. (…) und auch (…) auf lange Zeit gesehen, was ebm auch (…) für die späteren Jahre, (…) alles sein kann, (…) wenn sie nich (…) an ihren an ihrer Figur arbeiten, (…) an ihrem Gewicht« (HHeb7, 486–493).

Andere Interviewpartnerinnen beider Berufsgruppen weisen im Unterschied dazu auf eine ausreichende Form der Aufklärung hin. So beschreibt beispielsweise eine Hebamme ihre Erfahrungen bezogen auf eine zu starke Gewichtszunahme im Schwangerschaftsverlauf rückblickend auf ihre berufliche Tätigkeit in den vergangenen Jahren:

»(…) ich finde, !Aufklärung läuft ja eigentlich genug. (…) Und, (…) dadurch dass ich jetz hier auch sehr !wenig, eh, habe, denke ich ma, is es eeh auch 'n bisschen rückläufiger. (…) deswegen denk ich, is die Aufklärung und die Betreuung !gut. Sons würde das sicherlich auch mehr auftretn. (…) Ja. Ich denke, es kann eigentlich so bleibm« (H Heb 5, 551–559).

8 Diskussion

8.1 Zusammenfassung und kritische Anmerkungen zur Studie

Diese empirische Studie stellt exemplarisch das Erleben peripartaler Phasen aus der Perspektive übergewichtiger und adipöser Frauen sowie zentrale Aspekte der geburtshilflichen Versorgungsgestaltung aus Sichtweise betroffener Schwangerer bzw. Wöchnerinnen und betreuender Professioneller dar. Sie ermöglicht detaillierte Einblicke in Gesundheit und Wohlbefinden übergewichtiger und adipöser Frauen in den Phasen Schwangerschaft, Geburt und Wochenbett sowie in die Gestaltung der geburtshilflichen Versorgung. Mit Hilfe qualitativer Forschungsmethoden werden Erfahrungen und Vorstellungen zum Erleben und der geburtshilflichen Versorgung von 16 übergewichtigen oder adipösen Schwangeren bzw. Wöchnerinnen und 25 Angehörigen der Berufsgruppen der Hebammen und Ärzte systematisch erfasst. Bei den Frauen kommen hierzu die Methoden des qualitativen problemzentrierten Interviews, bei den Professionellen des Experteninterviews zum Einsatz.

Zusätzlich findet eine standardisierte Befragung von 42 übergewichtigen/adipösen Schwangeren bzw. Wöchnerinnen statt. Hierfür wird ein Fragebogen konzipiert, der sich aus verschiedenen, und in den meisten Fällen bereits validierten, Instrumenten zusammensetzt. Auf diese Weise werden ausgewählte Aspekte, die Gesundheit und Wohlbefinden übergewichtiger/ adipöser Schwangerer bzw. Wöchnerinnen evt. beschreiben und möglicher Weise beeinflussen, erfasst. Als methodologischer Rahmen zur Gestaltung des Forschungsprozesses, Darstellung der Ergebnisse und der Diskussion finden ausgewählte Vorgehensweisen der Grounded Theory Anwendung. Diese werden ergänzt durch Elemente der Fallanalyse sowie gängige statistische Verfahren. Mit Hilfe der dargestellten Vorgehensweisen zeigt sich als Kernkategorie das zentrale Phänomen *Ausblenden der Adipositas* aus dem geburtshilflichen Kontext. In Form einer theoretischen Skizze wird anhand dieser Kernkategorie beschrieben, wie sich das Erleben (im Hinblick auf Gesundheit und Wohlbefinden) und die Versorgungssituation in den peripartalen Phasen aus Sichtweise übergewichtiger/adipöser Frauen und betreuender Professioneller charakterisieren lassen.

Einige Einschränkungen müssen bei der Betrachtung der Ergebnisse jedoch berücksichtigt werden. Wie in den einleitenden Kapiteln zum Stand der Forschung deutlich wird, kann in einigen hier relevant erscheinenden Themengebieten nicht auf einen einheitlichen Konsens zurückgegriffen werden. Es wird daher der Stand der nationalen und internationalen Diskussion aufgezeigt, bei dem neben Studien auch Expertenmeinungen und Erfahrungsberichte Berücksichtigung finden. Nicht empirisch gesichertes Wissen, das als solches kenntlich gemacht ist, wird in diese Studie einbezogen, da davon ausgegangen wird, dass auch dieses Wissen Einstellungen, Gedanken und Gefühle der befragten Personen prägt und die Berücksichtigung dieser Quellen das im Rahmen qualitativer Studien angestrebte Verstehen der untersuchten Personen erleichtert. Anzumerken ist darüber hinaus, dass eine inhaltliche Verknüpfung der Kapitel 2–4 nur in Ansätzen erfolgt. Dies deutet auf eine unzureichende Integration der Ergebnisse der Adipositasforschung in den geburtshilflichen Kontext hin und lässt auch die Beschreibung des theoretischen Vorverständnisses tendenziell fragmentiert erscheinen.

Einschränkungen ergeben sich auch durch die eingesetzten Methoden der qualitativen Interviews. Obwohl die Interviews offen gestaltet werden, kann ein lenkender Einfluss durch zuvor festgelegte Themenbereiche nicht ausgeschlossen werden. Möglicher Weise bleiben hierdurch Aspekte unentdeckt, die für die Frauen bzw. Professionellen eine Rolle spielen, von denen diese jedoch annehmen, dass sie im Rahmen der vorliegenden Studie nicht von Bedeutung sind. Eine weitere Einschränkung erfolgt durch die vorherige Festlegung der Untersuchungsgruppen auf betroffene Frauen und Hebammen und Ärzte. So könnte die Einbeziehung Professioneller anderer Berufsgruppen (wie beispielsweise der Pflege oder Diätberatung) oder auch der Partner, anderer Familienangehöriger und Freunde neue Phänomene deutlich werden lassen.

Zu bedenken ist auch, dass an den Interviews nur die übergewichtigen/adipösen Schwangeren und Wöchnerinnen teilgenommen haben, die der Überzeugung sind, etwas zum Thema beitragen zu können und dies auch möchten. Außerdem müssen sie die Fähigkeit besitzen, sich für andere verständlich auszudrücken. Ausgeschlossen bleiben somit all die Personen, die diese Voraussetzungen nicht mitbringen. Welche Gründe auf Seiten dieser Frauen zur Teilnahme an einem Interview geführt haben, bleibt verborgen. Bei den befragten Professionellen ist eine Selektion ebenfalls nicht ausgeschlossen, da insbesondere die im klinischen Rahmen Tätigen überwiegend durch ihre jeweils Leitenden ausgewählt wurden. Welche Kriterien diese Auswahl steuerten, bleibt ungewiss. Möglicherweise handelt es sich um besonders engagierte oder motivierte Mitarbeiter, die im Rahmen dieser Studie jedoch als typische Vertreter ihrer Berufsgruppe verstanden werden. Unklar bleiben zudem die Motive, die zur Teilnahme an einem Interview bei den freiberuflich tätigen Professionellen geführt haben. Dieser Entscheidung könnten auch Marketing-Strategien zugrunde liegen, weshalb die Äußerungen evt. durch Vorstellungen über soziale Erwünschtheit beeinflusst sind.

Im Hinblick auf die Gruppengröße der an einem qualitativen Interview Teilnehmenden von insgesamt 41 Personen ist zudem anzumerken, dass sich zwar eine gewisse theoretische Sättigung abzeichnet, jedoch nicht ausgeschlossen werden kann, dass die Einbeziehung weiterer Personen beispielsweise aus anderen Bundesländern zusätzliche Phänomene aufgedeckt hätte[87]. Daher sind die Ergebnisse als vorläufig zu betrachten. Beschränkungen hinsichtlich der Aussagekraft der mittels quantitativer Verfahren erfassten Daten ergeben sich aufgrund der kleinen Stichprobe. Auch ist die Vergleichbarkeit der auf diese Weise ermittelten Ergebnisse aufgrund unterschiedlicher Erhebungszeitpunkte erschwert. Daher sind die Befunde als Tendenzen anzusehen und können Anregungen für weitere Forschung geben.

Hinsichtlich der Interpretation der qualitativen Interviews ist anzumerken, dass im Rahmen dieser Studie teilweise eine Analyse in Gruppen erfolgte, auch die empirische Verankerung durch Rückspiegelung der Ergebnisse an die Befragten ist ansatzweise bei der Gruppe der Professionellen umgesetzt. Diese Vorgehensweisen konnten jedoch aufgrund des umfangreichen Datenmaterials nicht bei allen Interviews eingesetzt werden. Zu berücksichtigen ist schließlich, dass wesentliche Schwerpunktsetzungen im Rahmen des gesamten Forschungsprozesses auf Grundlage eines pflegewissenschaftlichen und damit eher versorgungsorientierten Forschungsverständnisses erfolgen und durch gesundheitswissenschaftliche Konzepte geprägt sind. Forscher anderer Disziplinen hätten möglicher Weise andere Aspekte in den Vordergrund gestellt.

Trotz dieser Einschränkungen sind mit Hilfe qualitativer und quantitativer Verfahren detaillierte Einblicke in Gesundheit und Wohlbefinden übergewichtiger und adipöser Frauen in den peripartalen Phasen gewonnen worden. Durch das Erfassen der Sichtweise übergewichtiger und adipöser Frauen in diesen Phasen werden Bedürfnisse und Erwartungen dieser Frauen auch für Außenstehende aufgedeckt. Die exemplarische Evaluation der geburtshilflichen Versorgungssituation auf Grundlage der Äußerungen betroffener Nutzerinnen und betreuender Professioneller bietet darüber hinaus Ansatzpunkte zur Entwicklung von Konzepten für eine effizientere geburtshilfliche Versorgungsgestaltung für adipöse Frauen.

Orientiert am paradigmatischen Modell der Grounded Theory erfolgt nun, aufbauend auf einer zusammenfassenden beschreibenden Geschichte (vgl. Kapitel 6.2.4) und einer sich langsam ergänzenden Graphik (Abbildungen 11-1 bis 11-4 und 12) die detaillierte Diskussion der Ergebnisse. Aufgegriffen werden dabei all die Befunde, die sich als prägnant und charakteristisch für das Erleben übergewichtiger und adipöser Schwangerer bzw. Wöchnerinnen sowie für zentrale Aspekte der geburtshilflichen Versorgungsgestaltung aus Sicht dieser Frauen und ergänzend betreuender Professioneller herausgestellt haben. In Bezug auf die in Kapitel 5 gestellten Forschungsfragen erfolgt zudem eine kurze Erläuterung der jeweiligen Kategorien. Da einige

---

87 In den qualitativen Teil dieser Studie sind ausschließlich Personen aus Niedersachsen und Nordrhein-Westfalen einbezogen.

der quantitativen Ergebnisse bereits in Kapitel 7 mit Befunden aus anderen Studien in Verbindung gebracht werden, und sich bei den mittels quantitativer Verfahren untersuchten Merkmalen keine signifikanten Unterschiede zu normalgewichtigen Schwangeren bzw. Wöchnerinnen und adipösen Frauen außerhalb peripartaler Phasen zeigen, werden an dieser Stelle nur die quantitativen Befunde der eigenen Studie aufgegriffen, die auf Besonderheiten für adipöse Schwangere und Wöchnerinnen hindeuten.

8.2 Diskussion der Ergebnisse

Beschreibende Geschichte zur Kernkategorie Ausblenden

Als zentrales, charakteristisches Merkmal (Kernkategorie) für das Erleben und die Versorgung übergewichtiger und adipöser Frauen im geburtshilflichen Kontext lässt sich ein *Ausblenden* der Adipositas feststellen. Deutlich wird, dass das Heraushalten der chronischen Erkrankung Adipositas aus dem geburtshilflichen Kontext von betroffenen Frauen und betreuenden Professionellen mit einer gelungenen Versorgung und Betreuung sowie Gesundheit und Wohlbefinden assoziiert wird. Im Rahmen dieser Studie wird dieses Phänomen im Kontext des *Mutterwerdens präkonzeptionell übergewichtiger bzw. adipöser Frauen* analysiert. Als ursächliche Bedingung für das Ausblenden lässt sich die aus der Perspektive betroffener Frauen geschilderte Auseinandersetzung mit ihrer durch die Adipositas bedingten gesellschaftlichen *Sonderrolle* identifizieren, aus den Äußerungen der befragten Hebammen und Ärzte wird ein *Fehlen spezifischer, definierter Konzepte* zur Betreuung und Versorgung adipöser Frauen als ursächlich herausgearbeitet. Handlungen und Interaktionen, die die betreuenden Professionellen beschreiben, lassen eine *Orientierung an der Betreuung und Versorgung normalgewichtiger Frauen* erkennen. Schwangere und Wöchnerinnen beschreiben zudem umfangreiche Maßnahmen zur *Lebensstilmodifikation,* bei denen neben zahlreichen anderen Aspekten auch die Adipositas eine Rolle spielt. Darüber hinaus werden Handlungen geschildert, um durch Professionelle durch diese Phasen *dirigiert* zu werden, die u. a. durch den Stellenwert des Gewichts beeinflusst werden (handlungs- und interaktionale Strategien).

Die auf diese Handlungen und Interaktionen einwirkenden Bedingungen werden im Rahmen dieser Studie im Hinblick auf die professionelle Versorgung und Betreuung untersucht. Diese ist durch die jeweilige *Berufsidentität* sowie im Vorfeld bestehende *Vorstellungen zu Beeinträchtigungen* durch Adipositas (im geburtshilflichen Kontext) beeinflusst (intervenierende Bedingungen). Als Konsequenzen zeigen sich aus den Daten ein Streben nach *Vermeidung negativer Stigmatisierungen*, die weitgehend *fehlende Integration der Adipositas* in den Übergang zum Mutterwerden und eine tendenziell *asymmetrisch gestaltete Beziehung*, in der ausschließlich die Professionellen als Experten die Lage der Frau beurteilen.

Orientiert am paradigmatischen Modell der Grounded Theory wird diese Kernkategorie mittels der ihr zugeordneten Subkategorien nacheinander beschrieben. Auf diese Weise wird sich der schließlich in Abbildung 12 vollständig dargestellten theoretischen Skizze zur Kernkategorie *Ausblenden* angenähert.

Zentrales Phänomen

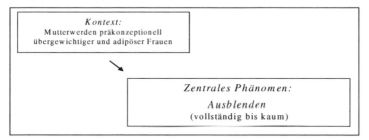

Abbildung 11-1: Zentrales Phänomen (Ausblenden)

Aus der Betrachtung der Ergebnisse leitet sich ab, dass sowohl übergewichtige und adipöse Schwangere bzw. Wöchnerinnen als auch versorgende Professionelle anstreben, die Adipositas als chronische Erkrankung aus dem Übergang zum Mutterwerden herauszuhalten. Dieses Phänomen wird im Rahmen dieser Studie als *Ausblenden* bezeichnet und als Kernkategorie definiert. Es wird im Kontext des *Mutterwerdens präkonzeptionell übergewichtiger/adipöser Frauen* analysiert.

Die im Umgang mit adipösen Frauen im geburtshilflichen Kontext aus professioneller Perspektive deutlich gewordene Einstellung, die direkte Ansprache der chronischen Erkrankung Adipositas und der damit verbundenen möglichen Folgen zu umgehen, wird in ähnlicher Form in der medizinischen Literatur im Rahmen von Informations- und Aufklärungsgesprächen mit an Krebs erkrankten Patienten deutlich (Schlömer-Doll & Doll 2000). Begründet wird die unzureichende Information rückblickend mit befürchteten Überreaktionen von Patienten bis hin zum Suizid oder auch mit dem Wunsch, von Patienten nicht als Mitverursacher von Leid angesehen zu werden. Zudem könne man Patienten derart negative Nachrichten nicht zumuten, um deren Hoffnung nicht zu zerstören. Darüber hinaus weisen Schlömer-Doll und Doll (2000) auf ein Fehlen entsprechender Weiterbildungsmöglichkeiten für Ärzte hin. Jedoch würden Trainings und Handlungsanleitungen nur dann eine Hilfestellung bieten, wenn zudem eine persönliche Auseinandersetzung des aufklärenden Arztes mit der eigenen Rolle und der Einstellung zur Erkrankung erfolge. Entscheidend sei die gleichzeitig vermittelte emotionale Unterstützung, erhaltene Informationen auch verarbeiten zu können. Die Notwendigkeit einer umfassenden Wissensvermittlung an Patienten gilt, Schlömer-Doll & Doll (2000) zufolge, mittlerweile als unbestritten. Nur auf

Grundlage umfassender Informationen könnten Patienten eigene Bewältigungsstrategien mobilisieren. Diese Erfahrungen aus onkologischen Bereichen könnten auch für den Umgang mit Adipositas im geburtshilflichen Setting genutzt werden. So scheint es auch in diesem Bereich empfehlenswert,
erforderliche Informationen im Zusammenhang mit Adipositas in Beratungsgespräche zu integrieren und auf diese Weise betroffene Frauen zu unterstützen, eigene Bewältigungsstrategien für ihr Leben mit Adipositas und im
Hinblick auf die Prävention der kindlichen Adipositas zu hinterfragen und
ggf. zu modifizieren.

Das in dieser Studie deutlich gewordene Ausblenden der Adipositas durch
betroffene Schwangere und Wöchnerinnen finden Schlömer-Doll & Doll
(2000) ebenfalls auf Grundlage ihrer Literaturanalyse. Eine systematische
schriftliche Befragung der Autoren an N=124 Krebspatienten zeigt jedoch
den Wunsch nach einer wahrheitsgemäßen, einfühlsamen Aufklärung durch
den Arzt. Auch Vivian (2006–07) weist auf das Informationsbedürfnis von
Patienten auf Basis einer Literaturstudie und eigener Fallstudien in England
in palliativen Settings hin. Für den Umgang mit adipösen Frauen im geburtshilflichen Kontext lässt sich aus diesen Befunden ableiten, dass das Ausblenden der Adipositas durch die Frauen möglicher Weise auch mit einer antizi-
pierten fehlenden Unterstützung bei der Verarbeitung möglicher Folgen der
Adipositas zu begründen ist. Auch lässt sich feststellen, dass das Thema
Adipositas durch die Frauen gemieden wird, weil diese aufgrund vorheriger
Erfahrungen mit Professionellen im Rahmen der gesundheitlichen Versorgung von fehlendem Einfühlungsvermögen betreuender Hebammen und
Ärzte ausgehen.

Die vorherige Festlegung des studienbezogenen Kontextes auf präkonzeptionell übergewichtige/adipöse Schwangere und Wöchnerinnen stellt sich im
Rahmen dieser Studie als vorteilhaft heraus. Nur auf diese Weise werden
umfassende Einblicke in Lebenssituationen adipöser Frauen möglich, die das
Erleben von Schwangerschaft, Geburt und Wochenbett maßgeblich beeinflussen. Auch finden sich Unterschiede zwischen generellen Erfahrungen mit
Professionellen im Gesundheitswesen und der geburtshilflichen Betreuung
(s.u.)

Ursächliche Bedingungen

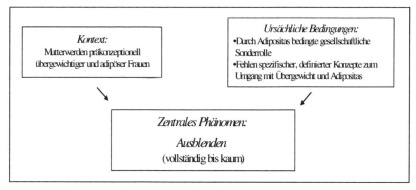

Abbildung 11-2: Ursächliche Bedingungen (Ausblenden)

Übergewicht und Adipositas beeinflussen das alltägliche Leben und die Phasen Schwangerschaft, Geburt und Wochenbett aus der Perspektive betroffener Schwangerer und Wöchnerinnen dahingehend, dass sich die Frauen hierdurch mit ihrer gesellschaftlich definierten *Sonderrolle* konfrontiert sehen und sich im Vergleich zu normalgewichtigen Frauen als »anders« erleben (vgl. Kapitel 5.2: 1. Forschungsfrage). Die Auseinandersetzung mit der von den Frauen wahrgenommenen Sonderrolle, die im Rahmen dieser Studie als *Ursache* für das Ausblenden der Adipositas aus dem geburtshilflichen Kontext durch *übergewichtige bzw. adipöse Schwangere und Wöchnerinnen* definiert ist, wird durch die Konfrontation mit gesellschaftlich definierten Idealen zur Schwangeren- und Mutterrolle angeregt. Feststellen lässt sich, dass die Schwangerschaft geeignet scheint, die sonst wahrgenommenen Unterschiede im Vergleich zu normalgewichtigen Frauen auf verschiedene Art und Weise und in unterschiedlichen Ausprägungen zu minimieren. In Abhängigkeit von der Gewichtszunahme in der Schwangerschaft nehmen sich die Frauen beispielsweise normal- oder sogar untergewichtig wahr, gleichen im Hinblick auf körperliche Belastungen und Einschränkungen anderer Frauen mehr als außerhalb peripartaler Phasen oder erleben, dass die Veränderung ihres Körperbildes von der Adipositas ablenkt und sich das Interesse Außenstehender eher auf die Schwangerschaft als auf den adipösen Körper richtet.

Die Rolle, die adipöse Frauen im geburtshilflichen Kontext einnehmen, wird bislang nicht im Hinblick auf gesellschaftliche Zuschreibungen diskutiert. Auch die aus Sicht übergewichtiger/adipöser Schwangerer und Wöchnerinnen im Rahmen dieser Studie beschriebene gesellschaftlich definierte Sonderrolle bezieht sich vorrangig auf Erfahrungen mit Adipositas im Alltag. Vergleichbar hiermit finden sich auch in der Literatur bislang vermehrt Auseinandersetzungen mit gesellschaftlichen Rollenzuschreibungen in Studien zur Adipositasforschung, nicht aber im Bereich der Geburtshilfe. So zeigt die zum Teil kontroverse Diskussion um die Klassifikation und Ätiologie der Adipositas eine Vielfältigkeit an historischen und gesellschaftlichen Strömungen auf. Feststellen lässt sich, dass die Adipositas in westlichen Industrieländern derzeit nahezu ausschließlich negativ bewertet wird. Das Leben mit Adipositas wird mit einer Vielzahl an körperlichen Erkrankungen assoziiert (vgl. Deutsche Adipositasgesellschaft et al. 2007, S. 7–8). Von Professionellen und der Gesellschaft werden adipösen Personen eher negative Charaktereigenschaft wie z.b. Habgierigkeit, Versagen, gestörtes Verhältnis zum Körper und Gehemmtheit zugeschrieben. Positive Assoziationen wie Gutmütigkeit, Gemütlichkeit, Ruhe, Bequemlichkeit und Humor finden sich seltener (Hilbert & Ried 2008, Klotter 2007, S. 37 vgl. Wadden & Stunkard 1985, Antons-Brandi 1972, vgl. Kapitel 3.4.1).

In Studien zu Auswirkungen der Adipositas auf die Phasen Schwangerschaft, Geburt und Wochenbett wird bislang in erster Linie das Auftreten körperlicher Komplikationen oder Regelwidrigkeiten diskutiert (z.b. Andreasen et al. 2004, Hänseroth et al. 2007, vgl. Kapitel 3.4.2) und hieraus Anforderungen an die Betreuung und Beratung abgeleitet (Krishnamoorthy et al. 2006, Bailit et al. 2007, vgl. Kapitel 4.3). Vereinzelt finden sich zudem Studien, die die Lebensqualität adipöser Schwangerer erfassen. Amador et al. (2007) vergleichen beispielsweise zu zwei Messzeitpunkten (erstes und drittes Trimenon) die Lebensqualität einer Gruppe von n=110 normalgewichtigen mit der von n=110 adipösen Schwangeren und stellen eine Abnahme der physischen Lebensqualität bei adipösen Frauen im Verlauf vom ersten. zum dritten Trimenon proportional zur Gewichtszunahme in der Schwangerschaft und dem Auftreten von Komplikationen fest. Im psychischen Bereich zeigen sich bei adipösen Schwangeren generell niedrigere Werte, innerhalb der Schwangerschaft lässt sich jedoch eine Verbesserung des psychischen Befindens zwischen dem ersten und dritten Trimenon finden (Amador et al. 2007, S. 1e1). Mit Bezug zu den Befunden der vorliegenden Studie lässt sich diese Verbesserung des psychischen Wohlbefindens im Schwangerschaftsverlauf möglicher Weise mit der o. g. Minimierung der Sonderrolle erklären.

Die fehlende Integration der aus der Adipositasforschung bekannten Auseinandersetzung mit gesellschaftlichen Rollenzuschreibungen adipöser Personen in den geburtshilflichen Rahmen und die damit vielfach einhergehende unzureichende Beschäftigung mit Adipositas durch geburtshilflich tätige Professionelle ist, den Befunden der vorliegenden Studie zufolge, kritisch zu bewerten. So lässt sich aus der eigenen Studie ableiten, dass die aus der Perspektive betroffener Frauen geschilderte erneute Auseinandersetzung mit ihrer gesellschaftlich definierten Sonderrolle mit der Befürchtung erneuter negativer gesellschaftlicher Stigmatisierungen einhergeht.

Gelingt es adipösen Schwangeren, ihre Sonderrolle in dieser Zeit zu minimieren und negativen Stigmatisierungen durch eine geringe Gewichtszunahme in der Gravidität sowie eine schnelle postpartale Gewichtsreduktion zu entgehen, äußern die Schwangeren und Wöchnerinnen neben Erleichterung auch Stolz, Lebensfreude und Wohlbefinden, was als Zeichen für Gesundheit zu verstehen ist (vgl. Kapitel 2.2). Gegenteiliges wird berichtet, wenn sich die Schwangeren beispielsweise beim Kauf von Kleidung erneut mit ihrer Sonderrolle konfrontiert sehen. Auswirkungen auf das Befinden durch die vielfach fehlende Möglichkeit, sich nach subjektivem Verständnis angemessen kleiden zu können, sind bislang nicht Gegenstand wissenschaftlicher Studien. Die Befunde der eigenen Studie zeigen jedoch, dass dieser Aspekt für adipöse Schwangere einen hohen Stellenwert einnimmt. Hier könnte ein Ansatzpunkt liegen, um die ohnehin als niedriger eingeschätzte psychische Lebensqualität adipöser Schwangerer (vgl. Amador et al. 2007) zu erklären. Darüber hinaus könnten Gespräche, die die vielfältigen Auseinandersetzungen mit der gesellschaftlich bedingten Sonderrolle adipöser Frauen in diesen Phasen begleiten und ihnen eine einfühlsame Unterstützung hinsichtlich möglicher Konsequenzen der Adipositas in peripartalen Phasen bieten, die Angst vor negativen Stigmatisierungen reduzieren.

Die umfassenden Schilderungen zu Auseinandersetzungen mit Normalitätsanforderungen lassen ein subjektives Verständnis von Gesundheit erkennen, nach dem adipöse Schwangere und Wöchnerinnen zwischen Gesundheit und Befinden unterscheiden. Mit Gesundheit werden die körperliche Leistungsfähigkeit und das Freisein von Komplikationen oder Erkrankungen in Verbindung gebracht. Zum Befinden lässt sich die körperliche Attraktivität, gesellschaftliche Akzeptanz und die Zufriedenheit mit dem eigenen Körper zurechnen. Das von den Frauen beschriebene Verständnis von Gesundheit unterscheidet sich demzufolge von Gesundheitskonzepten, nach denen Wohlbefinden als Konsequenz von oder Zeichen für Gesundheit definiert wird (vgl. Kapitel 2.2). Damit unterscheiden sich die Befunde der eigenen Studie von den Ergebnissen anderer Untersuchungen. So findet beispielsweise Blaxter (1990) im Rahmen einer repräsentativen Befragung von über N=7000 Personen in Großbritannien ein derartiges Gesundheitsverständnis eher bei Männern als bei Frauen. Auch wird eine Assoziation zwischen dem Fehlen von Funktionseinschränkungen und Gesundheit in der Studie von Blaxter (1990) vermehrt bei älteren Personen festgestellt als bei jüngeren. Darüber hinaus weisen die von Blaxter befragten Frauen dem (psychischen) Wohlbefinden im Hinblick auf Gesundheit ausschlaggebende Bedeutung zu (vgl. Franke 2006, S. 217–221). Eine Erklärungsmöglichkeit für festgestellte Diskrepanzen bietet die Betrachtung des subjektiv eingeschätzten Gesundheitszustandes vor, während und nach der Schwangerschaft. So zeigen die diesbezüglich in der eigenen Studie ermittelten Befunde, dass die übergewichtigen/adipösen Schwangeren und Wöchnerinnen ihren Gesundheitszustand generell schlechter einschätzen als beispielsweise die von Borrmann (2005) befragten (normalgewichtigen) Wöchnerinnen. Schlussfolgern lässt sich, dass die adipösen Schwangeren und Wöchnerinnen ähnlich wie ältere Personen bereits mit körperlichen Einschränkungen ihrer Leistungs- und Funktionsfähigkeit auch vor der Schwangerschaft konfrontiert sind, weshalb ihre Vorstellungen von Gesundheit u. a. dem Gesundheitskonzept älterer Personen ähneln.

Die Auseinandersetzungen mit Normalitätsanforderungen im Hinblick auf die kindliche intrauterine Entwicklung verdeutlichen überwiegend Laienvorstellungen der Frauen. Als einzige mögliche Auswirkung, die sich auch in Studien bestätigt hat, erwähnen die Befragten die Makrosomie des Kindes (vgl. z.B. Andreasen et al. 2004). Die vielfältigen darüber hinausgehenden und in der Literatur umfassend diskutierten anderen möglichen Auswirkungen (vgl. Kapitel 3.4.2) werden von den Frauen nicht angesprochen. Ergänzend beschreiben die in diese Studie einbezogenen Schwangeren und Wöchnerinnen die Vorstellung, dass das Kind im eigenen adipösen Mutterleib besser versorgt werde als bei normal- oder untergewichtigen Müttern. Hierfür finden sich in empirischen Studien keine Belege. Allerdings könnte sich diese Vorstellung aus einem Verständnis von Makrosomie als Zeichen für gute Versorgung im Mutterleib ableiten. Im Hinblick auf die Entwicklung des Kindes nach der Geburt scheinen die von den Frauen geschilderten Vorstellungen und Befürchtungen, die eigene Adipositas begünstige die Adipositas des Kindes, berechtigt. So bestätigen auch wissenschaftliche Studien Korrelationen zwischen dem Vorkommen kindlicher und mütterlicher Adipositas (z.B. Jiang et al.2007, Gibson et al. 2007, vgl. Kapitel 3.3.1). Professionelle Unterstützung, um gemeinsam mit der Mutter Strategien zur Prävention der kindlichen Adipositas zu erarbeiten, beschreiben weder die im Rahmen dieser Studie befragten (werdenden) Mütter noch versorgende Professionelle. Sie könnten jedoch eine Unterstützung betroffener Familien darstellen.

Die im Zusammenhang mit der Sonderrolle beschriebene individuelle Gewichtsbiographie der in diese Studie einbezogenen Frauen und hiermit verbundene subjektive Vorstellungen zu Ursachen der eigenen Adipositas bestätigen weitgehend bisherige Befunde. So wird auch im Rahmen der vorliegenden Studie die Adipositas im Wesentlichen mit familiären Häufungen und dem Lebensstil in Verbindung gebracht (z.B. Klotter 2007, Pudel & Ellrott 2005, Barnstorf & Jäger 2005, Munsch 2005), auf negative Auswirkungen von Diäten (z.B. Barnstorf und Jäger 2005), oder auf das Essen zur Belohnung, aus Frust, Stress oder Belastung zurückgeführt (Schoberberger 2005, S. 102, vgl. Kapitel 3.3.3). Aus diesem Befund lassen sich Anhaltspunkte einer strukturierten Gewichtsanamnese ableiten. Darauf aufbauend könnte die Gewichtsentwicklung in der Gravidität anknüpfend an individuellen Erfahrungen mit zu starker und unbeabsichtigter Gewichtszunahme durch Professionelle begleitet werden.

Als *Ursache* für das Ausblenden der Adipositas aus dem geburtshilflichen Kontext durch betreuende *Hebammen und Ärzte* lässt sich in dieser Studie das *Fehlen Adipositas spezifischer Konzepte* erkennen, aufgrund dessen Professionelle ihre Betreuung an der Betreuung normalgewichtiger Frauen orientieren (vgl. Kapitel 5.3: 2. Forschungsfrage). Definierte Konzepte werden risikoorientiert für die Versorgung bei bzw. die Vermeidung von Adipositas bedingten körperlichen Komplikationen und Einschränkungen geschildert. Aus den Befunden der vorliegenden Studie leitet sich ab, dass die befragten Professionellen umfassende Leitlinien zum Umgang mit adipösen Frauen in der Geburtshilfe nicht wünschen. Sie sehen sich nicht für die Beeinflussung oder Handhabung der Adipositas zuständig. Die Versorgungspraxis scheint bislang vielmehr auf die alleinige Bewältigung akuter Krisen fokussiert. Eine darüber hinausgehende Betrachtungsweise, in der die (auch bei Adipositas feststellbaren) typischen Merkmale chronischer Erkrankungen, wie das Fehlen einer eindeutigen Ursache, typische Krankheitsverläufe mit zunehmender Morbidität, die schlechte Beeinflussbarkeit durch Therapien der kurativen Medizin sowie die vielfach negativen Auswirkungen auch im psychosozialen Bereich Berücksichtigung finden, lässt sich aus den Äußerungen der im Rahmen dieser Studie befragten Hebammen und Ärzte nicht ableiten.

Diese Tendenz einer einseitigen Risikofokussierung spiegelt sich auch in Maßnahmen zur Zertifizierung geburtshilflicher Versorgungseinrichtungen wider. Orientiert an Mindestanforderungen, die der Gemeinsame Bundesausschuss (GBA) zum 01.01.2006 verbindlich verabschiedet hat, sollen in Kliniken Versorgungsprozesse z.B. für die Betreuung definierter Risikogruppen optimiert werden (Abele et al. 2007). Demzufolge ist auch zukünftig, nach erfolgter flächendeckender Implementation dieser Empfehlungen, eher eine Verstärkung der einseitigen Beachtung möglicher körperlicher Komplikationen zu erwarten als eine Integration auch psycho-sozialer Aspekte in den Betreuungs- und Versorgungsprozess. Empfehlenswert scheint es aber, die geburtshilfliche Versorgung und Betreuung adipöser Frauen derart zu gestalten, dass bio-psycho-soziale Aspekte gleichermaßen berücksichtigt werden.

Die Ergebnisse zeigen, dass der Stellenwert von Adipositas im geburtshilflichen Versorgungskontext durch Professionelle unterschiedlich hoch eingeschätzt wird. Im Kontakt mit betroffenen Frauen reicht er vom einseitigen risikoorientierten Ansprechen (teilweise verbunden mit dem Hinweis, in der Schwangerschaft möglichst nicht zuzunehmen) bis hin zum völligen Ignorieren der Adipositas und richtet sich nach subjektiven Konzepten betreuender Professioneller zur Klassifikation und Ätiologie von Adipositas. Die geschilderten Vorstellungen lassen eine fehlende Auseinandersetzung mit Adipositas als chronischer Erkrankung erkennen. Kritiklos werden einseitige und teilweise veraltete Vorstellungen und Vorurteile zur Entstehung und Aufrechterhaltung von Adipositas beschrieben, die psychologischen Faktoren einen hohen Stellenwert beimessen (vgl. Kapitel 3.3.2). Neuere

Erkenntnisse der Adipositasforschung, nach denen übergewichtige Personen in ihren psychischen Befunden genauso unterschiedlich sind wie normalgewichtige und die physiologischen und genetischen Faktoren sowie der kognitiven Kontrolle des Essverhaltens einen weitaus stärkeren Einfluss zuschreiben (Pudel & Ellrott 2005, Barnstorf & Jäger 2005), scheinen den Professionellen in der geburtshilflichen Versorgung bislang weitgehend unbekannt. Das Verständnis betreuender Professioneller lässt sich derzeit vielmehr als Laienverständnis definieren. Es scheint durch subjektive Vorlieben bestimmter psychologischer Schulen (vgl. Klotter 2007, Kapitel 3.3.2) und Vorurteile mehr geprägt als durch wissenschaftliche Erkenntnisse. Formen professioneller Beratung im Kontext von Schwangerschaft, Geburt und Wochenbett und der soziale Umgang mit adipösen Schwangeren, Gebärenden und Wöchnerinnen bleiben folglich dem Zufall überlassen.

Aus gesundheitswissenschaftlicher Perspektive ist die in diesem Zusammenhang deutlich gewordene Versorgungsgestaltung als nicht angemessen zu bewerten. In Abhängigkeit von subjektiven Vorstellungen betreuender Professioneller ist eine Überversorgung adipöser Frauen mittels diagnostischer Maßnahmen und teilweise unbegründeter bzw. nicht evidenzbasierter medizinischer Interventionen zur frühzeitigen Erkennung möglicher körperlicher Komplikationen bei gleichzeitiger Vernachlässigung psychischer und sozialer Konsequenzen der Adipositas zu erwarten. Damit ähneln die eigenen Befunde Aspekten der geburtshilflichen Versorgungspraxis adipöser Frauen in England. So weisen beispielsweise die von Heslehurst et al. (2007) befragten Professionellen auf die Notwendigkeit der vermehrten und damit kostenintensiveren Versorgung adipöser Frauen in der Geburtshilfe hin. Begründet werden häufigere Untersuchungstermine mit dem Streben nach Sicherheit und dem Umgang mit Komorbiditäten, was auch hier die o. g. einseitige Risikoorientierung erkennen lässt (vgl. Kapitel 4.3). Übergreifend lassen sowohl die Befunde der eigenen Studie als auch die Ergebnisse anderer Untersuchungen darauf schließen, dass sich die Versorgung adipöser Frauen in der Geburtshilfe einseitig am durch die Gesellschaft (im Rahmen von Mutterschaftsrichtlinien und Empfehlungen des GBA) definierten Bedarf der Vermeidung von Komplikationen (und damit an akuten Erkrankungen), nicht aber an den Bedürfnissen der in diesem Fall betroffenen Bevölkerungsgruppe adipöser Schwangerer, Gebärender und Wöchnerinnen, orientiert (vgl. Sayn-Wittgenstein 2007, Deutsche Gesellschaft für Public Health 2000, Badura et al. 1995).

Studien, die auch die psycho-soziale Situationen adipöser Frauen im geburtshilflichen Kontext hinterfragen, finden sich bislang wenig (vgl. Kapitel 3.4.2 und 4.3). Krishnamoorthy et al. (2006) fordern auf Basis systematischer Literaturanalysen die Entwicklung von Standards und Richtlinien zur Beratung adipöser Frauen rund um die Geburt. Lediglich Vireday (2002) beschreibt Versorgungsdefizite aus der Perspektive adipöser Schwangerer,

Gebärender und Wöchnerinnen. Ihre Schilderungen sind jedoch Erfahrungsberichte, wissenschaftliche Belege stehen folglich noch aus (vgl. Kapitel 4.3).

Zwischen Hebammen und Ärzten zeigen sich Unterschiede insbesondere im sozialen Umgang mit adipösen Frauen. Da aufgrund des Fehlens Adipositas spezifischer Konzepte und Leitlinien nicht auf empirisch gesichertes und berufsgruppenübergreifend festgelegtes Wissen zurückgegriffen werden kann, orientieren sich befragte Professionelle an eigenen, im Laufe ihrer Berufstätigkeit erworbenen Erfahrungen. Ähnlich wie in der Literatur beschrieben auch die im Rahmen dieser Studie befragten Hebammen und Ärzte hierbei sowohl Erfahrungen, die sie im Verlauf der Sozialisation für den Beruf, d.h. im Rahmen ihrer Aus- und Weiterbildungen, als auch Erfahrungen ihrer Sozialisation im Beruf, d.h. im direkten Arbeitsprozess, gesammelt haben (vgl. hierzu Heinz 1980). Dieses Wissen bezieht sich aus ärztlicher Perspektive vorrangig auf den Umgang mit (potentiellen) körperlichen Komplikationen und aus Hebammensicht vermehrt auf Formen der Beziehungsgestaltung zwischen Professionellen und zu betreuenden Personen. Beim Umgang mit als belastend erlebten Situationen, die außerhalb des Risikomanagements liegen, zeigen sich folglich bei Ärzten stärkere Unsicherheiten als bei Hebammen. So verfügen die befragten Ärzte über wenige Ressourcen, um mit diesen Situationen für sie selbst und die betroffene Frau befriedigend umzugehen. Im Unterschied dazu scheinen die im Rahmen dieser Studie befragten Hebammen im Umgang mit belastenden Situationen auf verschiedene Strategien zurückzugreifen. Schlussfolgern lässt sich, dass auch für den Umgang mit belastenden Situationen bei der Versorgung und Betreuung adipöser Frauen berufsgruppenübergreifende Leitlinien hilfreich wären, um unbefriedigende Situationen für betreuende Professionelle zu minimieren und hierdurch eine wertneutrale Begleitung betroffener Frauen zu ermöglichen. Derartige Leitlinien könnten für Professionelle jedoch nur dann eine Hilfestellung zur Gestaltung des Umgangs mit adipösen Schwangeren, Gebärenden und Wöchnerinnen bedeuten, wenn zusätzlich eine Schulung dieser Leitlinien erfolgen würde. Im Rahmen von Schulungen müssten an individuellen Erfahrungen versorgender Professioneller angesetzt werden, die jeweilige Einstellung in Bezug auf Menschen mit Adipositas kritisch reflektiert werden und praktische Hilfestellungen für das Gespräch mit betroffenen Frauen auch für Situationen erlernt werden, die die betreuenden Professionellen als belastend erleben.

Handlungs- und interaktionale Strategien

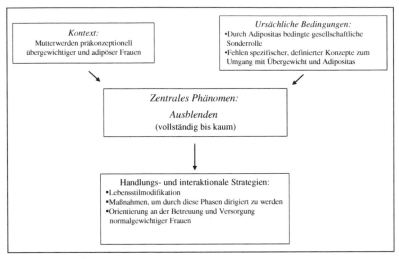

Abbildung 11-3: Handlungs- und interaktionale Strategien (Ausblenden)

Ebenso wie in der Literatur beschreiben die befragten *übergewichti-gen/adipösen Schwangeren und Wöchnerinnen Strategien,* um sich auf die Mutterschaft vorzubereiten. Die Bedeutung und das Erleben von Schwanger-schaft, Geburt und Wochenbett im Leben übergewichtiger Frauen sowie die Vorgehensweise bei der Bewältigung dieser Phasen lässt sich aus Sicht der im Rahmen dieser Studie befragten Frauen mit dem Phänomen *Lebensstil-modifikation* beschreiben (vgl. Kaptitel 5.1: 1. Forschungsfrage). Wie aus bisherigen Studien bekannt (vgl. Kapitel 2.1), ist diese Übergangssituation mit einer Vielzahl an Ängsten und Unsicherheiten verbunden, die auch von den in der vorliegenden Studie befragten Frauen geäußert werden. Übergrei-fend betrachtet beziehen sich die im Rahmen dieser Studie geäußerten Ängste auf das Verlieren des Föten in der Schwangerschaft, die Gesundheit des Kin-des sowie finanzielle Aspekte. Die Angst um den Verlust des Kindes in der Schwangerschaft wird ebenfalls beispielsweise in der Studie von Ayerle et al. (2005) mit dem als Bedürfnis nach objektiver Bestätigung definierten Phä-nomen beschrieben. Der u. a. von Baumgärtner & Stahl (2005) deutlich ge-wordene hohe Stellenwert, den Ultraschalluntersuchungen im Rahmen der Schwangerschaft für befragte Frauen einnimmt, lässt sowohl Ängste, das Kind zu verlieren als auch Sorgen um ein nicht gesundes oder behindertes Kind erkennen. Ähnlich wie in der eigenen Studie stellen auch Geissbühler et al. (2005) in ihrer Befragung Schwangerer Sorgen um die Gesundheit des Kindes fest (vgl. Kapitel 2.1.3 und 2.1.4). Ein möglicher Einfluss finanzieller Aspekte auf das Wohlbefinden schwangerer Frauen, wie er in dieser Studie deutlich wird, wird ebenfalls bereits in der Literatur diskutiert (vgl. Saurel-Cubizolles et al. 2001).

Anders als in der hier vorliegenden Studie nehmen darüber hinaus Ängste im direkten Zusammenhang mit der Geburt in der Literatur einen relativ hohen Stellenwert ein. Geschildert wird neben der Angst vor dem Geburtsschmerz auch die Angst vor dem Ausgeliefertsein und vor medizinischen Eingriffen (Neises & Rauchfuß 2005, Geissbühler et al. 2005, Kapitel 2.1.3). Im Unterschied dazu lässt sich aus den Schilderungen der in der eigenen Studie befragten Schwangeren und Wöchnerinnen eine gewisse Gelassenheit im Hinblick auf die eigene Gesundheit erkennen. Zwar werden auch hier auf Nachfrage Ängste im Hinblick auf die Geburt geäußert (insbesondere dann, wenn bereits negative Geburtserfahrungen vorliegen), die Sorge um die Gesundheit des Kindes wird von den hier befragten Frauen jedoch in den Vordergrund gestellt.

Möglicher Weise lässt sich diese Differenz auf verschiedene Erhebungsmethoden zurückführen. So werden Ängste im Zusammenhang mit der eigenen Gesundheit in der im Rahmen der eigenen Studie offen gestalteten Gesprächssituation evt. nicht betont, um sich der Interviewerin gegenüber positiv darzustellen oder aber sie werden verstärkt genannt, wenn explizit und mit vorformulierten Antwortmöglichkeiten danach gefragt wird. In beiden Fällen wäre von einer gewissen sozialen Erwünschtheit auszugehen. Erklären ließe sich eine eher geringe Sorge bei adipösen Frauen aber auch mit dem bereits beschriebenen ohnehin als schlechter eingeschätzten Gesundheitszustand, weshalb ggf. zusätzliche Einschränkungen nicht als so gravierend eingestuft werden. Aber auch das deutlich gewordene subjektive Verständnis von Gesundheit, das für die in dieser Studie befragten Frauen mit einem Freisein von Krankheit und Komplikationen in Verbindung steht, bietet einen Erklärungsansatz. Eventuell wird die Verantwortung für die Vermeidung von Komplikationen an die hierfür zuständigen Berufsgruppen abgegeben, sodass die Befragten diesbezüglichen Sorgen und Ängsten einen geringeren Stellenwert beimessen (s. u.). Die eher als gering einzustufende Angst könnte dem dieser Studie zugrunde liegenden Gesundheitsverständnis zufolge (vgl. Kapitel 2.3) die mütterliche Gesundheit positiv beeinflussen. Zwar lässt sich in bisherigen Studien ein Zusammenhang zwischen Schwangerschaftsängsten und dem Auftreten von Komplikationen nicht eindeutig nachweisen (Neises & Rauchfuß 2005 und Oberndörfer 2005), unbestritten ist jedoch, dass zu starke Angst das Befinden eher negativ als positiv beeinflusst und sich hinderlich in Richtung einer Gesundheitsdynamik auswirkt (vgl. Kapitel 2.1.3). Eine geringere Angst um die eigene Gesundheit ist also als Ressource einzustufen, die von Außenstehenden in diesen Phasen besonders gefördert werden sollte.

Wie in der Literatur beschreiben auch die in der vorliegenden Studie befragten Frauen umfassende körperliche Veränderungen in der Schwangerschaft (vgl. Kapitel 2.1.1 und 2.1.2). Ergänzend zu diesen Befunden lassen sich zudem Phänomene finden, die als charakteristisch für adipöse Frauen einzustufen sind. So beschreiben einige Frauen eine im Unterschied zu normalgewichtigen geringere Veränderung des Körperbildes die mit der fehlenden Möglichkeit verbunden ist, andere (z.B. den Partner) an der Schwangerschaft und an kindlichen Bewegungen im Mutterleib teilhaben zu lassen. Dieses Phänomen könnte die Übernahme der Mutterrolle erschweren, da die ohnehin als gering einzuschätzenden entlastenden und unterstützenden Einflüsse durch das soziale Umfeld (vgl. Salis 2004) möglicher Weise komplett fehlen. Der Vater des Kindes bleibt weitgehend ausgeschlossen aus körperlichen Entwicklungen im Schwangerschaftsverlauf und nimmt daher evt. eine passive Rolle ein. Der von Waldenström (1997) erwähnte positive Einfluss einer aktiven Rolle des Partners bereits in der Schwangerschaft auf die postpartale Pflege und Betreuung ist hiermit verhindert (vgl. Kapitel 2.1.4). Folglich lässt sich an dieser Stelle auf eine Benachteiligung adipöser Schwangerer im Vergleich zu normalgewichtigen schließen, da ihnen ansonsten typische Unterstützungsleistungen durch den Partner oder andere Vertrauenspersonen vorenthalten bleiben.

Die in bisherigen Studien beschriebenen körperlichen Komplikationen im Schwangerschaftsverlauf werden in ähnlicher Form von den in die vorliegende Studie einbezogenen Frauen in unterschiedlichem Umfang angegeben. So nennen auch die im Rahmen dieser Untersuchung befragten Schwangeren und Wöchnerinnen typische Komplikationen und Risiken wie schwangerschaftsinduzierte Hypertonie und Gestationsdiabetes, eine relativ hohe Sectiorate und relativ häufige Geburtseinleitungen sowie die Makrosomie des Kindes (vgl. Kapitel 3.4.2). Zudem wird zahlenmäßig am häufigsten auf Ödeme in der Schwangerschaft hingewiesen, die bisherigen Studien zufolge, nicht explizit als Belastung in der Schwangerschaft erwähnt werden. Eine erhöhte Rate an Frühgeborenen, die im Rahmen wissenschaftlicher Studien bislang kontrovers diskutiert wird (Hänseroth et al. 2007, Hendler et al. 2005, vgl. Kapitel 3.4.2), lässt sich durch die vorliegenden Befunde nicht feststellen. Ergänzend lässt sich aus den Befunden dieser Studie ableiten, dass aufgetretene Komplikationen aus der Perspektive befragter Schwangerer und Wöchnerinnen vor allem dann als Belastung empfunden werden, wenn sie von sonstigen Erfahrungen im Alltag abweichen und nicht durch therapeutische Interventionen zu beeinflussen sind (vgl. Kapitel 7.2.4 und 7.3.3). Dieses Phänomen kann für betroffene Frauen eine Ressource darstellen, da sie Einschränkungen ihres subjektiven Wohlbefindens vermutlich später als belastend einstufen als normalgewichtige Frauen, die erstmalig in der Schwangerschaft mit Einschränkungen im Bereich ihrer körperlichen Leistungs- und Funktionsfähigkeit konfrontiert werden.

Als eine weitere *Strategie* zum Ausblenden der Adipositas aus dem geburtshilflichen Kontext leiten *übergewichtige/adipöse Schwangere und Wöchnerinnen* Maßnahmen ein, um mit im Bereich der Geburtshilfe tätigen Professionellen in Kontakt zu treten. Von diesen Professionellen erwarten übergewichtige/adipöse Schwangere und Wöchnerinnen, durch diese Phasen *dirigiert* zu *werden,* was in unterschiedlichem Umfang und auf unterschiedliche Weise auch erfolgt. Deutlich wird, dass Hebammen und Ärzte in den Phasen Schwangerschaft, Geburt und Wochenbett für die Frauen richtungsweisende Funktionen einnehmen (vgl. Kapitel 5.3: 1. Forschungsfrage). Dabei wird die Form des Dirigiertwerdens von den Frauen vor allem dann positiv bewertet, wenn das Gewicht im Betreuungskontext einen geringen Stellenwert einnimmt und negative Einflüsse sowie Erschwernisse im Geburtsverlauf durch Adipositas von den Professionellen nicht erwähnt werden. Dementsprechend wird der Umgang mit Ärzten dann negativ dargestellt, wenn sämtliche Unsicherheiten, Komplikationen oder Einschränkungen mit dem Übergewicht begründet werden. Auffällig erscheint, dass derartige negative Erfahrungen mit Ärzten vermehrt unabhängig von den Phasen Schwangerschaft, Geburt und Wochenbett geschildert werden (vgl. Kapitel 7.4.4). Bisherige Studien lassen auf negative Einflüsse von Adipositas auf die Gestaltung gesundheitlicher Versorgungsleistungen schließen. Betrachtet werden hier jedoch generelle Arzt-Patienten-Kontakte. Dabei führt Pudel (2003a) die gesellschaftliche Zuschreibung von Willensschwäche, Trägheit und Fresssucht auch auf professionelle Auffassungen, nach denen Adipositas als ausschließliches Problem der Compliance betrachtet wird und damit im Verantwortungsbereich des Betroffenen zu sehen ist, zurück (Pudel 2003a und Pudel 2003b, vgl. Kapitel 3.4.1). Vireday (2002) weist zudem basierend auf Erfahrungsberichten u. a. auf Stigmatisierungen und Benachteiligungen adipöser Schwangerer, Gebärender und Wöchnerinnen hin.

Die in der vorliegenden Studie deutlich gewordene geburtshilfliche Versorgungspraxis wird aus der Perspektive adipöser Schwangerer und Wöchnerinnen im Unterschied zu sonstigen Erfahrungen mit Professionellen im Gesundheitswesen vielfach positiver geschildert. Allerdings deuten die Befunde der eigenen Studie auch darauf hin, dass eine umfassende Beratung, in der auch die Adipositas und ihre hierdurch möglicherweise bedingten Einschränkungen und Regelwidrigkeiten angesprochen werden, in der Regel nicht erfolgt.

Obwohl die befragten Frauen den geringen Stellenwert, den die Adipositas im Gespräch mit Professionellen in der Regel einnimmt, vielfach positiv hervorheben, ist eine derartige Versorgungspraxis aus gesundheitswissenschaftlicher Perspektive als wenig professionell einzustufen. Die Frauen sind erleichtert darüber, dass eigene Bestrebungen, die Adipositas aus dem geburtshilflichen Kontext auszublenden, auf diese Weisen unterstützt werden. Insbesondere wenn keine Komplikationen auftreten oder aber aufgetretene

Komplikationen therapeutisch gut zu behandeln sind (z.B. durch Medikamente), gehen sie von einem normalen Schwangerschafts- und Geburtsverlauf aus. Es lässt sich jedoch auch ein asymmetrisch gestaltetes Verhältnis zwischen Schwangerer, Gebärender bzw. Wöchnerin und betreuenden Professionellen erkennen, da ausschließlich die Professionellen und hier insbesondere die Ärzte für sich in Anspruch nehmen, die Situation der von ihnen betreuten Frau umfassend beurteilen zu können (vgl. Siegrist 1999), indem sie adipösen Schwangeren und Wöchnerinnen eine umfassende Risikoinformation vielfach nicht zumuten. Schömer-Doll & Doll (2000) sprechen im Zusammenhang mit dem Vorenthalten wichtiger Informationen von einer Entmündigung von Patienten. Eine asymmetrisch gestaltete Beziehung streben auch die adipösen Schwangeren, Gebärenden und Wöchnerinnen an, in dem sie sich freundlich und anspruchslos verhalten und großzügig über Fehler und Versäumnisse Professioneller hinwegsehen. Die Einnahme einer derart passiven Patientinnenrolle steht einer aktiven Bewältigung der an die Frauen in diesen Phasen vielfältigen gestellten Entwicklungsaufgaben allerdings entgegen und verhindert positive Impulse in Richtung einer Gesundheitsdynamik durch das Erleben von Schwangerschaft, Geburt und Wochenbett (vgl. Kapitel 2.2.2 und 4.2.1). Die Betreuung und Versorgung adipöser Schwangerer, Gebärender und Wöchnerinnen wie Frauen mit einer chronischen Erkrankung scheint auch vor diesem Hintergrund hilfreich. Aufbauend auf diesem konzeptionellen Hintergrund könnten die Frauen Unterstützung erhalten, sich im Rahmen der Lebensstilmodifikation auch mit ihrer Adipositas auseinanderzusetzen und die zahlreichen anstehenden Veränderungen für ein Leben mit einem Kind nutzen, um ihren zukünftigen Lebensstil gesundheitsfördernd zu gestalten. Entsprechend der Versorgungsgestaltung für Menschen mit chronischen Erkrankungen sollte betroffenen Frauen angeboten werden, sich umfassendere Unterstützung und Hilfestellung auch bei Angehörigen anderer Berufsgruppen (wie z.B. Psychologen, Ernährungsberatern oder auch Sozialarbeitern) zu suchen.

Im Unterschied zu bisherigen Studien zur nutzerinnenorientierten Versorgungsgestaltung lassen sich die als wichtig definierten Aspekte continuity, choice und control (vgl. Sayn-Wittgenstein & Bauer 2007) im Rahmen der eigenen Untersuchung nicht eindeutig bestätigen. Stattdessen wird von Hebammen die Vorbereitung auf die Geburt und das Wochenbett inkl. des Stillens sowie eine persönlichere Beziehung als zum Arzt erwartet. An Ärzte richtet sich übergreifend der Wunsch nach Bestätigung und Beruhigung, positive zwischenmenschliche Erfahrungen werden hervorgehoben, jedoch nicht erwartet. Die Betreuung im Krankenhaus soll zudem geregelt und reibungslos erfolgen, versorgende Professionelle sollen freundlich sein, Zeit und Ruhe vermitteln und ihre Patientinnen persönlich ansprechen. Die von Baumgärtner & Stahl (2005, S. 139) festgestellte Konsumentinnenhaltung zeigt sich auf Grundlage der vorliegenden Daten dieser Studie ebenfalls nur marginal. Deutlich wird, dass sich die Annahme der in der vorliegenden Studie befragten Professionellen, adipöse Frauen hätten im Großen und Ganzen die gleichen Wünsche und Bedürfnisse wie normalgewichtige Frauen auch, durch die Befunde der eigenen Studie nicht bestätigen lässt. Für die Gestaltung von Versorgungsleistungen lässt sich aus diesem Befund die Notwendigkeit ablciten, Wünsche bezüglich der Betreuung individuell für definierte Personengruppen zu erfassen.

Als *Strategie,* um die Adipositas aus dem geburtshilflichen Kontext auszublenden, streben befragte *Hebammen und Ärzte* eine Versorgungsgestaltung an, die sich, solange keine Komplikationen auftreten, an der *Versorgung und Betreuung normalgewichtiger Frauen orientiert.* Dabei ist der beschriebene Versorgungsablauf unterschiedlich stark standardisiert (vgl. Kapitel 5.3: 2. Forschungsfrage). Gelingt es, die Versorgung derart zu gestalten, dass die Adipositas keinerlei Berücksichtigung bedarf, wird dies von den befragten Professionellen als Kriterium für gute Qualität der geburtshilflichen Versorgung adipöser Frauen beschrieben. Dass sich die geburtshilfliche Versorgungsgestaltung an der Betreuung normalgewichtiger Frauen und dem Umgang mit Komplikationen orientiert, spiegelt auch die Literatur wider. Wie bereits erwähnt fehlen evidenzbasierte spezifische Konzepte und berufsgruppenübergreifend definierte Leitlinien, an denen sich die Versorgung adipöser Schwangerer, Gebärender und Wöchnerinnen orientieren könnte (s. o.).

In den bisherigen Empfehlungen zur Beratung hinsichtlich der Ernährung und Gewichtsentwicklung in der Schwangerschaft des IOM (1990) wurde für die Personengruppe adipöser Frauen bislang nur eine Untergrenze definiert (vgl. von Moeller 2007[88]). Aus den Befunden der vorliegenden Studie deutlich gewordene Empfehlungen zur Gewichtszunahme adipöser Schwangerer lassen eine heterogene Gestaltung der Beratungspraxis erkennen. Vielfach wird die Gewichtsentwicklung in der Schwangerschaft unabhängig vom Ausgangsgewicht betrachtet, weshalb auch Empfehlungen zur Gewichtszunahme für alle Schwangeren gleichermaßen zu erfolgen hätten. Berichtet wird auch über eine ohnehin geringere oder auch höhere Gewichtszunahme bei adipösen Schwangeren. Entsprechend der jeweiligen Vorstellungen wird der Stellenwert der Beratung zur Gewichtszunahme von sehr hoch bis sehr niedrig eingeschätzt. Gehen Professionelle von einer ohnehin geringen Gewichtszunahme aus, scheint ihnen auch die diesbezügliche Beratung eher unwichtig. Professionelle, die im Unterschied dazu die Vorstellung einer ohnehin höheren Gewichtszunahme haben, messen der diesbezüglichen Beratung einen hohen Stellenwert (teilweise mit der Empfehlung, in der Schwangerschaft möglichst nicht zuzunehmen) bei. Feststellen lässt sich bei diesen

---

88 Auf wissenschaftlichen Kongressen wird mittlerweile jedoch auch die Definition einer Obergrenze zur Empfehlung der Gewichtsentwicklung in der Gravidität für adipöse Frauen diskutiert.

Professionellen zudem eine gewisse Resignation, die von den Professionellen auch als Grund beschrieben wird, die diesbezügliche Beratung komplett zu unterlassen.

Über die tatsächliche Gewichtszunahme adipöser Frauen in der Schwangerschaft finden sich bislang kaum empirische Befunde. Von Moeller (2007) untersucht zwar die Gewichtsentwicklung in der Schwangerschaft in Abhängigkeit vom BMI orientiert an den Empfehlungen des IOM, da jedoch bislang keine Obergrenze für die Gewichtzunahme adipöser Frauen in der Schwangerschaft definiert war, liegen die meisten der in ihrer Studie befragten adipösen Frauen im Rahmen der IOM-Empfehlungen (von Moeller 2007, vgl. Kapitel 4.3). Für alle anderen Gewichtsklassen existieren Empfehlungen zur Gewichtszunahme in der Schwangerschaft unter Berücksichtigung des präkonzeptionellen BMI (Stotland et al. 2005, S. 633–634, vgl. Kapitel 4.3). Auf diese Empfehlungen wird von den im Rahmen der vorliegenden Studie befragten Professionellen nicht hingewiesen, weshalb davon auszugehen ist, dass sie in der Versorgungspraxis bislang wenig Beachtung finden. Diese Empfehlungen könnten jedoch für die Beratung adipöser Schwangerer eine Orientierungshilfe bieten. Aus den Befunden der Befragung übergewichtiger/adipöser Schwangerer und Wöchnerinnen im Rahmen dieser Studie lässt sich ableiten, dass derartige Orientierungshilfen durch Professionelle von den Nutzerinnen durchaus positiv bewertet würden. So äußern (wie auch in der Studie von von Moeller 2007) in der eigenen Studie ca. 50% der Schwangeren und Wöchnerinnen Unzufriedenheit mit der erhaltenen Ernährungs- und Gewichtsberatung (vgl. Kapitel 7.4.4).

Auch vor dem Hintergrund, dass bisherige Studien Korrelationen zwischen einer zu starken Gewichtszunahme in der Gravidität und der Entwicklung von Adipositas finden (z.B. Becker et al. 2004) und sich die erhaltene Ernährungs- und Gewichtsberatung als ein entscheidender Einflussfaktor auf die Gewichtsentwicklung in der Schwangerschaft herausgestellt hat (Stotland et al. 2005, vgl. Kapitel 4.3), lassen sich aus den Befunden der vorliegenden Studie Vorteile von Empfehlungen zur Beratung adipöser Frauen in der Schwangerschaft unter Berücksichtigung des präkonzeptionellen BMI ableiten (vgl. Kapitel 7.4.4).

Obwohl die im Rahmen der vorliegenden Studie befragten Professionellen keinerlei Bedarf an expliziten Konzepten zur geburtshilflichen Betreuung adipöser Frauen angeben (s. o.), lässt sich ein Streben nach Orientierungsmöglichkeiten feststellen. Neben der beschriebenen Orientierung an der Betreuung und Versorgung normalgewichtiger Frauen (ergänzt ggf. durch Versorgungskonzepte zum Umgang mit akuten Krisen) betonen Angehörige beider Berufsgruppen Maßnahmen zur Reduktion von Unsicherheiten in der Betreuung adipöser Frauen. Im Rahmen der ärztlichen Betreuung wird hierfür auf den vermehrten oder frühzeitigeren Einsatz medizintechnischer Verfahren zurückgegriffen, Hebammen beschreiben die deutliche Verantwortungsübertragung an die zu betreuende Frau (bzw. ggf. an Ärzte). Ableiten lässt sich, dass die ohnehin typischer Weise eingesetzte Verfahren – Technikorientierung auf Seiten der medizinischen Berufsgruppe (z.B. Schücking & Schwarz 2004) und weitgehende Verantwortungsübertragung auf die Schwangere, Gebärende und Wöchnerin durch Hebammen (z.B. Schindele 1995) – im Umgang mit adipösen Frauen verstärkt eingesetzt werden (Kapitel 4.2.1).

Die Zuständigkeit der Risikoinformation wird aus Hebammensicht in der ärztlichen Berufsgruppe gesehen. Allerdings zeigen die Aussagen der befragten Ärzte, dass sich hierfür nur einige Ärzte verantwortlich fühlen. So beschreiben alle Ärzte zwar ihre Zuständigkeit für den Umgang mit Komplikationen, wie dies auch in Empfehlungen zur geburtshilflichen Versorgungsgestaltung (Bundesausschuss der Ärzte und Krankenkassen 1998) definiert ist. Voraussetzung für eine hiermit einhergehende Aufklärung der möglicherweise von Risiken und Komplikationen betroffenen Frauen sei allerdings ein enger Kontakt zur betreuten Frau. Diesen Kontakt sehen die befragten Ärzte eher in der Berufsgruppe der Hebammen oder bei Internisten bzw. Hausärzten. Entsprechend dem jeweiligen Verständnis der eigenen Verantwortlichkeit erfolgt eine Information über mögliche Auswirkungen der Adipositas in peripartalen Phasen wenn überhaupt ausschließlich risikofokussiert oder im Zusammenhang mit Erschwernissen bei der Diagnostik und Versorgung durch Gynäkologen. Hebammen beschreiben zudem das gelegentliche Ansprechen möglicher Risiken am Rande und im Zusammenhang mit der Ernährungs- und Gewichtsberatung.

Eine engere Kooperation zwischen Angehörigen dieser beiden Berufsgruppen scheint empfehlenswert, um die Beratungspraxis zu verbessern. Betrachtet man im Rahmen der derzeitigen Versorgungsgestaltung die Kooperation zwischen Hebammen und Ärzten, zeigen sich jedoch Schwierigkeiten (z.B. Zoege 2004, Weiß 2001, Struthmann 2000). Bekannt ist auch, dass der Austausch zwischen Angehörigen unterschiedlicher Berufsgruppen im Gesundheitswesen generell häufig nicht in angemessener Form erfolgt (Bartholomeyczik et al. 2006, S. 7). Unter Berücksichtigung des jeweiligen Behandlungsansatzes und des übergeordneten gemeinsamen Ziels der Gesundheitsförderung sind daher Absprachen zu treffen, um Zuständigkeiten eindeutig zu regeln (vgl. Kapitel 4.2.2). Auf diese Weise könnte die Beratung zur Ernährung, Gewichtsentwicklung und zum Umgang mit ggf. auftretenden Komplikationen anknüpfend an bisherigen Erfahrungen betroffener Frauen mit Anregungen und Hilfestellungen zur Gestaltung eines gesundheitsförderlichen Lebensstils für Mutter und Kind genutzt werden.

Dass für den Umgang mit adipösen Frauen in der geburtshilflichen Versorgung und Betreuung auch Ansätze und Betreuungsformen für Menschen mit chronischen Erkrankungen unter Berücksichtigung bio-psycho-sozialer Aspekte hilfreich sein könnten, scheint den im Rahmen dieser Studie befragten Professionellen bislang nicht bewusst zu sein. Eine Integration derartiger Konzepte (wie z.B. abgeleitet aus Teilen des ICF-Modells, vgl. Kapitel 4.4) in die Versorgungsgestaltung und Betreuung adipöser Frauen in der Geburtshilfe, ist allerdings als angemessener zu bewerten als die derzeitige (eingeschränkte) Orientierung an Konzepten zum Umgang mit normalgewichtigen Frauen und ggf. akuten Krisen. Erleichtert würde auf diese Weise eine umfassende geburtshilfliche Betreuung adipöser Frauen unter Berücksichtigung bisheriger Erfahrungen und Kenntnisse aus der Adipositasforschung und dem Umgang mit chronischen Erkrankungen. Darüber hinaus wäre es auf diese Weise eher möglich, die professionelle Versorgung derart zu gestalten, dass sich adipöse Frauen mit ihrer Sonderrolle angenommen und akzeptiert fühlen, da sich die Befürchtungen hinsichtlich negativer Stigmatisierungen nicht bestätigen.

Intervenierende Bedingungen

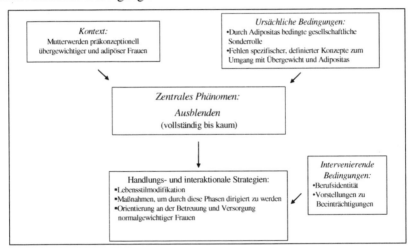

Abbildung 11-4: Intervenierende Bedingungen (Ausblenden)

Wie die Ergebnisse zeigen, *beeinflussen* berufsgruppenspezifische Vorstellungen Gestaltungsformen geburtshilflicher Versorgungspraxis. Die Bedeutung, die die Betreuung und Versorgung von Schwangeren, Gebärenden und Wöchnerinnen im Berufshandeln betreuender *Professioneller* einnimmt, wird von Hebammen und Ärzten in Abhängigkeit ihrer *Berufsidentität* geschildert. Je nach beruflichem Zuständigkeitsbereich variiert der Stellenwert der geburtshilflichen Versorgung und Betreuung von zentral bis randständig (vgl. Kapitel 5.1: 2. Forschungsfrage).

Entsprechend bisheriger Studien lässt sich auch aus den Schilderungen der im Rahmen dieser Studie befragten Hebammen und Ärzte ein unterschiedliches berufliches Selbstverständnis ableiten (vgl. Kapitel 4.2.1). So beschreiben die in der vorliegenden Studie befragten Hebammen Schwangerschaft, Geburt und Wochenbett als natürlichen Prozess, der im Verantwortungsbereich der Frau zu sehen sei und möglichst ohne störende Intervention von außen zu erfolgen habe. Aufgabe der Hebamme sei es, diesen physiologischen Prozess zu unterstützen und das Mutterwerden umfassend zu begleiten (vgl. Sayn-Wittgenstein 2007, Schindele 1995). Im Unterschied dazu lässt sich aus ärztlicher Perspektive auch basierend auf den Ergebnissen der vorliegenden Studie ein Verständnis ableiten, nach dem Schwangerschaft, Geburt und Wochenbett als potentielle Gefährdung der Gesundheit betrachtet werden, die durch medizinische Interventionen vermieden werden soll. Im Verantwortungsbereich der Ärzte liege es, Sicherheit zu vermitteln und einen komplikationslosen Ablauf zu gewährleisten (vgl. DGGG 2004, vgl. Kapitel 4.2.1).

Den Schilderungen der im Rahmen der vorliegenden Studie befragten Hebammen und Ärzte zufolge drückt sich dieses Verständnis u. a. in der Gestaltung des Betreuungsablaufs aus. Da Hebammen die Verantwortlichkeit für diese Phasen in erster Linie bei den von ihnen betreuten Frauen sehen, ist es ihnen vielfach möglich, von Vorgaben und Richtlinien abzuweichen und sich in erster Linie an geäußerten Wünschen der Frauen zu orientieren. Ärzte hingegen gestalten den Betreuungsablauf orientiert an den Mutterschaftsrichtlinien, da sie sich selbst zu einem großen Teil für die Sicherheit in diesen Zeiten verantwortlich sehen (vgl. Kolip 2000, Kapitel 4.1). Betrachtet man die Schilderungen zu Unterschieden im Betreuungsablauf zwischen adipösen und normalgewichtigen Schwangeren, Gebärenden und Wöchnerinnen, zeigen sich diese Unterschiede im beruflichen Selbstverständnis von Hebammen und Ärzten auch hier. So weisen Hebammen beispielsweise darauf hin, dass es erforderlich sei, adipösen Schwangeren Empfehlungen hinsichtlich der Ernährung und regelmäßigen Gewichtskontrolle zu geben, Ärzte hingegen definieren sich selbst als für diese Gewichtskontrolle verantwortlich. Den bereits erwähnten vermehrten oder frühzeitigen Einsatz medizintechnischer Geräte und Interventionen begründen Ärzte mit der Absicherung des eigenen Handelns, Hebammen erwähnen die Gestaltung einer ruhigen Umgebung, um der Schwangeren oder Gebärenden Sicherheit zu vermitteln, damit sie selbst in ihrer Kompetenz zu gebären soweit wie möglich unterstützt wird.

Die im Rahmen der Studie aus Perspektive der Schwangeren und Wöchnerinnen deutlich gewordenen Erwartungen an und Erfahrungen mit versorgenden Professionellen zeigen, dass das berufliche Selbstverständnis das Handeln der Professionellen zu prägen scheint. Ähnlich wie in der Literatur beschrieben (z.B. Baumgärtner & Stahl 2005, S. 154), werden auch in der vorliegenden Studie mit dem ärztlichen Handeln in erster Linie Maßnahmen zur Diagnostik und Therapie, sowie die Suche nach Bestätigung und Sicherheit verbunden. An Hebammen werden Erwartungen gestellt, die sich eher auf psycho-soziale Aspekte und die Begleitung und Unterstützung des eigenen Handelns beziehen.

Als weitere *Bedingung,* die die beschriebenen Handlungen und Interaktionen zum Ausblenden der Adipositas aus dem geburtshilflichen Kontext *beeinflusst,* lassen sich die im Rahmen dieser Studie identifizierten Vorstellungen *Professioneller* zum Erleben adipöser Frauen von Schwangerschaft, Geburt und Wochenbett definieren. So wird deutlich, dass aus Sichtweise betreuender Hebammen und Ärzte Übergewicht bzw. Adipositas generell und insbesondere im geburtshilflichen Kontext einen *beeinträchtigenden Einfluss* auf Gesundheit und Wohlbefinden nehmen (vgl. Kapitel 5.2: 2. Forschungsfrage). Zu konkreten Vorstellungen hinsichtlich der Beeinträchtigungen lassen sich entsprechend der Berufszugehörigkeit Gemeinsamkeiten und Unterschiede zwischen den im Rahmen dieser Studie befragten Professionellen feststellen.

Typische Komplikationen im Hinblick auf die Phasen Schwangerschaft, Geburt und Wochenbett, die insbesondere in der medizinischen Literatur vielfach diskutiert werden (z.B. Hänseroth et al. 2007, vgl. Kapitel 3.4.2) finden sich auch in den Äußerungen der hier befragten Hebammen und Ärzte. Insbesondere aus ärztlicher Perspektive werden Beeinträchtigungen im unbeschwerten Erleben von Schwangerschaft, Geburt und Wochenbett vor allem dann vermutet, wenn körperliche Komplikationen auftreten. Diese Komplikationen werden aus Sicht der Ärzte generell mit Beeinträchtigungen des Befindens assoziiert. Anders als die befragten Frauen beschreiben, vermuten demnach Ärzte auch dann Beeinträchtigungen, wenn aufgetretene Komplikationen den Frauen bereits bekannt sind und/oder gut auf therapeutische Maßnahmen ansprechen (s. o.). Hier zeigen sich also Unterschiede zwischen der Selbsteinschätzung von Gesundheit durch die übergewichtigen/adipösen Schwangeren und Wöchnerinnen und der Fremdeinschätzung insbesondere der Ärzte (vgl. Hurrelmann 2006. S. 144 und 145, vgl. Kapitel 2.2). Ableiten lässt sich folglich die Notwendigkeit zu erfassen, in welchem Umfang und in welchen Bereichen Unterschiede in der Wahrnehmung von Gesundheit zwischen der Selbsteinschätzung der Frau und der Fremdeinschätzung durch Professionelle bestehen, um angemessen auf ggf. auftretende Beschwerden eingehen zu können.

Hinsichtlich peripartaler Auswirkungen beschreiben sowohl befragte Hebammen als auch Ärzte zwei Arten von Frauen. So gäbe es sowohl adipöse Frauen, die die Phasen Schwangerschaft, Geburt und Wochenbett ohne Komplikationen durchleben, als auch Frauen mit deutlichen Einschränkungen. Eine Unterteilung zwischen adipösen Personen mit und ohne wesentlichen Leidensdruck bzw. Einschränkungen der Lebensqualität trifft auch die DHS (1997) (vgl. Kapitel 3.4.1). Die Befunde der vorliegenden Studie bestätigen diese Unterteilung. Auf die bereits 1997 durch die DHS definierte Unterteilung wird in diesem Zusammenhang jedoch nicht zurückgegriffen, was darauf hindeutet, dass diese theoretische Unterteilung bislang wenig Eingang in die Praxis gefunden hat. Wie sich die Gruppen adipöser Schwangerer, Gebärender und Wöchnerinnen mit und ohne Komplikationen oder Einschränkungen der Lebensqualität charakterisieren lassen und welche Besonderheiten und Ressourcen möglicher Weise dazu führen, dass die Lebensqualität als wenig eingeschränkt erlebt wird oder dass in den peripartalen Phasen keine Komplikationen auftreten, ist bislang noch unbekannt und wäre ein Ansatzpunkt für weitere Studien.

Das Körpergefühl adipöser Gebärender wird von Hebammen und Ärzten unterschiedlich eingeschätzt. So beschreiben die in der vorliegenden Studie befragten Ärzte adipöse Frauen mit einem guten Körpergefühl, Hebammen berichten hingegen über ein generell schlechteres Körpergefühl. Auf Grundlage bisheriger Studien und der deutlich gewordenen ärztlichen Risikoorientierung (vgl. Kapitel 4.1 und 4.2.1) wäre eine gegenläufige Tendenz zu vermuten. Möglicher Weise lässt sich dieser Befund auf ein unterschiedliches Verständnis des Phänomens »gutes Körpergefühl« zurückführen. Denkbar wäre beispielsweise, dass Ärzte Bewegungseinschränkungen und ein schlechtes Körpergefühl bei adipösen Frauen eher erwarten als Hebammen und deshalb ein durchschnittliches Körpergefühl bei adipösen Frauen positiver bewerten. Dieser Aspekt sollte in zukünftigen Studien ebenfalls detaillierter erfasst werden. Hinterfragt werden sollte zudem, wie sich die Vorstellung eines guten bzw. schlechten Körpergefühls auf das berufliche Handeln auswirkt.

Verschiedene Vorstellungen zwischen Hebammen und Ärzten bestehen zudem in Bezug auf die postpartale Gewichtsreduktion. Deutlich wird, dass die in mehreren Studien bestätigten positiven Auswirkungen des Stillens auf die mütterliche postpartale Gewichtsreduktion (vgl. Kapitel 3.3.3 und die Ausführungen von Borrmann 2005, S. 43) nahezu ausschließlich von den im Rahmen der vorliegenden Studie befragten Hebammen genannt werden. Ärzte beschreiben eher allgemeine Empfehlungen wie Bewegung und Ernährung (vgl. Kapitel 3.3.2). Damit ist die von Ärzten beschriebene Beratung zur postpartalen Gewichtsreduktion aus gesundheitswissenschaftlicher Perspektive als ausbaufähig einzustufen. Zwar sind Ernährungs- und Bewegungsverhalten generell als wichtige Einflussfaktoren auf die Gewichtsreduktion zu betrachten, die sich post partum ergänzend bietende Möglichkeit, durch den Stillvorgang vermehrt Kalorien zu verbrauchen (Noack 2004) und die Reduktion sich in der Schwangerschaft gebildeter zusätzlicher Fettreserven anzuregen (Dewey et al. 1993), sollten jedoch auch im Rahmen der ärztlichen Beratungsgespräche Berücksichtigung finden. Da Schilderungen befragter Hebammen auf eine geringere Inanspruchnahme von Hebammenleistungen insbesondere durch adipöse Frauen schließen lassen und davon ausgegangen werden kann, dass Ärzte auch in diesem Bereich der gesundheitlichen Versorgung dominante Positionen bekleiden (vgl. Kapitel 4.4), ist zu vermuten, dass derzeit adipösen Frauen positive Auswirkungen des Stillens auf die postpartale Gewichtsentwicklung vielfach nicht bekannt sind.

Mögliche Konsequenzen der Adipositas in Bezug auf die intrauterine Entwicklung werden wenig detailliert und vorrangig im Zusammenhang mit auftretenden Komplikationen wie beispielsweise Gestationsdiabetes oder Gestose geschildert. Übergreifend beschreiben befragte Professionelle, dass Neugeborene adipöser Frauen aufgrund einer Unterversorgung in der Schwangerschaft im Vergleich zu normalgewichtigen Frauen tendenziell kleiner wären. Diese Einschätzung widerspricht Befunden, die neben small-for-gestational-age-babys (z.B. Andrasen et al. 2004) auch die Makrosomie des Kindes als typische Auswirkung der Adipositas auf das kindliche Outcome finden (z.B. Dietl 2005, vgl. Kapitel 3.4.2). In der eigenen Stichprobe zeigt sich im Vergleich zur niedersächsischen Perinatalerhebung (2006) ein deutlich höherer Anteil an makrosom geborenen Kindern (vgl. Kapitel 7.1). Dieser Befund lässt auf wenig detailliertes Wissen der befragten Professionellen hinsichtlich möglicher Folgen von Adipositas auf die kindliche Entwicklung schließen, woraus sich ein entsprechender Informations- und Fortbildungsbedarf ableiten lässt.

Ähnlich wie in der Literatur erwähnen auch die im Rahmen dieser Studie befragten Professionellen positive und negative Assoziationen mit Adipositas. Positive Eigenschaften lassen sich mit den in älteren Publikationen beschriebenen Aspekten vergleichen (Antons-Brandi 1972) und werden durch den Hinweis auf Attraktivität ergänzt (vgl. Kapitel 3.4.1). Als negative Merkmale werden Aspekte wie die Zugehörigkeit zu unteren sozialen Schichten, ein generell niedrigeres Bildungsniveau und mangelhafte Hygiene geschildert (z.B. Bruch 2004, Faith et al. 2003). Die aus den Befunden der eigenen Studie deutlich gewordene Zuschreibung adipöser Frauen zu unteren sozialen Schichten erfolgt dabei weitgehend unkritisch. In der wissenschaftlichen Auseinandersetzung mit Adipositas werden bisherige Studien, die ein vermehrtes Vorkommen adipöser Personen in unteren sozialen Schichten nachweisen, zunehmend kritisch hinterfragt. So weisen beispielsweise Bergmann et al. (2005) darauf hin, dass sich die sozialen und ökonomischen Bedingungen in den letzten Jahrzehnten stetig verbessert hätten und dennoch ein Anstieg der Adipositasprävalenz zu verzeichnen ist (vgl. Kapitel 3.3.2). Inwiefern die Schilderungen der im Rahmen der vorliegenden Studie befragten Professionellen auf eine systematische Erfassung des sozialen Status' der jeweils betreuten Frauen zurückzuführen sind oder ob es sich hierbei lediglich um gesellschaftlich geprägte Vorurteile handelt, lässt sich aus den vorliegenden Daten nicht ableiten. Zu empfehlen ist eine kritische Reflexion dieser Sichtweise in der jeweiligen Versorgungssituation. Auf den Aspekt der Hygiene wird in wissenschaftlichen Publikationen bislang in erster Linie im Zusammenhang mit kindlicher Adipositas hingewiesen (z.B. Faith et al. 2003). Empirische Befunde zum Hygieneverhalten und -zustand unter Berücksichtigung unterschiedlicher Gewichtsklassen liegen bislang nicht vor und stehen folglich noch aus.

Aus den Ergebnissen lassen sich unterschiedliche Vorstellungen zur Ätiologie der Adipositas ableiten, die kaum durch aktuelle Befunde aus der Adipositasforschung begründet sind. Dabei nehmen insbesondere die von Klotter (2007) zusammenfassend dargestellten unterschiedlichen psychologischen und psychosomatischen Richtungen einen hohen Stellenwert ein, die neueren Studien zufolge zunehmend weniger Beachtung finden (z.B. Pudel 2003a, Klotter 2007, vgl. Kapitel 3.3.3). Wie in älteren Publikationen, wird auch von den in der vorliegenden Studie befragten Professionellen vielfach ausschließlich auf ungünstige Ernährungs- und Bewegungsgewohnheiten hingewiesen und die Verantwortlichkeit der Adipositas in erster Linie bei betroffenen Personen gesehen (vgl. Kapitel 3.1 und 3.2). Kenntnisse der Adipositasforschung, nach denen auch physiologischen Faktoren hohe Bedeutung zukommt und nach denen die Adipositas als multifaktorielles Geschehen verstanden wird (vgl. Kapitel 3.3.1), finden sich nur in Ansätzen und werden eher von Hebammen als von Ärzten angesprochen. Empfehlenswert wäre es, das in der Praxis vorherrschende Wissen auf Aktualität hin zu überprüfen. Eine gleichwertige Beziehungsgestaltung, in der die zu betreuende adipöse Schwangere, Gebärende oder Wöchnerin als Partnerin betrachtet würde, könnte zudem eine Grundlage darstellen, um mit der betroffenen Frau Ursachen der Adipositas zu eruieren und gemeinsam Strategien für die Gewichtsentwicklung in der Gravidität sowie post partum zu überlegen. Eine derart gestaltete Versorgungspraxis wäre dann nicht länger durch Vorurteile und subjektive veraltete Konzepte von Adipositas geprägt, sondern würde auf Grundlage wissenschaftlicher Erkenntnisse erfolgen und am jeweils individuellen Bedarf der adipösen Schwangeren, Gebärenden oder Wöchnerin ansetzen.

Abschließend lässt sich die Kernkategorie *Ausblenden*, die sich in der vorliegenden Studie als zentrales, charakteristisches Merkmal für das Erleben und die Versorgung übergewichtiger und adipöser Frauen im geburtshilflichen Kontext zeigt, und von betroffenen Frauen und betreuenden Professionellen mit einer gelungenen Versorgung und Betreuung sowie Gesundheit und Wohlbefinden assoziiert wird, entsprechend den Empfehlungen der Grounded Theory als theoretische Skizze abbilden (Abbildung 12). Auf die aus den empirischen Befunden abgeleiteten Konsequenzen des Ausblendens wird im letzten Abschnitt übergreifend eingegangen.

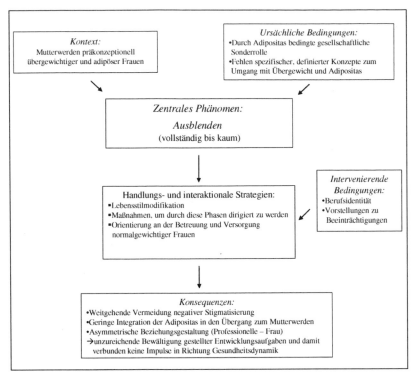

Abbildung 12: Theoretische Skizze zur Kernkategorie Ausblenden

8.3   Fazit und Ausblick

Die vorliegende Studie zu Gesundheit und Wohlbefinden übergewichtiger/adipöser Frauen in peripartalen Phasen ermöglicht detaillierte Einblicke in das Erleben von Schwangerschaft, Geburt und Wochenbett und zentrale Aspekte geburtshilflicher Versorgungsgestaltung aus Sichtweise übergewichtiger/adipöser Schwangerer und Wöchnerinnen sowie betreuender Hebammen und Ärzte. Dabei wird subjektiven Einschätzungen der interviewten Personen im Rahmen der Ergebnisse viel Raum gegeben, um die vielfältigen Perspektiven und Besonderheiten umfassend identifizieren und aufdecken zu können.

Als zentrales Phänomen, das sowohl den Übergang zum Mutterwerden als auch die Gestaltung geburtshilflicher Versorgung und Betreuung maßgeblich beeinflusst, hat sich im Rahmen dieser Studie ein Ausblenden der Adipositas aus dem geburtshilflichen Kontext gezeigt. Gelingt dieses Ausblenden, erfahren betroffene Frauen in der Regel keine offene Stigmatisierung durch Professionelle im Gesundheitswesen. Führen eingesetzte Handlungen, Interaktionen oder intervenierende Bedingungen jedoch nicht zum angestrebten Ausblenden, werden auf Seiten betreuender Professioneller Unsicherheiten,

Unwissenheit und Vorurteile deutlich, die nicht im Rahmen einer persönlichen Auseinandersetzung durch Hebammen und Ärzte reflektiert werden. In Abhängigkeit von den damit verbundenen subjektiven Konzepten von Adipositas bleibt es folglich dem Zufall überlassen, ob adipöse Frauen in diesen Phasen eine stigmatisierende Betreuung und Versorgung erfahren oder nicht.

Darüber hinaus lässt sich feststellen, dass das Ausblenden die Integration der Adipositas in den Übergang zum Mutterwerden verhindert. Es werden sowohl durch übergewichtige/adipöse Schwangere als auch durch Hebammen und Ärzte Maßnahmen beschrieben, die auf die Bewältigung von Entwicklungsaufgaben in den Phasen Schwangerschaft, Geburt und Wochenbett abzielen und auf die veränderte Lebenssituation mit einem Kind vorbereiten sollen. Besonderheiten, die sich aufgrund der Adipositas sowohl für betroffene Frauen als auch im Hinblick auf die kindliche Entwicklung ergeben, bleiben dabei unbeachtet. Maßnahmen zur Lebensstilmodifikation werden bislang nicht ergänzend mit dem Ziel der Gesundheitsförderung von Mutter und Kind durch Professionelle begleitet und unterstützt. Auch erfahren adipöse Frauen in diesen Phasen in der Regel keinerlei Hilfestellung beispielsweise durch Angehörige psycho-sozialer Berufsgruppen, um durch das Erleben von Schwangerschaft, Geburt und Wochenbett vorhandene Bewältigungsstrategien auch für den Umgang mit der Adipositas post partum zu mobilisieren. Weder von betroffenen Frauen noch von betreuenden Professionellen wird die Adipositas wertneutral und im Hinblick auf Ursachen, den Verlauf mit möglichen körperlichen und psycho-sozialen Konsequenzen sowie die schlechte Beeinflussbarkeit durch kurative Therapieansätze wie eine chronische Erkrankung betrachtet. Stattdessen wird von beiden Seiten ein offenes Gespräch über die Adipositas vermieden, da vermutlich negative Wertungen antizipiert werden.

Als weitere Konsequenz lässt sich zudem feststellen, dass die von den Frauen eingenommene Patientinnenrolle auch in den Phasen Schwangerschaft, Geburt und Wochenbett passiv und unterlegen bleibt. So streben übergewichtige/adipöse Frauen an, mit Hebammen und Ärzten gut auszukommen und zeigen sich daher vielfach anspruchslos und nachgiebig. Diese asymmetrisch gestaltete Beziehung wird von betreuenden Professionellen unter anderem dadurch unterstützt, dass den Frauen Informationen über mögliche Auswirkungen der Adipositas auf die eigene und die kindliche Gesundheit systematisch vorenthalten werden. Eine derart gestaltete Versorgungspraxis steht einer gelungenen Bewältigung sowohl der durch den Übergang zum Mutterwerden als auch durch das Leben mit einer chronischen Erkrankung gestellten Entwicklungsaufgaben entgegen.

Abgeleitet aus den Befunden der vorliegenden Studie wäre der Einsatz von empirisch belegten und berufsgruppenübergreifend erarbeiteten Handlungsleitlinien und Konzepten zum Umgang mit adipösen Frauen rund um die Geburt empfehlenswert. Diese sollten sich an der Versorgungsgestaltung für Menschen mit chronischen Erkrankungen orientieren und eine Betreuung ermöglichen, die über akutmedizinische Maßnahmen hinausgeht. Diesem Verständnis folgend sollten zusätzlich zu medizinischen Berufsgruppen verstärkt Angehörige psycho-sozialer Berufsgruppen eingesetzt werden, um die biographische Übergangssituation von Schwangerschaft, Geburt und Wochenbett soweit wie möglich gesundheitsförderlich für Mutter und Kind zu begleiten und zu steuern. Zur praktischen Umsetzung von Handlungsleitlinien für eine umfassendere Betreuung und Begleitung adipöser Schwangerer, Gebärender und Wöchnerinnen scheint eine entsprechende Schulung und Auseinandersetzung mit Adipositas durch betreuende Professionelle erforderlich (s. o.) Auf diese Weise könnten Ressourcen und subjektive Bewältigungsstrategien erfasst, und daran anknüpfend relevant erscheinende Umgebungsfaktoren förderlich und nicht stigmatisierend gestaltet werden. Eine auf Gleichwertigkeit ausgerichtete Beziehung zwischen Professionellen und Nutzerinnen ist zudem als Voraussetzung anzusehen, damit übergewichtige/ adipöse Frauen sich bietende Unterstützungsangebote annehmen, und Anregungen in ihren Lebenskontext integrieren können. Nur auf Basis einer gleichwertig gestalteten Beziehung ist es möglich, betroffene Frauen in ihrem Krankheitsverständnis bezüglich der Adipositas weiterzuführen und die Betreuung und Begleitung in den Phasen Schwangerschaft, Geburt und Wochenbett als Chance zu verstehen, das Gesundheitsverhalten und die gesundheitliche Verfassung adipöser Frauen (und ihrer Kinder bzw. Familien) positiv zu beeinflussen.

Wie exemplarisch im Rahmen dieser Diskussion aufgezeigt, lassen sich aus den Ergebnissen der vorliegenden Studien folglich zahlreiche Ansatzpunkte für die Entwicklung von Konzepten zur Gestaltung einer nutzerinnenorientierten geburtshilflichen Versorgung und Betreuung übergewichtiger/ adipöser Frauen ableiten. Darüber hinaus können erstmalig in der vorliegenden Studie aufgedeckte Phänomene und Besonderheiten, wie beispielsweise der hohe Stellenwert angemessener Kleidung in der Schwangerschaft, die als gering beschriebene Angst adipöser Frauen um die eigene Gesundheit oder auch das Verständnis Professioneller von Körpergefühl, Anregungen für zukünftige Studien bieten.

9 Literatur

ABELE, H., KRAINICK-STROBEL, U., TEKESIN, I., WALLWIENDER, D., BRUCKER, S. (2007): Perinatologische Qualitätssicherung und Transparenz am Beispiel der Zertifizierung von Geburtskliniken. In: Geburtsh Frauenheilk 2007. 67. 784–787

ABELS, G., BEHRENS, M. (2005): ExperInnen-Interviews in der Politikwissenschaft. Geschlechtertheoretische und politikfeldanalytische Reflexion einer Methode. In: Bogner, A., Littig, B., Menz, W. (2005): Das Experteninterview. Theorie, Methode, Anwendung. VS Verlag für Sozialwissenschaften. Wiesbaden. 173–190

ABENHAIM, H.A., KINCH, R. A., MORIN, L., BENJAMIN, A., USHER, R. (2007): Effect of prepregnancy body mass index categories on obstetrical and neonatal outcomes. In: Archives of Gynecology and Obstetrics. 275/1. 39–43

ABSENGER, I. (2005): Die verkörperte Essstörung. Anorexie – Bulimie – Adipositas. Erleben erleiden: umfassender Therapieüberblick und ein Körperausdrucksmodell. Dissertation. Universität Graz. Centaurus Verlags-GmbH. Herbolzheim

ADLER, S. (2003): Maternale Adipositas erhöht das Infektionsrisiko nach Kaiserschnitt. In: Geburtshilfe und Frauenheilkunde. 63

AL-AZEM, M., OMU, F.E., OMU, A.E. (2004): The effect of obesity on the outcome of infertility management in women with polycystic ovary syndrome. In: Archives of Gynecology and Obstetrics. 4/270. 205–210

AMADOR, N., JUAREZ, J.M., GUIZAR, J.M., LINARES, B. (2007): Quality of life in obese pregnant women. A longitudinal study. Am J Obstet Gyneacol. 2007/197. (Article in press.)

ANDERSON, J.L., WALLER, D.K., CANFIELD, M.A., SHAW, G.M., Watkins, M.L., WERLER, M.M. (2005): Maternal Obesity, Gestational Diabetes, and Central Nervous System Birth Defects. In: Epidemiology. 16/1. 87–92

ANDREASEN, K.R., ANDERSEN, M.L., SCHANTZ, A.L. (2004): Review Article: Obesity in Pregnancy. In: Acta Obstetica et Gynecologica Sandinavica. Vol. 83./11. 1022–1029

ANTONOVSKY, A. (1997): Salutogenese. Zur Entmystifizierung der Gesundheit. (Deutsche Ausgabe von Unraveling the mystery of health). DGVT-Verlag. Tübingen

ANTONOVSKY, A. (1987): Unraveling the mystery of health. How people manage stress and stay well. Jossy-Bass. San Francisco

ANTONS-BRANDI, V. (1972): Einstellungen zum Körpergewicht. In: Zeitschrift für Psychosomatische Medizin. 18. 81–94

AYERLE, G.M., KETHLER, U., KRAPP, C., LOHMANN, S. (2005): Erleben und Bedeutung von subjektivem Wohlbefinden in der Schwangerschaft. In: Hebammenforum 5/2005. 352–357

AYERLE, G.M., KETHLER, U., KRAPP, C., LOHMANN, S. (2004): Erleben und Bedeutung von subjektivem Wohlbefinden in der Schwangerschaft – Eine qualitative Studie. Verlag Wissenschaftliche Studien. Zwickau. 3–48

BADURA, B., SIEGRIST, J. (Hrsg.) (1999): Evaluation im Gesundheitswesen. Ansätze und Ergebnisse. Juventa Verlag. Weinheim und München

BADURA, B., FEUERSTEIN, G. (1996): Systemgestaltung im Gesundheitswesen. Juventa Verlag. Weinheim & München. 9–19

BADURA, B., GRANDE, G., JANßEN, H., SCHOTT, Th. (1995): Qualitätsforschung im Gesundheitswesen. Ein Vergleich ambulanter und stationärer kardiologischer Rehabilitation. Juventa Verlag. Weinheim und München

BAILIT, J.L., SCHUKIN, J., DAWSON, N.V. (2007): Risk-adjusted caesarean rates: what risk factores for caesarean delivery are important to practicing obstetricians? In: The Journal of reproductive medicine. 52 (3). 194–198

BALDWIN, L.M., HUTCHINSON, H.L., ROSENBLATT, R.A. (1992): Professional relationships between midwives and physicians: collaboration or conflict? In. American Journal of Public Health. 82(2). Feb. 1992. 262–64

BARNSTORF, J., JÄGER, B. (2005): Zum Dicksein verdammt? Asanger Verlag GmbH Kröning.

BARTHOLOMEYCZIK, S., BOLDT, Ch., GRILL, E., KÖNIG, P. (2006): Entwicklung und Anwendung der ICF aus der Perspektive der Pflege – Positionspapier der deutschsprachigen Arbeitsgruppe »ICF und Pflege«. In: Pflegezeitschrift. (59) 09/2006. Kohlhammer Verlag. 2–7

BAUMGÄRTNER, B., STAHL, K. (2005): Einfach schwanger? Wie erleben Frauen die Risikoorientierung in der ärztlichen Schwangerenvorsorge? Diplomarbeit Universität Bramen. Mabuse Verlag. Frankfurt am Main

BECKER, S., FEDTKE, M., FEHM, T., WALLWIENER, D., AYDENIZ, B. (2004): Evolution of Body Mass Index Before, During and One Year After Pregnancy. In: Geburtshilfe und Frauenheilkunde. 64/7. 706–710

BECKER, E.S., MARGRAF, J., TÜRKE, V., SOEDER, U., NEUMER, S. (2001): Obesity and mental illness in a representative sample of young women. In: International Journal of Obesity. 25/Suppl. S5–S9

BENGEL, J., KOCH, U. (2000): Definition und Selbstverständnis der Rehabilitationswissenschaften. In: Bengel, J., Koch, U. (Hrsg.) (2000): Grundlagen der Rehabilitationswissenschaften: Themen, Strategien und Methoden der Rehabilitationsforschung. Springer Verlag. Berlin. Heidelberg. New York. 4–17

BENGEL, J., STRITTMATTER, R., WILLMANN, H. (1998): Was erhält Menschen gesund? Antonovskys Modell der Salutogenese – Diskussionsstand und Stellenwert. BZgA. Köln

BEYER, K. (2000): Eßsucht ist weiblich. Über die gesellschaftliche Konstruktion weiblicher Konfliktlösungsstrategien. Dissertation. Universität Hannover. R. T. Verlag. Hannover

BERGMANN, K.E., BERGMANN, R.L., RICHTER, R. (2005): Epidemiologie der Adipositas von Erwachsenen in Deutschland. In: Erbersdobler, H. Heseker, H., Wolfram, G. (Hrsg.) (2005): Adipositas. Eine Herausforderung für 's Leben? Wissenschaftliche Verlagsgesellschaft mbH. Stuttgart. 13–27

BERGMANN, R.L., RICHTER, R., BERGMANN, K.E., DUDENHAUSEN, J.W. (2003): Secular trends in neonatal makrosomia in Berlin: influences of potential derminants. Pediatr Perinatal Epidemiol. 17. 244–249

BISKAS, D., AHNER, R., LANG, U., HUSSLEIN, P. (2006): Physiologie des mütterlichen Organismus. In: Schneider, H., Husslein, P., Schneider, K.T.M. (2006): Die Geburtshilfe. Springer Medizin Verlag. Heidelberg. 169–181

BLAIS, R., LAMBERT, J., MAHEUX, B. (1999): What accounts for physicians about midwifery in Canada? In: Journal of Nurse-midwifery. Vol 44 (4). July/August 1999. 399–407

BLAXTER, M. (1990): Health and Lifestyles. Routledge. London.

BOGNER, A. MENZ, W. (2005): Das theoriegenericrende Experteninterview. Erkenntnisinteresse, Wissensformen, Interaktionen. In: Bogner, A., Littig, B., Menz, W. (2005): Das Experteninterview. Theorie, Methode, Anwendung. VS Verlag für Sozialwissenschaften. Wiesbaden. 33–70

BÖHM, A., LEGEWIE, H., MUHR, Th. (1993): Textinterpretation und Theoriebildung in den Sozialwissenschaften. – Lehr- und Arbeitsmaterialien zur Grounded Theory. Technische Universität. Berlin

BORRMANN, B. (2006): Positive und negative Auswirkungen des Stillens in den ersten Monaten post partum aus der Sicht von Müttern. In: Borrmann, B., Schükking, B.A. (Hrsg.) (2006): Stillen und Müttergesundheit. V&R unipress. Göttingen. 45–56

BORRMANN, B. (2005): Kurz- und mittelfristige Auswirkungen des Stillens auf die maternale Gesundheit post partum. Dissertation. Universität Osnabrück

BORTZ, J., DÖRING, N. (2005): Forschungsmethoden und Evaluation für Sozialwissenschaftler. Springer Verlag. Berlin und Heidelberg

BOSS, N., WANGERIN, G., BERTSCHINGER, B., PARZHUBER, S., STRIEBECK, C. TIROCH, H. (1987): Roche Lexikon Medizin. Urban & Schwarzenberg. München. Wien. Baltimore

BREUER, F. (Hrsg.) (1998): Qualitative Psychologie. Grundlagen, Methoden und Anwendungen eines Forschungsstils. Westdeutscher Verlag. Opladen

BROWN, St. J., LUMLEY, J. M., MCDONALD, E. A., KRASTEV, A. H. (2006): Maternal health study: a prospective cohort study of nulliparous women recruited in early pregnancy. In: BMC Pregnancy and Childbirth. Vol. 6. In: http://pubmed.org. 04.05.07

BRUCH, K. (2004): Eßstörungen. Zur Psychologie und Therapie von Übergewicht und Magersucht. Fischer Verlag. Frankfurt am Main

BRÜSEMEISTER, Th. (2000): Qualitative Forschung. Ein Überblick. Westdeutscher Verlag. Wiesbaden

BRYAR, R.M. (2003): Theorie und Hebammenpraxis. Huber Verlag. Bern. Göttingen. Toronto. Seattle. 125–146

BÜHLING, K. J. (2004): Adaption des mütterlichen Organismus und ihre Störungen. In: Bühling, K. J., Friedmann, W. (2004): Intensivkurs Gynäkologie und Geburtshilfe. Urban und Fischer Verlag. München. Jena. 122–128

BUND DEUTSCHER HEBAMMEN (BDH) (2001): Empfehlungen zur Zusammenarbeit von Hebamme und Ärztin/Arzt in der Geburtshilfe. Karlsruhe

BUND DEUTSCHER HEBAMMEN (Hrsg.) (2000): Qualitätsbericht. Karlsruhe

BUNDESAMT FÜR GESUNDHEIT (2002): Schweizerische Gesundheitsbefragung. Bern

BUNDESAUSSCHUSS DER ÄRZTE UND KRANKENKASSEN (1998): Richtlinien über die ärztliche Betreuung währen der Schwangerschaft und nach der Entbindung (Mutterschaftsrichtlinien) Stand: 24.04.1998

BUNDESZENTRALE FÜR GESUNDHEITLICHE AUFKLÄRUNG (BzgA) (Hrsg.) (2000): Frauen leben. Eine Studie zu Lebensläufen und Familienplanung. Köln

BUNG, P., HARTMANN, S. (2005a): Livestyle in der Schwangerschaft. Teil 1: Fragen zur Ernährung in der Schwangerschaft. In: Frauenarzt 46/2. 103–107

BUNG, P., HARTMANN, S. (2005b): Livestyle in der Schwangerschaft. Teil 3: Sport, körperliche Aktivität und Sexualität. In: Frauenarzt 46/4. 280–284

CASTRO, L.C., AVINA, R.L. (2002): Maternal obesity and pregnancy outcomes. In: Current Opinion in Obstetric and Gynecology 14. 601–606

CEDERGREN, M.I. (2004): Maternal Morbid Obesity and the Risk of Adverse Pregnancy Outcome. In: Obstetrics and Gynaecology. 103/2. 219–224

CEDEGREN, M.I., KÄLLEN, B.A.J. (2003): Maternal Obesity and Infant Heart Defects. In: Obesity Research. 11/9. 1065–1071

CNATTINGIUS, B., BERGSROM, R., LOPWORTH, L., KRAMER, M.S. (1998): Prepregnancy weight and the risk of adverse pregnancy outcome. In: N Engl J Med. Jan 15. 338/3. 147–152

DEUTSCHE ADIPOSITAS-GESELLSCHAFT, DEUTSCHE DIABETES-GESELLSCHAFT, DEUTSCHE GESELLSCHAFT FÜR ERNÄHRUNGSMEDIZIN (2007): Evidenzbasierte Leitlinie zur Prävention und Therapie der Adipositas. Stand: 25.05.07. Verfügbar unter: www.deutsche-adipositas-gesellschaft.de. 07.06.07

DEUTSCHER BERUFSVERBAND FÜR PFLEGEBERUFE (DBfK) (2007): Familiengesundheit. Ein neues Handlungsfeld für Pflegende und Hebammen. In: DBfK März 2007. Berlin

DEUTSCHE GESELLSCHAFT FÜR PUBLIC HEALTH (Hrsg.) (2000): Public Health / Gesundheits-wissenschaften – Ziele, Aufgaben, Erkenntnisse. Hannover

DGGG (Deutsche Gesellschaft für Gynäkologie und Geburtshilfe) (Hrsg.) (2004): Empfehlungen für die Zusammenarbeit von Arzt und Hebamme in der Geburtshilfe e.V.

DHS (Deutsche Hauptstelle gegen Suchtgefahren) (1997): Essstörungen. Eine Information für Ärztinnen und Ärzte. DHS-Verlag. Hamm

DGPMR (Deutsche Gesellschaft für physikalische Medizin und Rehabilitation) (2002): Weißbuch 2002. In: www.thieme.de/physmed/weissbuch2002.html, 26.08.2003

DEWEY, K.G., HEINIG, M.J., NOMMSEN, L.A. (1993): Maternal weight loss patterns during prolonged lactation. In: Am J Clin Nurtr. 58/2. 162–166

DIETL, J. (2005): Maternal obesity and complications during pregnancy. In: J. Perinat. Med. 33. 100–105

DONABEDIAN, A. (1982): Exploration in quality assessment and monitoring. Vol 2. The criteria and standards of quality. Michigan

DONABEDIAN, A. (1966): Evaluating the quality of medical care. Milbank Memorial Fund Quarterly. 44 (131). 166–203

DUTTON, J., PUSKAS, E. (2005). One mother, one midwife. In: Midwives. Vol. 8. No. 12. 490–492

FAITH, M.S., MATZ, P.E., ALLISON, D.B. (2003): Psychosocial Correlates and Consequences of Obesity. In: Andersen, R.E. (Hrsg.) (2003): Obesity. Human Kinetics Publishers

FALTERMAIER, T. (2005): Gesundheitspsychologie. Kohlhammer Verlag. Stuttgart

FERLITSCH, K., SATOR, M.O., GRUBER, D.M., OBRUCA, A., JUST, A., GRUBER, Ch.J., FISCHL, F.H., HUBER, J.C. (2002): Die Bedeutung des Körpergewichtes in der Assistierten Reproduktion. In: Journal für Fertilität und Reproduktion. Ausgabe für Österreich. 12/3. 7–12

FILIPP, S. H. (1995): Kritische Lebensereignisse. Psychologie Verlagsunion. Weinheim

FLICK, U., VON KARDORFF, E., STEINKE, I. (Hrsg.) (2005): Qualitative Forschung. Ein Handbuch. Rowohlt Taschenbuch Verlag. Reinbek bei Hamburg. 13–29

FLICK, U. (2005):Triangulation in der qualitativen Forschung. In: Flick, U. (2005): Qualitative Forschung. Theorie, Methoden, Anwendung in Psychologie und Sozialwissenschaften. 5. Aufl. Rowohlt Taschenbuch. Reinbek bei Hamburg. 309–318

FLICK, U. (2004): Triangulation. Eine Einführung. VS Verlag für Sozialwissenschaften. Wiesbaden. Kapitel 5

FLICK, U. (2000): Qualitative Forschung. Theorie, Methoden, Anwendung in Psychologie und Sozialwissenschaften. 5. Aufl. Rowohlt Taschenbuch. Reinbek bei Hamburg

FLICK, U. (1996): Qualitative Forschung. Theorie, Methoden, Anwendung in Psychologie und Sozialwissenschaften. Rowohlt Verlag. Reinbek bei Hamburg

FRANCIS L.A., VENTURA A.K., MARINI M., BIRCH L.L. (2007): Parent Overweight Predicts Daughters' Increase in BMI and Disinhibited Overeating from 5 to 13 Years. In: Obesity 6/15. 1544–1553

FRANKE, A. (2006): Modelle von Gesundheit und Krankheit. Hans Huber Verlag. Bern

FRANKE, A. (1997): Zum Stand der konzeptionellen und empirischen Entwicklung des Salutogenese-Konzepts. In Antonovsky, A. (1997): Salutogenese. Zur Entmystifizierung der Gesundheit. Deutsche erweiterte Ausgabe. DGVT Verlag. Tübingen. 171–192

FRANZKI, H. (2004): Zusammenarbeit der Ärzte und Hebammen. In: Der Gynäkologe. Vol. 37. Januar 2004. 21–25

FRIEDRICH, M. (2005): Einblicke in die Lebenswelt jungendlicher Schwangerer und Mütter. In: Hebammenforum 12/2005. 732–738

FRIEDRICHS, J. (1990): Methoden empirischer Sozialforschung. 14. Aufl. Westdeutscher Verlag. Opladen

FROMMER, J. (2007): 10. Bundesweiter Workshop zur qualitativen Bildungs-, Beratung-, und Sozialforschung 9.–10.02.2007. Arbeitsgruppenleitung und individuelle Beratung nach erfolgter Präsentation der vorliegenden Studie. Magdeburg.

FROMMER, J., RENNIE, D. L. (2006): Methodologie, Methodik und Qualität qualitativer Forschung. In: Psychother Psych Med. 56. 210–217

GALOTTI, K.M., PIERCE, B., REIMER, R.L., LUCKNER, A.E. (2000): Midwife Or Doctor: A Study Of Pregnant Women Making Delivery Decisions. In: Journal of Midwifery and Women 's Health. 45/4. 320–329

GLASER, B., STRAUSS, A., (2005): Grounded Theory. Strategien qualitativer Forschung. Verlag Hans Huber. Bern

GEISSBÜHLER, V., ZIMMERMANN, K., EBERHARD, J. (2005): Geburtsängste in der Schwangerschaft – Frauenfelder Geburtenstudie. In: Geburtshilfe und Frauenheilkunde 2005. 65. 873–880.

GERBER, U., STÜNZNER, W. von (1999): Entstehung, Entwicklung und Aufgaben von Gesundheitswissenschaften. In: Hurrelmann, K. (Hrsg.) (1999): Gesundheitswissenschaften. Springer Verlag. Berlin. Heidelberg. 35–50

GERDES, N., WEIS, J (2000): Zur Theorie der Rehabilitation. In: Bengel, J., Koch, U. (Hrsg.) (2000): Grundlagen der Rehabilitationswissenschaften: Themen, Strategien und Methoden der Rehabilitationsforschung. Springer Verlag. Berlin, Heidelberg, New York, 41–68

GIBSON, L.Y., BYRNE, S.M., DAVIES, E.A., BLAIR, E., JACOBY, P., ZUBRICK, S.R. (2007): The role of family and maternal factors in childhood obesity. In: The Medical Journal of Australia. 186/11. 591–595

GLOGER-TRIPPELT, G. (1988): Schwangerschaft und erste Geburt. Psychologische Veränderungen der Eltern. Kohlhammer Verlag. Stuttgart. Berlin, Köln

GOERKE, K. (2002): Taschenatlas der Gynäkologie und Geburtshilfe. Thieme Verlag. Stuttgart. 42–47, 96–100, 140, 252

GÖRTZEN, A., VEH, R.W. (2007): Adipositas – Eine Einführung in molekulare Mechanismen. In: Deutsches Ärzteblatt. 101/17. April 2007. C 991–C 996

GOLDAPP, C., MANN, R. (2004): Zur Datenlage von Übergewicht und Adipositas bei Kindern und Jugendlichen. In: Prävention. 1/2004. 12–17

GOODMAN, P., MACKEY, M.C., TAVAKOLI, A.S. (2004): Factors related to childbirth satisfaction. In: Journal of Advanced Nursing. 46(2). 212–219

GORDIS, L. (2001): Epidemiologie. Kilian Verlag. Marburg

GRADUATE PROSPECTS (2007): Health visitor: Job description and activities; Health visitor: Case studies. In: Prospects.ac.uk: The UK's official graduate careers website. Manchester for England and Wales. In: http://www.prospects.ac.uk/cms. 12.10.2007

GRAF, Ch., PREDEL, H.-G. (2005): Die Rolle der körperlichen Aktivität in der Adipositas-entstehung. In: Erbersdobler, H. Heseker, H., Wolfram, G. (Hrsg.) (2005): Adipositas. Eine Herausforderung für 's Leben? Wissenschaftliche Verlagsgesellschaft mbH. Stuttgart. 55–62

GRITSCH, F. (2005): Zufriedene Mütter, zufriedene Hebammen. In: Österreichische Hebammenzeitschrift. (3). 11–13

GRODSTEIN, F., GOLDMAN, M.B., CRAMER, D.W. (1994): Body mass index and ovulatory infertility. In: Epidemiology. 5. 247–250

GROTMAKER, S.L., MUST, A., SOBEL, A., PETERSON, K., COLDITZ, B., DIETZ, W. (1996): Television viewing as a case of increasing obesity among children in the United States. In: Arch Pediatr Adolesc Med. 150. 356–362

GRUSSU, P., QUATRARO, R.M., NASTA, M.T. (2005): Profile of Moot Status and Parental Attitudes in Motherhood: Comparing Women with Planned and Unplanned Pregnancy. In: Birth 32:2. June 2005. 107–114

HÄNSEROTH, K., DISTLER, W., KAMIN, G., NITZSCHE, K. (2007): Schwangerschaftsverlauf, Geburt und Wochenbett bei adipösen Frauen. In: Geburtshilfe und Frauenheilkunde. 67/1. 33–37

HÄNSEROTH, K. (2003): Der Einfluss der Adipositas auf Schwangerschaft, Geburt und Wochenbett. Dissertation Medizinische Fakultät der Technischen Universität Dresden

HAKIMI, P. (2005): Ist Adipositas eine Krankheit? Versicherungsmedizinische Aspekte. In: Deutsches Ärzteblatt 102, Ausgabe 17. A-1212 / B 1014 / C 958

HALSTRICK, C. (2005): Zusammenarbeit von Arzt und Hebamme in der ambulanten Schwangerenvorsorge. In: Frauenarzt (46) Nr. 2. 91–94

HANEFELD, M., BREIDERT, M. (2003): Das metabolische Syndrom – Adipositas und Hypertonie. In: Wechsler, J. G. (Hrsg.) (2003): Adipositas. Ursachen und Therapie. Blackwell Verlag. Berlin. Wien. 145–161

HARRIS, H.E., ELLISON, G.T., CLEMENT, S. (1999): Do the psychosocial and behavioural changes that accompany motherhood influence the impact of pregnancy on long-term weight gain? In: J Psychosom Obstet Gynaecol. Jun. 20/2. 67–79

HARRIS, H.E., ELLISON, G.T.H., RICHTER, L.M., DE WET, T., LEVIN, J. (1998): Are overweight women at increased risk of obesity following pregnancy? In: British Journal of Nutrition. 79. 489–494

HAUNER, H. (2005a): Obesity. A somatic or psychic disorder? In: Chirurg. Jul; 76 (7). 647–652

HAUNER, H. (2005b): Pathophysiologie der Adipositaskomplikationen – die Fettzelle als Übeltäter. In: Erbersdobler, H. Heseker, H., Wolfram, G. (Hrsg.) (2005): Adipositas. Eine Herausforderung für 's Leben? Wissenschaftliche Verlagsgesellschaft mbH. Stuttgart. 65–71

HAUNER, H. (2003): Übergewicht und Diabetes. In: Wechsler J. G. (Hrsg.) (2003): Adipositas. Ursachen und Therapie. Blackwell Verlag. Berlin. Wien. 163–173

HASSELER, M. (2002): Ganzheitliche Wochenpflege? Eine Evaluation verschiedener stationärer Betreuungsformen in der postpartalen Phase. Dissertation Universität Osnabrück. Huber Verlag. Bern. 1–23, 198–208

HAUENSTEIN, E. (2006): Essen als Droge. In: Süddeutsche Zeitung Nr. 173, 29./30. Juli 2006. 22

HEBEBRAND, J. (2005): Ist Adipositas eine Krankheit? Schlusswort. In: Deutsches Ärzteblatt. 102, Ausgabe 17. A-1212 / B 1014 / C 958

HEBEBRAND, J., DABROCK, P., LINGENFELDER, M., MAND, E., RIEF, W., VOIT, W. (2004): Ist Adipositas eine Krankheit? Interdisziplinäre Perspektiven. In. Deutsches Ärzteblatt. 101. Heft: 37. September 2004. A 2468–2474

HECHER, K. (2002): Geburtshilfe im Wandel. In: Frauenarzt. 43/8. 886–888

HEITMANN (2000): Ten-year trends in overweight and obesity among Danish men and women aged 30–60 years. Int J Obes 2000; 24. 1347–1352

HEINZ, W.R. (1980): Berufliche Sozialisation. In: Hurrelmann, K., Ulrich, D. (Hrsg.) (1980): Handbuch der Sozialisationsforschung. Beltz Verlag. Weinheim und Basel. 499–519

HENKEL, V., MERGL, R., KOHNEN, R., MAIER, W., MÖLLER, H., HEGERL, U. (2003): Identifying depression in primary care: a comparison of different methods in a prospective cohort study. In: British Medical Journal. 326/1. 200–201

HELLMERS, C. (2005): Geburtsmodus und Wohlbefinden. Dissertation Universität Osnabrück. Shaker Verlag. Aachen

HENDLER, I., GOLDENBERG, R.L., MERCER, B. et al. (2005): The Preterm Prediction study: Association between maternal body mass index and spontaneous and indicated preterm birth. In: American Journal of Obstetrics and Gyneacology. 192. 882–886

HERSCHDERFER, K.C., SNEEUW, K.C.A. BUITENDIJK, S.E. (2002): Kraamzorg in Nederland: Een landelijk onderzoek. In: TNO Preventie en Gezondheid. TNO-rapport. PG/JGD 2002.089

HESLEHURST, N., LANG, R., RANKIN, J., WILKINSON, J.R., SUMMERBELL, C.D. (2007): Obesity in pregnancy: a study of the impact of maternal obesity on NHS maternity services. In: BMOG. Vol. 114 (3). 334–342

HILBERT, A., RIEF, W. BRÄHLER, E. (2008). Stigmatizing attitudes towards obesity in a representative population-based sample: Prevalence and psychosocial determinants. In: Obesity (Article in press)

HILBERT, A., RIED, J. (2008): Stigmatisierung von Übergewicht ist ein unterschätztes Problem. ELSA-Nachwuchsforschergruppe »Psychosoziale, ethische und rechtliche Konsequenzen genetischer Befunde bei Adipositas. Philips-Universität-Marburg.
In: www.uni-marburg.de/akuelles/news/2008a/0101d. 15.01.08

HOFFMANN, B. (2005): Ist Adipositas eine Krankheit? Sozioökonomische Aspekte unberücksichtigt. In: Deutsches Ärzteblatt. 102, Ausgabe 17.
A-1212 / B 1014 / C 958

HOLLER, A. (2002): Epidemie der Adipositas als Folge der Evolution – eine Geschichte der Ernährung. In: J. Ernährungsmed. 2/2002. 16–20

HOPF, C (2005): Forschungsethik und qualitative Forschung. In: Flick, U., von Kardorff, E., Steinke, I. (Hrsg.) (2005): Qualitative Forschung. Ein Handbuch. Rowohlt Taschenbuch Verlag. Reinbek bei Hamburg. 588–600

HOPF, C. (1995): Qualitative Interviews in der Sozialforschung. Ein Überblick. In: Flick, U. et al. (Hrsg.) (1995): Handbuch Qualitative Sozialforschung. 2. Aufl. Psychologie Verlags Union. München. 177–182

HOPF, C., WEINGARTEN, E. (Hrsg.) (1984): Qualitative Sozialforschung. Klett-Cotta. Stuttgart

HOTZE, E., WINTER, C. (2000): Pflege in der Rehabilitation. In: Rennen-Allhoff, B., Schaeffer, D. (Hrsg.) (2003): Handbuch Pflegewissenschaft. Juventa Verlag. Weinheim und Munchen. 255–290

HUCH, R., BAUER, Ch. (Hrsg.) (2003): Mensch, Körper, Krankheit. Urban & Fischer Verlag. München. Jena

HUNDLEY, V., MILNE, J., GLAZENER, C., MOLLISON, J. (1997): Satisfaction and the three C's: continuity, choice, control. Womens 's view from a randomised control trial of midwife-let care. In: Br J Obstet Gyneac. 104. 1273–1280

HURRELMANN, K. (2006): Gesundheitssoziologie. Eine Einführung in sozialwissenschaftliche Theorien von Krankheitsprävention und Gesundheitsförderung. 6. völlig uberarbeitete Auflage. Juventa Verlag. Weinheim und München

HURRELMANN, K. (2003): Gesundheitsförderung – Neue Perspektiven für die Pflege. In: Rennen-Allhoff, B. Schaeffer, D. (Hrsg.) (2003): Handbuch Pflegewissenschaft. Juventa Verlag. Weinheim und München. 591–607

HURRELMANN, K. (2000): Gesundheitssoziologie. Eine Einführung in sozialwissenschaftliche Theorien von Krankheitsprävention und Gesundheitsförderung. Juventa Verlag.
4. völlig überarbeitete Auflage. Weinheim und München. 102–132

HURRELMANN, K. (1989): Human development and health. Springer Verlag. New York

IOM (Institute of Medicine) (1990): Subcommittee on Nutritional Status and Weight Gain During Pregnancy. Nutrition During Pregnancy. In: National Academy Press. Washington DC

JACOBI, C., PAUL, Th., THIEL, A. (2004): Essstörungen. Fortschritte der Psychotherapie. Hogrefe Verlag. Göttingen. Bern. Toronto. Seattle. Prag

JIANG J.X., XING, G.R., WANG, H.S., MA, Y., GONG, L.M. XU, L. (2007): Family risk factors of overweight and obesity in preschool children. In: Chinese journal of pediatrics.3/45. 172–175

JOHANSON, R., NEWBURN, M., MACFARLANE, A. (2002): Has the medicalisation of childbirth gone too far? In: British Medical Journal. 324. April 2002. 892–895

KADERN, J. B. (2005): Der Übergang zur Elternschaft in westlichen und traditionellen Kulturen. In: Die Hebamme: 18. 212–219

KANG, H.T., JU, Y.S., PARK, K.H., KWON, Y.J., Im, H.J. Paek, D.M. Lee, H.J. (2006): Study on the relationship between childhood obesity and various determinants, including socioeconomic factors, in an urban area. In: Journal of preventive medicine and public health. 39/5. 371–378

KAUTZKY-WILLER, A., WINZER, C. (2002): Übergewicht und Diabetes mellitus in der Schwangerschaft. In: Journal für Ernährungsmedizin. (Ausgabe für Österreich). 4/3. 7–12

KELLE, U., ERZBERGER, Ch. (2005): Qualitative und quantitative Methoden: kein Gegensatz. In: Flick, U., von Kardorff, E., Steinke, I. (Hrsg.) (2005): Qualitative Forschung. Ein Handbuch. Rowohlt Taschenbuch Verlag. Reinbek bei Hamburg. 299–309

KELLE, U., KLUGE, S. (1999): Vom Einzelfall zum Typus. Leske & Budrich Verlag. Opladen

KELLER, U. (2005): Das metabolische Syndrom. In: Erbersdobler, H. Heseker, H., Wolfram, G. (Hrsg.) (2005): Adipositas. Eine Herausforderung für 's Leben? Wissenschaftliche Verlagsgesellschaft mbH. Stuttgart. 73–83

KELLY-WEEDER, S., COX, C.L. (2006): The impact of lifestyle risk factors on female infertility. In: Women & Health. 44/4. 1–23

KENT, J. (2003): Social Perspectives on Pregnancy and Childbirth for Midwives, Nurses and the Caring Professions. Open University Press. Maidenhead. Philadelphia

KEYS, A., BROZEK, J., HENSCHEL, A., MICKELSEN, O., TAYLOR, H.L. (1950): The Biology of Human Starvation. University of Minnesota Press. Minneapolis

KRISHNAMOORTHY, U., CHRAM, C.M.H., HILL, S.R. (2006): Maternal obesity in pregnancy: is it time for meaningful research to inform preventive and management strategies? In: BJOG. 113. 1134–1140

KITZINGER, S. (2004). Sheila Kitzinger 's Letter from Europe: What 's happening to midwives in Europe? In: Birth. 31:1. March 2004. 68–70

KLEINWECHTER, H. (2006): Adipositas und Typ 2 Diabetes in der Schwangerschaft – neue Sorgenkinder in der Geburtshilfe? Vortrag vom 22. September 2006. Kongress der Deutschen Gesellschaft für Gynäkologie und Geburtshilfe. Berlin. PowerPoint Version erhältlich unter www.diabetologikum-kiel.de. 10.10.2006

KLEYN, M., van de (1999): Geburtshilfe in Holland im Vergleich zu Österreich. In: Österreichische Hebammenzeitung. 3/1999. In. http://zeitung.hebammen.at/archiv/1999/3_99.htm. 14.01.2005

246

KLOTTER, Ch. (2007): Einführung Ernährungspsychologie. Ernst Reinhardt Verlag. München. Basel

KOLIP, P. (2003): Ressourcen von Gesundheit und Krankheit – Potenziale und ihre Ausschöpfung. In: Gesundheitswesen. (65) 155–162

KOLIP, P. (2000): Frauenleben in Ärztehand. In: Kolip, P. (Hrsg.) (2000): Weiblichkeit ist keine Krankheit. Die Medikalisierung körperlicher Umbruchphasen im Leben von Frauen. Juventa Verlag. Weinheim & München. 9–30

KOLIP, P., SCHMIDT, B. (1999): Der Fragebogen zur Erfassung körperlichen Wohlbefindens (FEW 16): Konstruktion und erste Validierung. In: Zeitschrift für Gesundheitspsychologie. 7(2). 77–87

KOLOTKIN, R.L., BINKS, M., CORSBY, R.D., OSTBYE, T., GRESS, R.E., ADAMS, T.D. (2006): Obesity and Sexual Quality of Life. In: Obesity. 14. 472–479

KOLOTKIN, R.L., CORSBY, R.D., REYS WILLIAMS, G., HARTLEY, G.G. NICOL, S. (2001a): The Relationship between Health-Related Quality of Life and Weight Loss. In: Obesity Research. 9. 964–971

KOLOTKIN, R.L., CROSBY, R.D., KOSLOSKI, K.D., WILLIAMS, G.R.. (2001b): Development of a brief measure to assess quality of life in obesity. Obesity Research. 9. 102–111

KRAUSE, M. (2004): Welche Qualifikationen sollten GeburtshelferInnen besitzen? In: Frauenarzt. 45/Nr. 5. 419–421

KRIES, V., TOSCHKE, A.M. (2004): Perinatal effects and risk of obesity. In: Monatszeitschrift Kinderheilkunde. 8/152. 843.848

KRISTENSEN, J., VESTERGAARD, M., WISBORG, K., KESMODEL, U., SECHER, J.J. (2005): Pre-pregnancy weight and the risk of stillbirth and neonatal death. In: BJOG. 112. 403–408

KROMREY, H. (2005): »Qualitativ« versus »quantitativ« – Ideologie oder Realität? Symposium: Qualitative und quantitative Methoden in der Sozialforschung: Differenz und/oder Einheit? 1. Berliner Methodentreffen Qualitative Forschung, 24–25. Juni 2005. In: http://www.berliner-methodentreffen.de/material/2005/kromrey.pdf. 14.10.2006

KROMREY, H. (2002): Empirische Sozialforschung. Leske&Budrich. Opladen

KUCKARTZ, U. (2001): MAX QDA: Einführung in das Textanalysesystem MAX QDA Qualitative Datenanalyse. Verbi Software. Consult. Sozialforschung. Berlin

KUMARI, A.S. (2001): Pregnancy outcome in women with morbid obesity. In: International Journal of Gynecology & Obstetrics. 73. 101–107

KURTH, B.-M., SCHAFFRATH ROSARIO, A. (2007): Die Verbreitung von Übergewicht und Adipositas bei Kindern und Jugendlichen in Deutschland. Ergebnisse des bundesweiten Kinder- und Jugendgesundheitssurveys (KiGGS). In: Bundesgesundheitsbl – Gesundheitsforsch – Gesundheitsschutz. 50. Springer Medizin Verlag. Berlin. 736–743

LAMNECK, S. (2005): Qualitative Sozialforschung. Lehrbuch. Belz Verlag. Weinheim. Basel

LAMNEK, S. (1989): Qualitative Sozialforschung. Band 2. Methoden und Techniken. Psychologie Verlags Union. München

LANGNER, M. (2006): Psychosomatik in der Geburtshilfe. In: Schneider, H., Husslein, P., Schneider, K.T.M. (2006): Die Geburtshilfe. Springer Medizin Verlag. Heidelberg. 984–996

LINNÉ, Y. (2004): Effects of obesity on women 's reproduction and complications during pregnancy. In: Obesity reviews. (5). 137–143

LI, C., KAUR, H., CHOI, W.S., HUANG, T.T.-K., LEE, R.E., AHLUWALIA, J.S. (2005): Additive Interactions of Maternal Prepregnancy BMI and Breast-feeding on Childhood Overweight. In: Obesity Research. 13/2. 362–371

LICHTMANNEGGER, R. (2004). Organisation von Schnittstellen in der Geburtshilfe. In: Der Gynäkologe. Vol. 37. Januar 2004. 15–20

LOOS, R.J., BEUNEN, G., FAGARD, R., DEROM, C., VLIETINCK, R. (2002): Birth weight and body composition in young women: a prospective twin study. In. Am J Clin Nutr. 75/4. 676–682

LOWE, R. (2007): Facting the Future: A review on the roles of health visitors. Queens Nursing Institute. Department of Health. In: http://www.dh.gov.uk/cno. 13.10.2007

MAKOWSKY, K. (2004): Qualitätskonzepte von Angehörigen unterschiedlicher Berufsgruppen in Rehabilitationskliniken am Bespiel der orthopädischen und kardiologischen Rehabilitation. Masterarbeit. Universität Bielefeld

MAKOWSKY, K. (1997): Entlassungsvorbereitung in der Psychiatrie durch Pflegekräfte. Diplomarbeit. Fachhochschule Osnabrück

MALEE, M.P., VERMA, A., MESSERLIAN, G., TUCKER, R., VOHR, B.R. (2002): Association Between Maternal and Child Leptin Levels 9 Years After Pregnancy Complicated by Gestational Diabetes. In: Horm Metab Res. 4/34. 212–216

MARGRAF, J. (2000): Mental disorders and obesity in young women. A representative epidemiologic study. Internationals Congress: obesity research and clinical practice – a multidimensional perspective. Essen. March 2000. 23–25

MARTIN, K.S., FERRIS, A.M. (2007): Food insecurity and gender are risk factors for obesity. In: Journal of Nutrition education and behaviour. 39/1. 31–36

MATTERNE, A., GROß, M. (2005): Sexualität im Übergang zur Elternschaft. In: Die Hebamme 2005:18. 94–100

MAYRING, P. (2002): Einführung in die qualitative Sozialforschung. Belz Verlag. Weinheim und Basel

MAYRING, P. (2001): Kombination und Integration qualitativer und quantitativer Analyse. In: Forum Qualitative Sozialforschung / Forum Qualitative Social Research 2 (1). Verfügbar über: http://qualitative-research.net/fqs.htm. 04.01.07

MAYRING, P. (1996): Einführung in die qualitative Sozialforschung. Psychologie Verlags Union. Weinheim

MERGENTHALER, E. (1992): Die Transkription von Gesprächen. Eine Zusammenstellung von Regeln mit einem Beispieltranskript. Ulmer Textbank. Universität Ulm

MEUSER, M., NAGEL, U. (2005): Vom Nutzen der Expertise. ExpertInneninterviews in der Sozialberichterstattung. In: In: Bogner, A., Littig, B., Menz, W. (2005): Das Experteninterview. Theorie, Methode, Anwendung. VS Verlag für Sozialwissenschaften. Wiesbaden. 257–272

MEUSER, M., NAGEL, U. (1991): ExpertInneninterviews – vielfach erprobt, wenig bedacht. In: Garz, D., Kraimer, K. (Hrsg.) (1991): Qualitative empirische Sozialforschung. Konzepte, Methoden, Analysen. Westdeutscher Verlag. Opladen. 441–471

MILES, M., HUBERMANN, A.M. (1994): Qualitative Data Analysis: A sourebook of new methods. Sage. Newbery Park

MOELLER, K., von (2007): Gewichtsentwicklung in der Schwangerschaft. Dissertation. Universität Osnabrück

MOERS, M., SCHAEFFER, D. (2006): Pflegetheorien heute: Wie können sie die Praxisentwicklung fördern? Teil 1. In: Die Schwester, der Pfleger. 45 Jhg. 12/2006. 1050–1053

MOKDAD, A.H., FORD E.S., BOWMAN, B.A., DIETZ, W.H., VINICOR, F., BALES, V.S., MARKS, J.S. (2003): Prevalence of Obesity, Diabetes, and Obesity-Related Health Risk Factors, 2001. In: JAMA. 289/1. 76–79

MOKDAD, A.H., BOWMAN, B.A., FORD, E.S., VINICOR, F., MARKS, J.S., KOPLAN, J.P. (2001): The continuing of obesity and diabetes in the United States. In: JAMA. 2001/286. 1189–1200

MÜLLER, M.J. (2005): Public Health und Public Health Nutrition. In: Müller, M.J., Trautwein, E.A. (2005): Gesundheit und Ernährung – Public Health Nutrition. Ulmer UTB Verlag. Weinheim. Basel. 18–39

MUNSCH, S. (2002): Epidemiologie der Adipositas. In: Verhaltenstherapie. 12. 278–287

NEISES, M., RAUCHFUß, M. (2005): Psychosoziale Aspekte der Schwangerschaft. In: BZgA Forum 2/2005. 3–8

NIELSON FORMAN, D., VIDEBECH, P., HEDEGAARD, M., DALBY SALVIG, J., SECHER, N. J. (2001): Postpartum depression: identification of women at risk. In: BJOG. Vol. 107/10. 1210–1217

NEUSCHELER, V. (1991): Beruf und Berufsorganisation der Hebamme. Professionalisierung oder Deprofessionalisierung eines Gesundheitsberufes? Hartung Gorre Verlag. Konstanz. 48–53

NOACK, R. (2004): Energiehaushalt. In: Biesalski, H.-K., Fürst, P., Kasper, H. et al. (Hrsg.) (2004): Ernährungsmedizin. Thieme Verlag. Stuttgart. 28–41

OBERNDÖRFER, K. (2005): Angst im Zusammenhang mit Schwangerschaft und Geburt. In: Die Hebamme 2005. 18. 75–78

OTTO, P. (2005): Es wird anders. In: Deutsche Hebammen Zeitschrift. 6/2005. 6–9

OWEN, C.G., MARTIN, R.M., WHINCUP, P.H., DAVEY-SMITH, G., GILLMAN, M.W., COOK, D.G. (2005): The effect of breastfeeding on mean body mass index throughout life: a quantitative review of published and unpublished observational evidence. In: Am J Clin Nutr. Dec. 82/6. 1298–1307

PATE, R.P, LONG, B.J., HEATH, G. (1994): Descriptive epidemiology of physical activity in adolescents. In: Pediatr Exerc Sci. 6. 434–437

PASCALI-BONARO, D., KROEGER, M. (2004): Continuous Female Companionship During Childbirth: A Crucial Resource in times of Stress or Calm. In: Journal of Midwifery & Women 's Health. 49/1. 19–27

PEDERSEN, N., L. (1986): Swedish early separated twins: identification and characterization. In Acta Genetica Medicae et Gemellologiae. 33.

POLLARD, K. (2003): Searching for autonomy. In: Midwifery. 19/2. Jun 2003. 113–124

PUDEL, V., ELLROTT, T. (2005): Adipositas – ein gesellschaftliches Problem? In: Der Chirurg. 7/76. 639–646

PUDEL, V. (2003a): Adipositas. Hogrefe Verlag. Göttingen. Bern. Toronto. Seattle

PUDEL, V. (2003b): Psychologische Aspekte der Adipositas – Prävention, Therapie und Gewichtserhaltung. In: Wechsler, J. G. (Hrsg.) (2003): Adipositas. Ursachen und Therapie. Blackwell Verlag. Berlin. Wien. 229–244

PUDEL, V., WESTENHÖFER, J. (1989): Fragebogen zum Essverhalten (FEV). Handanweisung. Hogrefe Verlag für Psychologie. Göttingen. Toronto. Zürich

PUNCH, K.F. (2005): Introduction To Social Research. Quantitative And Qualitative Approaches. Sage. London. Thousand Oaks. New Delhi

RAHDEN, O. von (2004): Mit Medizintechnik ganz natürlich? – Erwartungen schwangerer Frauen. In: Hebammenforum 8/2004. 566–579

RAHDEN, O. von (2001): Erwartungen Erstschwangerer an die Betreuung während Schwangerschaft und Geburt. Diplomarbeit. Universität Bremen

RAITHEL, J. (2006): Quantitative Forschung. Ein Praxisbuch. VS Verlag für Sozialwissenschaften. Wiesbaden

RAMSAY, J.E., FERRELL, W.R., CRAWFORD, L., WALLACE, A.M., GREER, I.A., SATTER, N. (2002): Maternal obesity is associated with dysregulation of metabolic, vascular, and inflammatory pathways. In: J Clin Endocrinol Metab. 87/9. 4231–4237

RANTA, P., JOUPPILA, P., SPALDING, M., JOUPPILA, R. (1995): The effect of maternal obesity on labour and labour pain. In: Anaesthesia. 50. 322–326

RAY, K. L., HODNETT, E. D. (2001): Caregiver support for postpartum depression. In: Cochrane Database of systematic reviews (3); pp CD 000946/2001. 04.05.2007

RAPS, W. (1985): Gesetz über den Beruf der Hebamme und des Entbindungspflegers und Ausbildungs- und Prüfungsordnung für Hebammen. Rehabilitationsverlag. Bonn

REIME, B. (2005): Geburtsangst erkennen. In: Deutsche Hebammenzeitschrift. 8/2005. 12–15

REIME, B., KLEIN, M.C., KELLY, A., DUXBURY, N., SAXELL, L., LISTON, R., PROMPERS, F.J.P.M., ENTJES, R.S.W., WONG, V. (2004): Do maternity care provider groups have different attitudes towards birth? In: BJOG. Vol. 111. December 2004. 1388–1393

REIME, B. (1999): Depressionen im Kontext von Schwangerschaft und Geburt. In: Prävention 1/1999. 3–5

RENNER, I. (2005): Schwangerschaftserleben. BZgA Forum 2/2005. 17–22

RICHTER, D. (1988): Schwangerschaft und Geburt aus psychosomatischer Sicht. In: Deutsche Hebammenzeitschrift. 12/1988. 885–890

RICHTLINIEN DES BUNDESAUSSCHUSSES DER ÄRZTE UND KRANKENKASSEN ÜBER DIE ÄRZTLICHE BETREUUNG WÄHREND DER SCHWANGERSCHAFT UND NACH DER ENTBINDUNG (2003): Mutterschaftsrichtlinien. In: https://www.gba.de. 30.10.2007

RIECHER-ROSSLER, A. (2006): Was ist postpartale Depression? In: Wimmer-Puchinger, B., Riecher-Rössler, A. (Hrsg.) (2006): Postpartale Depression. Von der Forschung zur Praxis. Springer Verlag. Wien. 11–20

RIEMANN, G. (2006): Erkenntnismöglichkeiten und Fragestellungen einer rekonstruktiven und prozessanalytischen Beratungsforschung. In: Psychother Psych Med; 56. 218–226

ROBINSON, H.E., O'CONNELL C.M., JOSEPH, K.S., MCLEOD, N.L. (2005): Maternal outcomes in pregnancies complicated by obesity. In: Obstet Gynecol. Dec. 106/6. 1357–1364

ROOPNARINESINGH, A.J., HOMER, H., BASSAW, A., SIRJUSINGH, A., ROOPNARINE-SINGH, S. (1999): Obestric hazards of maternal obesity. In: Journal of Obstetrics and Gynaecology. 19/5. 474–476

ROSSER, S., OHLIN, A. (1995): Pregnancy as a risk factor for obesity: lessons from the Stockholm Pregnancy and Weight Development Study. In: Obes Res. Sep 3/2. 267–275

SALIS, B. (2004): Das Wochenbett: Gestern, heute – und morgen? In: Hebamenforum. 3/2004. 152–156

SALSBERRY, P.J., REAGAN, P.B. (2007): Taking the long view: The prenatal environment and early adolescent overweight. In: Research in Nursing & health. 30/3. 297–307

SAUREL-CUBIZOLLES, M. J., ROMITO, P., LE LONG, N., ANCEL, P. Y. (2001): Women 's heath after childbirth: a longitudinal study in France and Italy. In: BJOG. Vol.: 107/10. 1202–1209

SAYN-WITTGENSTEIN, F. zu (Hrsg.) (2007): Geburtshilfe neu denken. Bericht zur Situation und Zukunft des Hebammenwesens in Deutschland. Verlag Hans Huber. Bern

SAYN-WITTGENSTEIN, F. zu, BAUER, N. (2007): Nutzerinnenorientierung in der Geburtshilfe. 6. Internationale Konferenz Pflege und Pflegewissenschaft. Nürnberg/Fürth. Vortrag am 27.09.07

SCHAEFFER, D., MOERS, M. (2003): Bewältigung chronischer Krankheiten – Herausforderungen für die Pflege. In: Rennen-Allhoff, B. Schaeffer, D. (Hrsg.) (2003):Handbuch Pflegewissenschaft. Juventa Verlag. Weinheim und München. 447–483

SCHAEFFER, D., EWERS, M. (1999): Professionsbezogene Ansätze der Qualitätsförderung und –messsung: die Pflege. In: Badura, B. Siegrist, J. (Hrsg.) (1999): Evaluation im Gesundheitswesen. Ansätze und Ergebnisse. Juventa Verlag. Weinheim und München. 73–85

SCHICK, R.R., SCHUSDZIARRA, V. (1998): Appetit- und Sättigungsregulation. In: Wechsler, J. G. (Hrsg.) (2003): Adipositas. Ursachen und Therapie. Blackwell Verlag. Berlin. Wien. 131–143

SCHINDELE, E. (1995): Schwangerschaft. Zwischen guter Hoffnung und medizinischem Risiko. Rasch & Röhring Verlag. Hamburg. 54–89

SCHLÖMER-DOLL, U., DOLL, D. (2000): Patienten mit Krebs: Information und emotionale Unterstützung. In: Deutsches Ärzteblatt 97. Heft 46. A3076–3081

SCHMITZ, B. (1994): Hebammen in Münster. Waxmann Verlag. Münster & New York

SCHNEIDER, I. (2003): Gesundheit und Selbstbestimmung aus frauenpolitischer Sicht. In: Schücking, B.A. (Hrsg.): Selbstbestimmung der Frau in Gynäkologie und Geburtshilfe. Frauengesundheit Band 3. V&R Verlag. Göttingen. 69–91

SCHNEPP, W., EBERL, I. (2005): Projektdesign und Konsensphase zur Implementierung der Familiy Health Nurse in Deutschland. Abschlussbericht. Private Universität Witten/Herdecke. Witten

SCHOBERBERGER, R. (2005): Psyche und Lebensqualität. In: Erbersdobler, H. Heseker, H., Wolfram, G. (Hrsg.) (2005): Adipositas. Eine Herausforderung für 's Leben? Wissenschaftliche Verlagsgesellschaft mbH. Stuttgart. 100–106

SCHOBERBERGER, R., KALCKREUTH, G., von, GEYER, G., KUNZE, M. (1997): Prävalenz und Bedeutung der Kohlenhydratsucht in Österreich. Acta Med Austriaca. 24/5. 188–194

SCHÖNBERGER, P. (2004): Konfliktfeld Schwangerenvorsorge – eine Bestandsaufnahme. In: Hebammenforum. 12/2004. 866–869

SCHREIER, M. (2005): Vielfalt statt Einheit! Symposium: Qualitative und quantitative Methoden in der Sozialforschung: Differenz und/oder Einheit? 1. Berliner Methodentreffen Qualitative Forschung, 24–25. Juni 2005. In: http://www.berliner-methodentreffen.de/material/2005/schreier.pdf. 14.10.2006

SCHRÖCK, R. (1996): Konzepte, Modelle und Theorien. In: Schädle-Deininger, H., Villinger, U. (Hrsg.) (1996): Praktische Psychiatrische Pflege. Arbeitshilfen für den Alltag. Psychiatrie Verlag. Bonn. 53–63

SCHUMACHER, J, WILTZ, G., GUNZELMANN, T., BRÄHLER, E. (2000): Die Sense of Coherence Scale von Antonovsky. Teststatische Überprüfung in einer repräsentativen Bevölkerungsstichprobe und Konstruktion einer Kurzskala. In: Psychotherapie, Psychosomatik und Medizinische Psychologie/50. 472–482

SCHÜCKING, B.A. (2004): »Wunschkaiserschnitt« Selbstbestimmt und risikolos? In: Dr. Med. Mabuse. 148. März/April 2004. 27–31

SCHÜCKING, B.A. (2003): Kinderkriegen und Selbstbestimmung. In: Schücking, B.A. (Hrsg.): Selbstbestimmung der Frau in Gynäkologie und Geburtshilfe. Frauengesundheit Band 3. V&R Verlag. Göttingen. 21–35

SCHUMANN, C. (2004): Schwangerschaftsbetreuung. Neue Wege beschreiten. In: Deutsches Ärzteblatt. Heft 09/2004. 555–557

SCHWARTZ, F.W. (1996): Überlegungen zum Problemhaushalt der Rehabilitation in Deutschland und zu ergebnisorientierten Lösungsansätzen. In: Schott, Th. et al. (Hrsg.) (1996): Neue Wege in der Rehabilitation. Von der Versorgung zur Selbstbestimmung chronisch Kranker. Juventa Verlag. Weinheim und München. 20 28

SCHWARZ, C. (2008): Entwicklung der geburtshilflichen Versorgung – am Beispiel geburtshilflicher Interventionsraten 1984–1999 in Niedersachsen. Dissertation TU Berlin

SCHWARZ, C., SCHÜCKING, B. (2004): Adieu normale Geburt? In: Dr. Med. Mabuse. März/April 2004. 22–25

SCHYTT, E., LINDMARK, G., WALDENSTRÖM, U. (2005): Physical symptoms after childbirth: prevalence and associations with self-related health. In: BJOG. Vol. 112 / 2. 210–217

SIEGRIST, J. (2003): Gesundheitsverhalten: psychosoziale Aspekte. In: Schwartz, F.W., Badura, B., Busse, R., Leidl, R., Raspe, H., Siegrist, J., Walter, U. (2003) (Hrsg.): Das Public Health Buch. 2. Auflage. Urban und Fischer Verlag. München. Jena. 139–150

SIEGRIST, J. (1999): Chancen und Grenzen sozialwissenschaftlicher Evaluationsforschung im Gesundheitswesen. In: Badura, B., Siegrist J. (Hrsg.) (1999): Evaluation im Gesundheitswesen. Juventa Verlag. Weinheim und München. 43–51

SJÖSTRÖM, H., LANGIUS-EKLÖF, A., HJERTBERG, R., (2004): Well-being and sense of coherence during pregnancy. In: Acta Obstetricia et Gynecologica Scandinavica. 12/2004. Vol. 83. 1112–1118

SOLTANI, H., FRASER, R.B. (2000): A longitudinal study of maternal anthropometric changes in normal weight, overweight and obese women during pregnancy and postpartum. In: British Journal of Nutrition. 84. 95–101

STEINKE, I. (2005): Gütekriterien qualitativer Forschung. In: Flick, U., von Kardorff, E., Steinke, I. (Hrsg.) (2005): Qualitative Forschung. Ein Handbuch. Rowohlt Taschenbuch Verlag. Reinbek bei Hamburg. 319–331

STEPHANSON, O., DICKMANN, P.W., JOHANNSONN, A., CNATTINGIUS, S. (2001): Maternal weight, pregnancy weight gain, and the risk of antepartum stillbirth. In: A J Obstet Gynecol 184. 463–469

STOTLAND, N.E., HAAS, J.S., BRAWARSKY, P., JACKSON, R., FUENTES-AFFLICK, E., ESCOBAR, G.J. (2005): Body Mass Index, Provider Advice, and Target Gestational Weight Gain. In: Obstetrics and Gynecology. Vol. 105.(3). 633–638

STRAUSS, A., CORBIN, J. (1996): Grounded Theory: Grundlagen qualitativer Sozialforschung. Psychologie Verlags Union Beltz. Weinheim

STRAUSS, A., CORBIN, J. (1990): Basics of Qualitative Research: grounded theory procedures and techniques. Stage Publications. Newbury Park. London. New Delhi

STRÜBING, J. (2004). Grounded Theory. Zur sozialtheoretischen und epistemologischen Fundierung des Verfahrens der empirisch begründeten Theoriebildung. VS Verlag. Wiesbaden

STRUHTMANN, St. (2000): Konflikte im Kreiß-Saal und ihr Einfluss auf die Geburtshilfe. Vortrag beim Österreichischen Hebammenkongress in Bad Ischl März 2000. In: Österreichische Hebammen Zeitung. 5/2000. In: http://zeitung.hebammen.at/archiv/2000/5_00.htm. 16.01.2005

STUNKARD, A. J. (1996): Current views on obesity. In: Am J Med. 100. 230–236

STUNKARD, A. J. (1990): Genes, environment and human obesity. In Oomura, Y., Tarui, S., Inoue, S., Shimazu, T. (1990): Progress in Obesity research. John Libby Verlag. London. 669–674

STUNKARD, A. J., HARRIS, J., H., PEDERSEN, N., L., MCCLEARN, G., E. (1990): The body mass index of twins who have been reared apart. In: N Engl J Med. 322. 1483–1487

STUNKARD, A., J., SORENSEN T. I. A., HANNIS, C., TEASDALE, T. W., CHAKRABORTY, R., SCHULL, W., J., SCHULSINGER, F. (1986): An adoption study of human obesity. N Engl J Med 314. 193–198

SULLIVAN, M., KARLSON, J., SJÖSTRÖM, L., BACKMAN, L., BENGTSSON, C., BOUCHARD, C. et al. (1993): Swedish obese subjects (SOS) – an intervention study of obesity. Baseline evaluation of health and psychosocial functioning in the first 1743 subjects examined. Int J Obes. 17. 503–512

SWALLOW, B. L., LINDOW, S. W., MASSON, E. A. HAY, D. M. (2004): Psychological health in early pregnancy: relationship with nausea and vomiting. In: Journal of obstetrics and gynaecology. Vol. 24/1. 28–32

TEMPLE, J.L., GIACOMELLI, A.M., KENT, K.M., ROEMMICH, J.N., EPSTEIN, L.H. (2007): Television watching increases motivated responding for food and energy intake in children. In: American Journal of Clinical Nutrition. Vol 85. No. 2. 355–361

THOMPSON, A. (2003): Are midwives and obstetricians interchangeable? In: Midwifery. Vol. 19. 161–162

TINKER, A., QUINNY, D. (1998): Team midwifery: the influence of the midwife-woman relationship to womens 's experiences and perceptions of maternity care. In: J Adv Nurs. Jul 28(1). 30–35

TJEPKEMA, M. (2006): Adult obesity. In: Health reports. 17/3. 9–25

TOMASELLI-REIME (2005): Unfähig und gelähmt. In: Deutsche Hebammenzeitschrift. 8/2005. 6–9

TURCONI G., GUARCELLO, M., MACCARINI L.,BAZZANO R., ZACCARDO, A. ROGGI, C. (2006): BMI values and other anthropometric and functional measurements as predictors of obesity in a selected group of adolescents. In: European Journal of Nutrition.45/3. 136–143

ULMER, H.-V. (2005): Ist Adipositas eine Krankheit? BMI zu ungenau. In: Deutsches Ärzteblatt. 102. Ausgabe 17. A-1212 / B 1014 / C 958

USHA KIRAN, T.S., HEMMADI, S., BETHEL, J., EVANS, J. (2005): Outcome of pregnancy in a woman with an increased body mass index. In: BJOG. 112/6. 768–772

VAHRATIAN, A., ZHABG, J., TROENDLE, J.D., SAVITZ, D.A., SIEGA-RIEZ, A.M. (2005): Maternal preganancy overweight and obesity and the pattern of labour progressen in term nulliparous women. In: American College of Obstetricians and Gynaecologists. 104. 943–951

VEER, A.J., de, MEIJER, W.J. (1996): Obstetric care: competition or co-operation. In: Midwifery. 12(1). March 1996. 4–10

VIEHWEG, B. (2000): Mütterliches und kindliches Risiko bei adipösen Schwangeren. In: Hebamme. (3). 149–153

VINCENT, S.D., PANGRAZI, R.P., RAUSTORP, A., TOMPSON, L.M., CUDDINHY, T.F. (2003): Activity levels and body mass index of children in the United States, Sweden, and Australia. In: Medicine and science in sports and exercise. 35/8. 1367 1373

VIREDAY, P. (2002): Are You a Size-Friendly Midwife? In: Midwifery Today. (61) Spring 2002. In: www.midwiferytoday.com/aricles/size_friendly.asp. 27.02.2006

VIVIAN, R. (2006–07): Truth telling in palliative care nursing: the dilemmas of collusion. In: International journal of palliative care nursing. 12. Heft 7. 341–348

VOGLER, G. P., SORENSEN, T. I., STUNKARD, A. J., SRINIVASAN, M.R., RAO, D.C. (1995): Influences of genes and shared family environment on adult body mass index assessed in an adoption study by a comprehensive path mode. In: Int J Obes. 19. 40–45

VOIGT, M., SCHNEIDER, K.T.M., FUSCH, Ch, HESSE, V., RÖHL, S., HELLMERS, C. SCHÜCKING, B. (2004): 7. Mitteilung: Normwerte der Gewichtszunahme in der Schwangerschaft. Analyse des Schwangerenkollektivs der Jahre 1995–1997 der Bundesrepublik Deutschland. In: Geburtsh Frauenheilk (64). 53–58

WADDEN, T.A., STUNKARD, A.J. (1985): Social and psychological consequences of obesity. Ann Intern Med. 103. 1062–1067

WALDENSTRÖM, U. (2004): Why Do Some Women Change Their Opinion About Childbirth Over Time? In: Birth: 31: 2 June 2004. 102–107

WALDENSTRÖM, U., TURNBALL, D. (1998): A systematic review comparing continuity of midwifery care with standard maternity services. In: BJOG. Vol. 165. Issue 11. 1160–1170

WALDENSTRÖM, U. (1997): Das Geburtserleben der Frau – ein verheimlichtes Ereignis. In: Deutsche Hebammenzeitschrift. 8/1997. 151–161

WALKER, L.O., FREELAND-GRAVES, J.H., MILANI, T., HANSS-NUSS, H., GEORGE, G., STERLING, B.S. et al. (2004): Weight and behavioural and psychosocial factors among ethnically diverse, low-income women after childbirth; I. Methods and context. In: Women & health. 40/2. 1–17

WALSH, D. (1999): An ethnographic study of womens 's experiences of partnership caseload midwifery practice: a professional as a friend. In: Midwifery. Sep 15/3. 165–176

WATERSTONE, M., WOLFE, C., HOOPER, R., BEWLEY, S. (2003): Postnatal morbidity after childbirth and severe obstetric morbidity. In: BJOG. Vol. 110/2. 128–133

WATKINS, M.L., SCANLON, M.S., MULINARE, J., KHOURY, M.J. (1996): Is maternal obesity a risk factor for anencephaly and spina bifida? In: Epidemiology. 7/5. 507–512.

WEBSTER, J., LINNANE, J.W.J., DIBLEY, L.M., HINSON, J.K., STARRENBURG, S.E., ROBERTS, J.A. (2000): Measuring Social Support in Pregnancy: Can It Be Simple and Meaningful? In: Birth 27/2. 97–101

WECHSLER, J. G. (Hrsg.) (2003): Adipositas. Ursachen und Therapie. Blackwell Verlag. Berlin. Wien

WEIß, M. (2001): Gebären mit Hebammen in Freiheit. Vortrag beim IX. Nationalen Hebammenkongress in Dresden. In: Hebammenforum. Juli 2001. 497–501

WENZEL (2003): Definition, Klassifikation und Messung der Adipositas in: Wechsler 2003: Adipositas. Ursachen und Therapie. Blackwell Verlag. Berlin. Wien. 45–61

WHO (Word Health Organisation) (2005): Statistics: child and maternal mortality. Stand: 2002. In: http://www.int/countries/en. 17.03.2005

WHO (2002): Towards a Common Language for Functioning, Disability and Health: ICF. Geneva

WHO (2001): International Classification of Functioning, Disability and Health. Geneva.

WHO (2000): Obesity: preventing and managing the global epidemic. WHO Technical Report Series 94. Genf

WHO (1999) Regionalbüro für Europa: Gesundheit 21. Das Rahmenkonzept »Gesundheit für alle« für die europäische Region der WHO. In: Europäische Schriftenreihe »Gesundheit für alle« Nr. 6. Kopenhagen

WHO (1998): Wellbeing Measures In Primary Health Care/ The Depcare Project. Report on an WHO-Meeting. Stockholm 12.–13.02.1998. In: https//www.who.dk/document/e60246/pdf. 16.01.2006

WHITE, M.A., O'NEIL, P.M., KOLOTKIN, R.L., BYRNE, T.K. (2004): Gender, Race, and Obesity-Related Quality of Life at Extreme Levels of Obesity. In: Obesity Research. 12. 949–955

WIMMER-PUCHINGER, B. (1992): Schwangerschaft als Krise: psychosoziale Bedingungen von Schwangerschaftskomplikationen. Springer Verlag. Berlin

WITT, H. (2001): Forschungsstrategien bei quantitativer und qualitativer Sozialforschung. Forum Qualitative Sozialforschung/Forum: Qualitative Social Research. 2 (1). In: http://www.qualitative-research.net/fqs.htm. 14.10.2006

WITZEL, A. (2000): Das Problemzentrierte Interview. Forum Qualitative Sozialforschung/Forum Qualitative Research. 1(1). In: http://www.qualitative-research.net/fqs.htm.20.12.2006

WITZEL, A. (1989): Das problemzentrierte Interview. In: Jüttemann, G. (Hrsg.) (1989): Qualitative Forschung in der Psychologie. Grundlagenfragen, Verfahrensweisen, Anwendungsfelder. Asanger Verlag. Heidelberg

WIRTH, A. (1997): Adipositas. Epidemiologie, Ätiologie, Folgekrankheiten, Therapie. Springer Verlag. Berlin. Heidelberg

YOUNG, T.K., WOODMANSEE, B. (2002): Factors that are associated with caesarean delivery in a large practice: the importance of prepregnany body mass index and weight gain. In: Am J Obstet Gynecol. 187/2. 312–318

ZENTRUM FÜR QUALITÄT UND MANAGEMENT IM GESUNDHEITSWESEN (2007): Perinatalerhebung Niedersachsen. Geburtshilfe. Jahresauswertung 2006 und 2002. Jahresstatistik Niedersachsen. Modul 16/1. Verfügbar über: http://www.zq-aekn.de. 03.08.07; 15.12.07

ZOEGE, M. (2004). Die Professionalisierung des Hebammenberufs. Hans Huber Verlag. Bern

ZOEGE, M. (1993): Hebammenprojekt Emsland. Endbericht der wissenschaftlichen Begleitung. In: Materialien des Instituts für Entwicklungsplanung und Strukturforschung. Band 156. Hannover

ZUBRÄGEL, S., SETTERTOBULTE, W. (2003): Körpermasse und Ernährungsverhalten von Jugendlichen. In: Hurrelmann, K., Klocke, A., Melzer, W., Ravens-Sieberer, U. (2003): Jugendgesundheitssurvey. Internationale Vergleichsstudie im Auftrag der Weltgesundheitsorganisation WHO. Juventa Verlag. Weinheim. München. 159–182